主编单位 浙江省中医药学会 浙江中医药大学

浙派中医系列丛书

地方卷

台州卷

李伟林 主编

总主编 范永升

副总主编 张光霁

U0340125

全国百佳图书出版单位
中国中医药出版社
·北京·

图书在版编目（CIP）数据

浙派中医系列丛书 . 台州卷 / 李伟林主编 . —— 北京：
中国中医药出版社 , 2025. 1
ISBN 978-7-5132-9255-9

Ⅰ . R242

中国国家版本馆 CIP 数据核字第 202421PL51 号

中国中医药出版社出版

北京经济技术开发区科创十三街 31 号院二区 8 号楼
邮政编码　100176
传真　010 - 64405721
北京盛通印刷股份有限公司印刷
各地新华书店经销

开本 787 × 1092　1/16　印张 17.25　字数 315 千字
2025 年 1 月第 1 版　2025 年 1 月第 1 次印刷
书号　ISBN 978 - 7 - 5132 - 9255 - 9

定价　78.00 元
网址　www.cptcm.com

服 务 热 线　010-64405510
购 书 热 线　010-89535836
维 权 打 假　010-64405753

微信服务号　zgzyycbs
微商城网址　https://kdt.im/LIdUGr
官 方 微 博　http://e.weibo.com/cptcm
天猫旗舰店网址　https://zgzyycbs.tmall.com

浙派中医系列丛书·地方卷

编撰指导委员会

主 任 委 员　王仁元　黄文秀　陈　忠　肖鲁伟

副主任委员　徐旭卿　温成平　肖　锋　柴可群

委　　　员　冯红德　刘　怡　王晓鸣　卢建华

顾　　　问　葛琳仪　王永钧

编委会

总 主 编　范永升

副总主编　张光霁

编　　委　（以姓氏笔画为序）

王庆来　王颖斌　毛小明　包利荣

朱丽华　朱德明　刘英超　刘忠达

江凌圳　李伟林　杨乡雪　邱伟文

邹新花　沈钦荣　张永华　张光霁

陈　健　范永升　郑　洪　赵嘉懿

俞忠伟　宫温虹　徐　红　徐光星

崔　云　程锦国　傅晓骏　楼　彦

学 术 秘 书　楼　彦　方敏娟　林　瑶　王　婷

马昇越　张　琳

《台州卷》编委会

主　编　李伟林

副主编　陈永青　姜伟强　李正祥　沈王明

编　委　何昌国　娄万爽　张智勤　官卓娅

　　　　黄克伟　陈小桂　鲍建敏　李　昇

　　　　王　敏　张滨佳　吴罗金　蒋梦霞

　　　　叶怀球　陈　铮

于 序

中医药学是中华民族的伟大创造，是中国古代科学的瑰宝，也是打开中华文明宝库的钥匙。它蕴含着中华民族几千年的健康养生理念及实践经验，凝聚着中国人民和中华民族的博大智慧，为中华民族的繁衍生息作出了巨大贡献。党和政府历来高度重视中医药工作，特别是党的十八大以来，以习近平同志为核心的党中央把中医药工作摆在突出的位置。2019年全国中医药大会召开期间，习近平总书记对中医药工作做出了重要指示，要求遵循中医药发展规律，传承精华、守正创新，充分发挥中医药防病治病的独特优势和作用。为中医药发展指明了前进方向，提供了根本遵循。

浙江作为中医药发祥地之一，历史悠久，源远流长，名医辈出，流派纷呈，在我国中医药学发展史上具有重要地位和作用。2017年，以首届全国名中医、浙江省中医药学会会长范永升领衔的专家团队率先提出"浙派中医"作为浙江中医学术流派的统一称呼，很快得到了浙江乃至全国中医药界的认可。近年来，浙江省中医药学会更是在传承发展"浙派中医"方面做了大量卓有成效的工作，如启动"浙派中医"宣传巡讲活动；连年开设"浙籍医家"朱丹溪、张景岳、王孟英等专题研讨会；在世界中医药大会上设立"浙派中医"专场，开展国际交流活动；在全国率先发布"中西医学协同发展杭州共识"，开设"浙里新医学·中西医对话"品牌学术论坛等。这些工作不仅促进了浙江中医药学术的发展与进步，也在全国中医药行业中发挥引领和示范作用。

近日，喜闻浙江省中医药学会编撰的"浙派中医系列丛书"即将面世，这是浙江省中医药学会积极响应国家关于促进中医药传承创新发展的号召，深入挖掘和整理"浙派中医"学术思想精华的又一重要成果。这套丛书包括"地方卷"12 册、"专科卷"9 册。丛书全方位、多角度展示了浙江中医药的历史脉络、地域特色、医人医著、学术思想、临证经验、发展现状等内容。两套丛书内容丰富、研究系统、实用性强，对了解浙江中医药的发展历程具有重要的临床价值和文献价值。希望浙江中医界的朋友们再接再厉，不断深入挖掘"浙派中医"的学术内涵与临床经验，出版更多的精品力作，为弘扬中医药文化，促进"健康中国"建设做出更大的贡献。是为序！

于文明

写于甲辰寒露

注：于文明，国家中医药管理局原局长，中华中医药学会会长

葛　序

浙江位居我国东南沿海，地灵人杰，人文荟萃，文化底蕴十分深厚，素有"文化之邦"的美誉。就拿中医药来说，在其发展的历史长河中，历代名家辈出，著述琳琅满目，取得了极其辉煌的成就。

由于浙江省内地域不同，中医传承脉络有异，从而形成了一批各具特色的医学流派，使中医学术呈现出百花齐放、百家争鸣的繁荣景象。其中丹溪学派、温补学派、钱塘医派、永嘉医派、绍派伤寒等最负盛名，影响遍及海内外。临床各科更是异彩纷呈，涌现出诸多颇具名望的专科流派，如宁波宋氏妇科和董氏儿科、湖州凌氏针灸、武康姚氏世医、桐乡陈木扇女科、萧山竹林寺女科、绍兴三六九伤科等，至今仍为当地百姓的健康保驾护航，厥功甚伟。

值得一提的是，古往今来，浙江省中医药界还出现了为数众多的知名品牌，如著名道地药材"浙八味"、名老药店"胡庆余堂"等，更是名驰遐迩，誉享全国。由是观之，这些宝贵的学术流派和中医药财富，很值得传承与弘扬。

有鉴于此，浙江省中医药学会为发扬光大浙江省中医药学术流派精华，凝练浙江中医药学术流派的区域特点和学术内涵，由范永升教授亲自领衔，组织相关人员，凝心聚力，集思广益，最终打出了"浙派中医"这面能代表浙江省中医药特色、优势和成就的大旗。此举，得到了浙江省委省政府、浙江省卫生健康委员会和浙江省中医药管理局的热情鼓励和大力支持。《中共浙江省委 浙江省人民政府 关于促进中医药传承创新发展的实施意见》提出要"打造'浙派中医'文化品牌,实施'浙派中医'传承创新工程,深入开展中医药文化推进行动计划;加强中医药传统文献研究,编撰'浙派中医'系列丛书"。浙江省中医药学会先后在省内各地多次举办有关"浙派中医"的巡讲和培训等学术活动,气氛热烈,形势喜人。

为深入挖掘和传承"浙派中医"的学术内涵、发展规律、临床经验,浙江省中医药学会于2022年7月1日联合浙江中医药大学启动了"浙派中医系列丛书"地方卷和专科卷的编写工作。"地方卷"包括省中医药发展史1册和各地市中医药发展史11册,展现各地中医药发展的历史积淀、特色与优势。"专科卷"共9册,分别论述了内科、妇科、儿科、针灸、推拿等专科发展脉络、名人医著、发展状况等。本套丛书经过大家的辛勤努力,历经两年余,现已完成,即将付梓。我为此感到非常欣慰。这套丛书对传承浙江中医药而言,具有基础性的作用,十分重要。相信丛书的出版将为深入研究"浙派中医"提供有力支撑,以及借鉴和帮助。

我生在江苏,长在浙江,在浙江从事中医药事业已经六十余年,虽然年逾九秩,但是继承发扬中医药的初心不改。我十分感谢为"浙派中医系列丛书"地方卷和专科卷编写出版付出辛勤劳作的同志们。这套丛书的出版,必将为我省医学史的研究增添浓重一笔,必将会对我省乃至全国中医药学术流派的传承和创新起到促进作用。我更期望我省中医人努力奋斗,砥砺前行,将"浙派中医"的整理研究工作做得更好,把这张"金名片"擦得更亮,为建设浙江中医药强省做出更大的贡献。

写于甲辰寒露

注:葛琳仪,国医大师、原浙江中医学院院长

前　言

　　浙江地处东海之滨，物华天宝，人杰地灵，文脉悠久，名医辈出，在中医发展史上具有重要地位和作用。千余年来，浙江的医家们不断传承发展，守正创新，形成了众多独具特色的医学流派，使浙江中医学术呈现出百花齐放的繁荣景象。2009 年在浙江中医药大学本科办学 50 周年之际，我牵头编写了《浙江中医学术流派》，提出了浙江中医药的十大学术流派。随着社会的不断发展，许多省都有了各具自身特色的流派名称，如黑龙江的龙江医派、广东的岭南医学、云南的滇南医学、安徽的新安医学等。我省如能提炼一个既能代表浙江中医药学术流派，又能涵盖浙江全域的综合称谓，则有利于浙江中医药对外交流与合作，也有利于促进浙江中医药的传承与创新。

　　2015 年我向时任浙江省中医药学会会长肖鲁伟教授汇报了这一想法，得到肖会长的肯定与支持。此后，由我牵头，组织相关人员，梳理了浙江中医药有关文献，调研了全国各地的基本状况，提出了综合称谓的初步方案，邀请了严世芸等全国著名专家进行论证，最后经浙江省中医药学会第六届理事会第五次会议表决通过，一致同意把"浙派中医"作为浙江中医药及其学术流派的综合称谓。2017 年 7 月 1 日正式向社会发布了这一决定，在推出"浙派中医"历史十大流派的同时，又凝练了"浙派中医"的八大特色，分别是源远流长、学派纷呈、守正出新、时病诊治、学堂论医、本草增辉、善文载道、厚德仁术。

　　"浙派中医"发布后，社会反响热烈。浙江省中医药学会在全省范围内广泛开展"浙派中医"宣传巡讲;《中国中医药报》开设专栏并长篇报道了"浙派中医"有关内容;在意大利等地召开的世界中医药大会上设立"浙派中医"专场,得到了国内外中医药界的广泛认可。《中共浙江省委浙江省人民政府 关于促进中医药传承创新发展的实施意见》提出要"打造'浙派中医'品牌,实施'浙派中医'传承创新工程,深入开展中医药文化推荐行动计划"。《浙江省中医药发展"十四五"规划》也提出要"加强中医药文化保护研究,梳理浙江中医药发展源流与脉络,整理医学文献古籍,编撰'浙派中医系列丛书'"。浙江省中医药研究院中医文献信息研究所江凌圳主任牵头编撰出版了"浙派中医原著系列丛书"。

整理"浙派中医"地方、专科发展史,挖掘其中的内涵、特色及其规律,是一项研究"浙派中医"的基础性工作,极为重要。为此,在我的提议下,浙江省中医药学会于2022年7月1日启动"浙派中医系列丛书"地方卷和专科卷的编撰工作。该套丛书由浙江省中医药学会、浙江中医药大学牵头编写。地方卷共计12册,包括浙江省中医药发展史1册和11个地市中医药发展史各1册,系统介绍浙江省内11个地市中医药文化的独特魅力和历史积淀,展现不同地域"浙派中医"的特色和优势,这不仅是对地方中医药资源的梳理和整理,更是对"浙派中医"整体文化的一次全面展示。同时,为完整反映浙江省全域中医药整体发展脉络,我们又编撰了《浙派中医史》,使"浙派中医"各地特色与整体发展相互印证。专科卷第一辑共9册,分别针对内科、外科、妇科、儿科、针灸、推拿等专科领域进行深入整理,每一册都汇集了历代浙江医家在各自领域内的学术建树和临床经验,全面展示了"浙派中医"临床各科的历史发展过程、医家医著、学术思想、发展现状等内容。

本套丛书的出版,全景式、立体式展示了"浙派中医"地域与专科的独特魅力,为医学工作者和研究者提供了宝贵的参考和借鉴,同时为大众了解和学习浙江中医药提供了一套有益的读物。丛书的出版必将为提升浙江中医药的整体水平,促进健康浙江建设发挥积极作用。

丛书编撰出版过程中,得到了浙江省中医药管理局领导的关心与指导；编写人员克服了时间紧、任务重等诸多困难，忘我投入；编写专家组细致严谨，倾注了大量心血；中国中医药出版社的领导及王秋华编辑也给予了大力支持；国家中医药管理局原局长、中华中医药学会会长于文明，第三届国医大师葛琳仪教授百忙中拨冗作序，体现了对"浙派中医"的关怀与厚爱。在此一并表示衷心感谢！

"路漫漫其修远兮，吾将上下而求索。"这套丛书的完成只是整理研究"浙派中医"基础性工作的一部分，今后的整理研究依然任重而道远，希望我省中医药界的同道们，牢记使命，薪火相传，为"浙派中医"的发扬光大而不懈努力！

范永升

2024 年 10 月 8 日

注：范永升，浙江省中医药学会会长，浙江中医药大学原校长，首届全国名中医

台州卷

前言

编写说明

浙江人杰地灵，天然中药资源丰富，历代名医大家辈出，医典论著不胜枚举，在我国医学史上占有重要地位。

1978 年我就读于浙江中医学院，通过阅读《中国医学史》和《中医各家学说》，知绍兴有张介宾著《景岳全书》，创温补学派；俞根初、何廉臣著《通俗伤寒论》，创绍派伤寒。金华有朱震亨著《格致余论》而创滋阴派。又有杭州王孟英著《温热经纬》，温州陈无择著《三因极一病证方论》，宁波柯韵伯著《伤寒来苏集》，衢州杨继洲著《针灸大成》、雷少逸著《时病论》等。无不为浙江历代名医大家辈出而感到骄傲，身为台州中医人，我常在思考，古来有如此多之民众在台州大地繁衍生息，台州历史又诞生过哪些名医，有哪些医著留存于世？

数年前，我萌生挖掘台州中医古籍之意，求助于中医史学家陈梦赉之孙陈时风先生，时风少时曾助祖父整理书稿，故聊起台州古医籍如数家珍，并欣然将梦赉先生的部分文稿（含手抄文稿）和藏书赠于我，其中梦赉先生 1980 年曾在《台州科技》发表了一篇题为"台州医学流派简介"的文章，今全文收录于本书，还有《医理信述》卷一、卷二和《痘疹秘录》《医理信述补遗》手抄本各一卷，《小云巢丛刊》（全本）、《温病全谟》（全本手抄）、《医学指迷》（部分手抄本）等台州医籍，此时适逢浙江省李伟林名老中医专家传承工作室建设计划开始不久，即召部分成员蒋梦霞、陈显宏、滕飞、陈凯、陶毅强、周靓等分头校之。

2021 年 9 月，"浙派中医系列丛书·地方卷"开始编写，览见作为样板的"绍兴卷"，感叹绍兴名医之众多，台州望其项背。若全仿绍兴似无从下手，思虑再三，并请示台州市中医药学会张日初会长，根据台州的实际情况对目录进行了调整，从各县市区中医院和几家综合性医院中医科选出精兵强将，根据各地方志、卫生志和部分医院院志，并通过实地走访等途径写出各地中医简史和现况，如临海由何昌国为主，陈铮协助；椒江由陈永青、姜伟强负责；黄岩由沈王明、鲍建敏、张滨佳负责；路桥由官卓娅、李异负责；温岭由李正祥、王敏负责；张智勤、娄万爽、黄克伟、陈小桂分别负责仙居、三门、玉环、天台，再由姜伟强负责汇总上述各地中医院、中医科、名中医等资料，由陈永青根据《浙江医人考》《浙江医籍考》等负责收集台州古代及近代医家传录等，使本书的编写有了充足的素材。

台州古医籍流传下来的并不多，中华人民共和国成立后正式出版者更少，有些为手抄本，多须校注，本书选出相对完整的《宝庆本草折衷》《救伤秘旨》《沈氏麻科》《医理信述》《伏瘟证治实验谈》《小云巢丛刊》等著作作为台州代表医著详细介绍。为了解原貌，我与叶怀球、吴罗金等对以上医籍尚未校注部分予以校注，终由我逐一审校后再选摘呈现。除了梦赛先生藏书，还要介绍另一位台州民间中医叶怀球，怀球除了诊病还爱好收藏古医籍，《医理信述》光绪年所刻全本、《沈氏麻科》皆由他提供原本，日前《医理信述》校注已完成付梓。

本书除对古代及近代医家、现代名中医和中西医结合医师代表、浙江省名中医、市外台州籍知名中医、台州市名中医等医家进行选介外，还介绍了台州市多所中医院和部分综合性医院中医科，为了体现各家医院的中医特色，将台州市级及以上中医（中西医结合）重点学（专）科列出予以重点介绍。

经过两年努力，书稿终于完成，其间凝聚了全体编委会成员的心血，同时还得到了台州中医界前辈柯干、牟重临、詹学斌等先生的指点和许多同人的热情帮助，对此深表感谢。由于时间仓促、水平有限，恐有挂一漏万，不当之处，敬请谅解！

李伟林

2024 年 9 月

目　录

第一章

概述

第一节　台州地理环境

台（Tāi）州历史悠久，是长江三角洲中心区域城市之一，国务院批复确定的浙江沿海区域性中心城市和现代化港口城市。《台州府志·序》中有"吾台古称荒域，僻处海滨，三代之时，人物无闻；汉晋以来，标有间见"的相关记载，说明台州 5000 年前就有先民生息繁衍，从侧面反映出台州文化根基之深。台州民风淳厚，学风兴盛，风景秀丽，名胜众多，是著名的文化之都。台州以佛宗道源享誉海内外，是佛教天台宗和道教南宗的发源地，也是浙江的缩影，是一个海、水、山和谐的生态之地。"台州"一词最早出现在唐代，唐高祖改郡为州，在临海设台州，之所以叫"台州"，是因为当时临海虽然是台州的政治中心，但在文化上天台山因孙绰的《游天台山赋》而名扬天下，曰："天台山者，盖山岳之神秀者也。涉海则有方丈、蓬莱，登陆则有四明、天台，皆玄圣之所游化，灵仙之所窟宅。夫其峻极之状，嘉祥之美，穷山海之瑰富，尽人神之壮丽矣。"天台山以其深邃的文化内涵孕育出了博大精深的"和合文化"。

台州文化底蕴深厚，有章安的海洋文化、天台山的佛学文化、南宗的道学文化、临海的古城文化等，因其离古代都城北京、洛阳、西安都很远，所以皇权对这一地区的统治较为松散。又因其地处沿海，抗击倭寇匪患较为频繁，使台州的忠孝节义观念浓烈。特殊的地理环境和人文环境，造就了台州的佛道文化、山水文化、茶桔文化、山乡民俗文化。

从秦设回浦乡、西汉设回浦县、三国吴设临海县、唐武德五年设台州，再逐步发展到现在。截至 2018 年，台州全市辖 3 个区、3 个县、代管 3 个县级市，陆地总面积 9411 平方千米。截至 2021 年末，台州市常住人口为 666.10 万人。2021 年，台州市实现生产总值 5786.19 亿元。

台州地处中国华东地区海岸线中段、浙江中部沿海，依山傍海，岛屿众多，拥有丰富的自然资源。台州东临东海，北接绍兴市、宁波市，南邻温州市，西与金华市和丽水市毗邻，依山面海，领海和内水面积约 6910 平方千米，台州市的地理位置得天独厚，依山傍海，平原丘陵相间，形成"七山一水二分田"的格局。台州是江南水乡，水穿城而过。历史上台州河网密布、港汊交纵，水乡风韵不亚于苏杭，有"走遍苏杭、不如温黄"之说。温黄平原是温岭和黄岩的统称，位于浙江省东部，椒江干流南岸、楠溪江以东、乐清湾以北，东部和东南部濒临东海，分属台州市的温岭、黄岩、路桥、椒江 4 个市（区），是浙江省重要的商品粮和柑橘生产基地。台州地势由西向东倾斜，西北山脉连绵，南面以雁荡山为屏，有括苍山、大雷山和天台山等主要山峰，其中括苍山主峰米筛浪高达 1382.4 米，是浙东最高峰。椒江水系由西向东流经市区入台州湾。台州大陆海岸线长约 740 公里，岛屿 928 个，海岛岸线长约 941 公里，岛陆域面积约 273.76 平方千米，主要有台州列岛和东矶列岛等。最大岛屿为玉环岛，现与大陆相连。台州列岛位于椒江口东南，系指大陈岛及其附近岛屿（含一江山岛等岛），隶属于台州市椒江区。离大陆海岸线最近的岛屿是撑礁岛，最远为蛇尾岛；最北端是下擂鼓礁，最南端为旗南岛。大陈岛为台州列岛 106 个岛礁中的主岛，分上、下大陈，二岛仅相隔 2.5 千米水道，总面积 11.89 平方千米。上大陈岛，又名上台，面积 6.6 平方千米，丘峦起伏，主要种植甘薯、豆类，西南部有避风港湾。大陈镇驻地下大陈岛，距海门港 52 千米，又名下台，面积 5.2 平方千米，以丘陵地形为主，渔业发达，多停泊渔船，避风港湾设有台州渔业指挥部，最高峰凤尾山坐落于岛西部，海拔 228.6 米。岛上岗峦起伏，自然景观和人文景观独特，适宜度假、休闲观光和寻访史迹旅游。大陈岛是国家级中心渔港、省级森林公园和省海钓基地，岛周海域是浙江省第三大渔场。鱼汛期，岛四周千帆云集，桅樯如林，入夜，渔火万千，蔚为大观。故大陈岛素有"东海明珠"之美称。东矶列岛扼台州湾出海口，地势险要，四周环海。据传因岛上种有豆、麦，招来众多麻雀而得名。清代时曾名"金门岛"，面积 4.4 平方千米，较高山峰在中部，海拔 188 米。田岙岛在东矶岛西北 4 千米，因传岛中曾有水田故名，多山丘，是临海市紫菜主产地和石斑鱼垂钓地。头门岛在田岙岛西南 5 千米，属东矶列岛重要岛屿，因处台州湾口故名，又名台门岛。

台州市所处的地壳构造单元为华南加里东褶皱系、浙东南褶皱带的温州－临海凹陷内。地质构造以断裂为主，褶皱不发育。出露地层主要包括前第四系中生界的白垩系、侏罗系地层，岩性以沉积岩为主，岩体结构多呈块状、层状。侵入岩体较发育，形成时代主要为燕山晚期，主要分布在黄岩富山乡、临海北东、天台石梁镇及三门亭旁镇南侧一带，其余地段零星分布，岩体大多呈岩株、小岩株或岩枝状产出，以酸性岩为主。海积平原区第四系主要包括全新统海积，上更新统冲海积、洪冲积、冲积，中更新统冲海积、洪冲积、坡冲积及残坡积等。岩性包括淤泥质亚黏土、亚砂土及粉细砂、砂砾石等，其厚度分布不均，部分地层局部地段缺失，在温黄平原区较为典型，其最大厚度可达150余米。山区第四纪地层主要包括残坡积、上更新统坡洪积、洪冲积和全新统冲积层。

台州属中亚热带季风区，四季分明。受海洋水体调节和西北高山对寒流阻滞的影响，境内夏无酷暑，冬无严寒，热量丰富，雨水充沛，气候温和湿润。全市年均日照时数 1800～2037 小时。台州市境内有大小河流（含干支流）700 多条，其中流域面积大于 100 平方千米的有 25 条。椒江、金清两大河流水系的流域面积占全市陆域面积的 80% 左右。椒江是台州境内的最大河流，也是浙江第三大河流，干流自仙居县天堂尖曲折向东至椒江牛头颈入海，全长 197.3 千米，沿途有灵江、永宁江、永安溪、始丰溪等 80 多条河流汇入，流域面积 6613 平方千米，占全市陆域面积的 2/3 左右。椒江出海口两山夹峙，形似天然关隘，称海门，为浙江东南海防要塞和对外开放之门户。金清水系横贯温黄平原中部，发源于温（岭）黄（岩）交界的太湖山东南麓，流经温岭市大溪镇，向东从路桥区金清镇黄琅西门口入海，全长 50.7 千米。金清港北接南官河、三才泾、二湾河、三湾河、四湾河、五湾河、车路横河，结成平原水网，河道纵横密布，北通椒江，南达松门，流域面积 1172.6 平方千米，为温黄平原排灌、航运水道。

第二节 台州历史沿革

台州历史悠久，从对章安、仙居下汤、玉环三合潭、温岭箬横等地出土文物的考证，早在 7000 年前的新石器时期，台州就有先民在此生息繁衍。《尚书·夏书·禹贡》曰："禹别九州……淮海唯扬州。"台州为扬州之域荒服之地。大禹南巡，死后葬在会稽（今绍兴），其子启继承帝位，是为夏朝。至第六世帝少康时（约前 1868—前 1848 年），"恐禹迹宗庙祭祀之绝，乃封其庶子于越，号无余"（《吴越春秋》），以奉守禹之祀。历夏、商、西周、春秋等时期，灵江、瓯江流域为越之瓯地。战国时，越国逐渐衰落，至越王无彊（勾践六世孙）于周显王三十六年（前 333 年），越伐楚，《史记·越王勾践世家》曰："楚威王兴兵而伐之，大败越，杀王无彊，尽取故吴地，至浙江。而越以此散，诸族子争立，或为王，或为君，滨于江南海上，服朝于楚。"而近代学者则普遍认为越国系周赧王九年（前 306 年）被楚怀王所灭。但楚国鞭长莫及，浙江（钱塘江）以南的大片越国故土名义上属楚，实际上系勾践的后裔自治区域，故灵江、瓯江流域称为瓯越。

一、秦汉时期

秦汉时期，台州地属百越。《汉书·地理志》记载，百越的分布"自交趾至会稽七八千里，百越杂处，各有种姓"。先秦时为瓯越地。秦代属闽中郡。汉初，先后有东海王、东越王封立，此东海王国系向汉朝称臣纳贡的外诸侯国。汉武帝元封元年（前 110 年），东越王除，刘彻认为"东粤（越）狭多阻，闽粤（越）悍数反覆"，于是下诏军吏将原两国的老百姓迁徙至江淮间。但两国北迁时越民故土难离，不愿背井离乡的民众逃遁山谷或江海之上者颇多，后遗民渐出，部分汉人"趁虚而入"，融合成为后世史书上所称的"山越"，朝廷便在原闽越故地设置冶县，隶会稽郡，而将原东越故地设置回浦乡，属会稽郡鄞县。并在鄞县设置东部都尉，以加强对南方山越的统治。汉昭帝始元二年（前85年），因回浦乡人口渐增，以鄞县回浦乡置回浦县，县治回浦（今章安），属会稽郡，隶扬州。县及此前的乡取名回浦，则是因水而得名，一条源自白石、义岭，自北向南的河流，在章安回环旋转注入椒江。为了加强控制，巩固南方新设置的政权，东部都尉的治所也从鄞县迁到回浦，辖境大致相当于后世台、温、处三府，是为台州建县之始。东汉杨雄在《解嘲》一文中有"西北一侯，东南一尉"的记载，说明东部都尉辖区之大。随着汉武帝时期疆域的拓展，会稽郡隶扬州，灵江、瓯江流域也进入了一个发展时期。汉章帝元和四年（87年）七月，章帝刘炟改元章和是为章和元年，并将回浦县改名为章安县，以新年号更改地名图吉利，取"长治久安"之意，章安的地名由此产生并一直延续至今。《后汉书》载东汉光武帝建武年间（25～56年）更名章安；晋《元康记》载"本鄞县南之回浦乡章帝章和元年立"；《宋书》等均列二说，近代普遍采章和元年之说。汉顺帝永和三年（138年），分章安县东瓯乡置永宁县，县名永宁，取"永久安宁"之意，县治在今永嘉县瓯北镇。汉献帝建安元年（196年）九月，孙策攻取会稽郡，控制了大片东南沿海地区。建安四年（199年），孙策又分章安县西南部置松阳县，因处长松山之阳，故名松阳。从此章安县境缩减至旧台州府之地。

二、三国两晋时期

东吴黄武、黄龙年间（222～231年）分章安县西北部置始平县，分章安县西部及永宁县部分境域置临海县，以县境临海山而得名。章安港（现海门港的雏形）在秦汉时期是我国东南沿海的重要大港，是我国东南沿海最先崛起的五大古港口之一，是北起辽东、南到海南海上航运的重要枢纽。公元230年，东吴派大将卫温、诸葛直率领上万名甲士，海航夷洲（即台湾），他们就是从台州章安港出发的。这是我国历史上大陆与台湾之间第一次大规模交往的记载，也是我国第一次以政府名义出航台湾，并在台湾行使国家权力，历史意义十分深远。赤乌二年（239年），分永宁县置罗阳县，立罗江县。少帝太平二年（257年），分会稽郡东部置临海郡，隶扬州，郡治章安（一作初治临海，寻徙章安），辖章安、临海、始平、永宁、松阳、罗阳（后改安阳）、罗江七县，境域远及闽北，是为台州建郡之始。西晋太康元年（280年），改始平县为始丰县，分鄞县800户、章安县北部200户置宁海县，属临海郡，又改安阳县为安固县。太康四年（283年），分安固县置始阳县，不久改称横阳县。罗江县改属晋安郡。是时，临海郡辖章安、临海、始丰、宁海、永宁、松阳、安固、横阳八县，隶扬州。东晋太宁元年（323年），分临海郡南部永宁、松阳、安固、横阳四县置永嘉郡。临海郡辖章安、临海、始丰、宁海四县，后世台州辖境大致形成。永和三年（347年），分始丰县南乡置乐安县（今仙居），属临海郡。

三、隋代

隋开皇九年（589年），灭南朝陈，废郡，并临海郡各县入临海县，并入处州。开皇十一年（591年）在临海的人固山（今城关）设立军事机构临海镇，兼管临海县的行政事务，临海县治便从章安迁到今临海城关。从此临海成为台州的行政、文化、经济中心。处州于开皇十二年（592年）改称括州，县取名括苍，州改括州，均因括苍山而得名。隋炀帝大业三年（607年），杨广下令省并州县，随后又罢州置郡，回到与秦汉相似的状况，括州改为永嘉郡。

四、唐代

唐初，复分临海为章安、始丰、乐安、宁海、临海五县。武德五年（622年）置台州，以境内有天台山而得名，台州之名自此始。武德七年（624年），并宁海县入章安县。次年，又将始丰、乐安、章安三县并入临海县。贞观八年（634年）复分临海县置始丰县。高宗上元二年（675年），分临海县东北部置宁海县。天授元年（690年）九月，改永宁县为黄岩县，以县西黄岩而得名。神龙二年（706年），分宁海县与越州的鄮县地置象山县，属台州。开元二十一年（733年）隶江南东道。天宝元年（742年）复称临海郡。乾元元年（758年）复称台州，上元二年（761年）改始丰县为唐兴县。广德二年（764年）象山县改属明州。中和三年（883年）隶义胜军。光启三年（887年）以台州置德化军。临海虽然是台州地区的政治中心，但在文化上，天台山则因孙绰的《游天台山赋》而名扬天下，成为台州的文化核心。有学者统计，全唐2200多位诗人中，有超过1/5的到过或写过天台山，其中不乏孟浩然、李白、刘禹锡、贾岛、皮日休这样的著名诗人。从长安到天台山，一条文化上的唐诗之路因此形成。然而直到盛唐时期，在世人的眼里，台州还是落后的偏远地区，用来流放贬谪犯错的官员最合适不过了。宰相来济、侍御史骆宾王、广文博士郑虔等名臣先后被贬到这里。杜甫听说"诗书画三绝"的郑虔被贬到台州当司户参军，写诗挥泪作别。他认为"台州地阔海冥冥，云水长和岛屿青"，肯定是个蛮荒之地，去台州生活可要受罪了。

五、五代十国

五代十国时期，台州属吴越国，境域与军、州建置及辖县如故，德化军兼治台州。后梁太祖开平二年（908年）八月，吴越改唐兴县为天台县，后唐庄宗同光初年（923～925年），吴越复天台为始丰。后晋高祖天福年间（936～942年），吴越又改始丰为台兴。

六、宋代

宋太祖建隆元年（960年），吴越复改台兴为天台。宋太平兴国三年（978年），吴越国除，台州入宋版图，州、县如故，隶两浙路。景德四年（1007年），以"其洞天名山屏蔽周卫，多神仙之宅"，诏改永安县为仙居县。南宋隶两浙东路。南宋时期，台州的政治、经济、文化得到了极大发展。大批皇族南迁到临海城关赵巷一带，台州成了辅郡，地位仅次于首都临安。一些重要的科举考试在台州设分考点，在南宋150余年的历史里，台州出了550多名进士和7位宰相。

七、元代

元朝推行行省制度，实行多层级复式地方行政区划。元代的行省划分也初步奠定了日后我国的省区规模。元世祖至元十三年（1276年）十一月，元军攻陷台州，置台州路安抚使。次年改为台州路总管府，隶江浙行省浙东道，辖县如故。元成宗元贞元年（1295年），黄岩县因民户达5万，升为黄岩州，仍隶台州路。

八、明代

明洪武元年（1368年），朱元璋改台州路为台州府，隶浙江行省。洪武三年，复黄岩州为黄岩县。成化五年（1469年）十二月，分黄岩县南部方岩、太平、繁昌乡置太平县，以其境内有太平山而得名。成化十二年，划乐清县东部山门、玉环两乡入太平县。自此，台州辖临海、黄岩、太平、仙居、天台、宁海六县。一直到民国初年，台州府的属县和辖境没有大的变动，所以有"台州六县"之称。

九、清代

清秉承明制，行政区划没有大的变革。在关内地区设置行省，改承宣布政使司为省，为地方最高一级的行政区划。顺治三年（1646年），台州入清版图，沿明制，为台州府，隶浙江等处承宣布政使司（康熙元年改称浙江省）。康熙元年（1662年）隶浙江省绍台道。康熙七年隶宁台温海道（驻台州）。康熙十一年隶台海道（驻台州）。康熙二十四年隶宁台道。雍正四年（1726年）隶宁绍台道。雍正六年，为加强沿海防务，开发玉环岛，于玉环山置玉环厅。厅因山名，隶温州府。太平县二十四郡、二十五都、二十六都划入玉环厅。宣统三年（1911年）八月，辛亥革命爆发，九月台州光复，成立军政分府，隶省军政府。

十、民国时期

1912年1月，废府、州、厅制。2月，玉环厅改为县。7月，撤销台州军政分府，各县直属省政府。1914年，省下设道，台州属会稽道，玉环市属瓯海道。同年，北洋政府内务部改定各省重复县名，太平县以县西温峤岭别称温岭而改名温岭县。1916年，废道，各县直属省政府。1921年6月，浙江省政府在省县之间试行县政督察专员，临海、黄岩、温岭、天台、仙居、宁海六县为第六区。9月改设特区，为第五特区，设行政督察专员办事处。1922年10月，改划为第四特区。1924年8月，浙江省政府正式设置临海行政督察区，置专员公署。1925年，据行政院新颁的《行政督察专员公署组织暂行条例》，台州称第七行政督察区。1929年7月，以南田县全部境域及宁海县东南部18乡镇、临海县东北部5乡镇置三门县，以地濒三门湾而得名。1931年，天台县划属第六区。1932年，宁海县改属第六区。1935年，增辖天台、磐安两县。1937年4月，划为第五区，未及实施，7月又重划为第六区，辖临海、黄岩、温岭、天台、仙居、三门、宁海七县。1949年6月，置浙江第六专区。

十一、中华人民共和国

1949年10月10日，第六专区改称台州专区，驻临海县，辖临海、黄岩、天台、仙居、温岭、三门、宁海七县及临海城关、海门两直属区。玉环市属温州专区。1950年5月，撤销临海城关直属区，划归临海县。1952年10月，宁海县改属宁波专区。1953年6月，分玉环市境洞头、大门诸岛另建洞头县，属温州专区。1954 年 5 月，撤销台州专区，临海、天台、三门三县划属宁波专区，黄岩、温岭、仙居三县及海门直属区划属温州专区。1956 年 3 月，仙居县改属宁波专区，海门直属区撤销，改为黄岩县属区。1957 年 7 月，复置台州专区，辖临海、黄岩、温岭、天台、仙居、三门、宁海七县。1958 年 10 月，三门县撤销，并入临海县；宁海县撤销，并入象山县，属台州专区；洞头县重新并入玉环市，仍属温州专区。1958 年 12 月，撤销台州专区，天台县划属宁波专区，临海、仙居、黄岩、温岭四县划属温州专区。1959 年 4 月，中共浙江省委、省人民委员会通知撤销玉环市，所属境域分属温岭县与温州市，并于 4 月付诸实施。1960 年 1 月，国务院正式批准撤销玉环市。1962 年 4 月，复置台州专区，并复置三门县、玉环市，辖临海、黄岩、温岭、仙居、天台、三门、玉环七县。1978 年 10 月，改称台州地区。1980 年 7 月，置海门特区，属台州地区，辖境包括原黄岩县海门区、大陈镇、山东人民公社及临海县前所人民公社。1981 年 7 月，撤销海门特区，以其行政区域置椒江市。此后，临海县章安区、黄岩县洪家区与三甲区，陆续划属椒江市。1986 年 3 月，撤销临海县，置临海市。1989 年 9 月，撤销黄岩县，置黄岩市。1994 年 2 月，撤销温岭县，置温岭市，台州地区辖临海、椒江、黄岩、温岭 4 个县级市和天台、仙居、三门、玉环 4 个县。1994 年 8 月 22 日，国务院批准撤销台州地区和县级黄岩市、椒江市，设立地级台州市和县级椒江区、黄岩区、路桥区。台州市人民政府驻椒江区。2017 年 4 月 10 日，经国务院批准，同意撤销玉环市，设立县级玉环市，以原玉环市的行政区域为玉环市的行政区域。玉环市由浙江省直辖，台州市代管。2017 年 11 月，台州市获"全国文明城市"称号。2017 年 12 月以来，台州市连续多年入选"中国最具幸福感城市"。

第三节　台州医学流派简介

以下内容为中国医学史家陈梦赍先生所作，于 1980 年 8 月发表于《台州科技》第 4 期，现全文呈现如下。

台州地处海隅，隋唐以前，是荒陬僻壤，文明未启，到了唐代，还不同于中原各地，犹为朝廷贬谪之所。像唐明皇时的郑虔，他的诗画书号称三绝，并且兼通医药，著有《胡本草》七卷，后来因事贬为台州司户参军，到现在临海城里还有一个户曹巷纪念他，但是对于台州医学上的影响，则无其他文献可征。

到了宋代，宁海（现三门县）罗适（字正之），治平三年（1066 年）进士，历知五县，官至京西北路提点刑狱，平生留心医药，著有《伤寒救俗方》，见《台州府志·文艺略》，其书散失无传。

南宋临海王卿月（字叔清）博学多艺能，初中乾道二年（1166 年）武进士，复登五年文进士，官至太府卿，著有《产宝诸方》一卷，见《台州经籍志》，为台州妇科专书之始。稍后，黄岩陈万卿（名衍），通儒精医，著有《本草折衷》六卷，亦称《宝庆本草折衷》，见《录竹堂书目》。当时诗家戴复古赠以诗云："药物辨真伪，方书通古今；有时能起死，一剂值千金。"他的医学成就，可以想见了！

宋亡元兴，天台胡德完（字叔大），少羸多病，他的父亲如翁，有词赋才，气岸超迈，兼通医术，当时在宋朝做过医官，退居田里，如翁好结交当代名流，悉延至于家，与之讲求医学上虚实补泻之法，德完因此尽得其秘，用是医名大振，而志务济人，不以富贵贫贱二其心，诊治之后，既给以药，尚寝食不安，必待病家告愈，始有喜色。这种关心负责的态度，是不可多得的。著有《指掌图》一书，见《浙江通志》。当时天台又有胡克明，亦以善医称，赖以起废疾转生死的不可胜数，著有《脉经》一书，可惜早已失传。

到了明代，台州医家著名者，颇不乏人，临海王善中（字逊光）又字齐芳，治病不计酬谢，方孝孺称其为近世山林高人。同时有王良明者，字公辅，别字恒田，临海诸生，相传遇异人，传授方药，施用辄效，全活无算，又精太素脉，能按人寿夭荣枯，巡抚周良臣奏入太医院称旨，授职不欲，赐金不受，著有《方脉指要》。其子少春传其医理、方剂，能令病者立起，痘疹尤著奇效，为医学训科。

当时天台有叶伯清，名复旦，字以行，号桔泉，精岐黄业，治病有奇效，人称半仙。有巡道某偶登船遇风心悸，至中途失血数口，心益悸，因之疾大作，询诸伯清，伯清诊断说：因惊失血，失血又惊，巡道原来未尝告以缘故，一见心折，遂以重币求治，且赠以匾额曰"桔井真源"，著有《桔井真源医方》八卷行世。见《台州府志·文艺略》。

太平（现改称温岭县）阴有澜，字九峰，官太医院吏目，通览群籍，尤精医药，其治病根究五行生克，而神明出之，远近求药者，日以千计，有澜洞彻膏肓，计日报可。其时往来台州使者，俱闻风拜访，推为人瑞，著有《痘疹一览》五卷，《稀痘方》一卷，见《医藏目录》。《医贯奇方》一卷，见《浙江医籍汇考》。

王朝请亦太平人，字畴九，世业医，尤精痘疹，至朝请而术益神，论生死时日不爽，授太医院吏目，每出入争相邀请，无论贵贱，悉为诊治，郡守令同业医者，群事之。子允昌能世其业，所著有《三槐堂秘书》，今传有《治麻神效方》一卷，可能就是《三槐堂秘书》之一。

明代天台袁日启，字叔明，耽吟诗，工草书，尤精于医，经历杨某病噎，日启诊之曰：十日后必呕血亡，果如其言，何进士绚度抱悸疾，日启治愈，绚度作序赠之。日启存心济人，绝不计利，所全活甚众，一时有半仙之谣。著有《肘后方书枢要释义》。其子璜，字圣卜，诸生、工诗善书，精岐黄术，有名于时。同时临海黄恕，字存道，涉猎百家，尤精于医，以为医道至宋大观而中微，金元四大家，实有复古之功，虽其立论各有所偏，正所以相救也。有《四家会通》八卷。综观明代以前医家所著之书，虽在府县志书上，可以考见其人，可是其书大抵名存实亡，于祖国医学上之影响不大。

到了清代，台州医家后先辈出，正如百花齐放，深红浅紫，各显奇姿，其最著者要算夏子俊，子俊字云颖，号脱夫，黄岩邑西恬然人，徙居宁川，好读书，补诸生，键户深山，凡百家子史，无所不读，后精究岐黄之术，不择贫富，皆往诊治，投剂立愈。当时临海周某病失音，求治于苏州叶天士，断以不治且定死期不远，归而设席，招亲友以诀别，或告以何不就诊于夏云颖，以冀万一，犹愈于坐而待毙！周某从之，云颖诊察良久曰：病固危，尚有一法，姑试之，归购甘蔗榨汁纵饮之，周某如其言，未半月，尽一船，病稍减，调理数月而愈。适因事北上，过吴门，问讯于叶天士，述愈病经过，天士称羡不置，嗣后凡浙东之就医于叶氏者，咸告之曰：何不求治于黄岩夏云颖？彼医学高明，实胜于我。云颖从此医名益盛，台州各地妇孺皆知，著有《愉我集》《医理信述》六卷，《医理信述补遗》一卷，《痘疹秘录》一卷，又有《闲存录》皆言易理未发义蕴，其《医理信述》一书，谢利恒主编之《中国医学大辞典》曾经著录，其宗旨与内容，该书凡例中目之颇详，说："兹编立意，以定群书之是非，辨证治疗，同异为主，故不为检方觅药者设也；其有不系医家，而所论深得病情，有关治疗者，即用选入；有虽系专科，多所著述，而议论偏驳，语不成章，言不雅驯者，概置不录。"又说："诸论繁者删之，阙者补之，或易字句，或变章法，务使语圆意显，诵之如食哀梨，齿无留泽，以涤从来医典之难入者，窜易之罪，固无所逃。"又说："各症之下，俱有总论，其诊治法，非先贤至正大中之规，即平素得心应手之法，而不敢妄有所作也。"

其间辨证论治，虽不详列门类，然而诠次仍自不紊，如医必先明脏腑，故以经脉为卷首，病必同出一原，故以统论为次卷，百病之长莫如风，故三卷以中风为首，而以痹痿厥痉之类于风者踵之，其他暑湿燥火，气血痰积，虚损之类亦然，四卷以下，具为内伤杂病之诊治，首言内伤，次及内伤杂病分类，按次序列，有条不紊。

统观《医理信述》一书，虽以述为作，每篇之后，具加以按语，或赞或评，或加以补充以发挥其精义，间有撰著总论治法，以补前人之不及，亦均说理明畅，治法切要，其议论往往引伸经旨，发前人所未言者。

《医理信述》成书之后，抄藏于家，或亲友借录，旋因变故，几至散失，经百余年，至光绪二十一年（1895年）经其裔孙贡河校录，而同邑医家柯琳始为之刊印流传，台州医家，得其书者，往往奉头枕中秘宝。

夏云颖之后，太平韩士良，亦以内科著称，士良字履石，性方介，少年力学，博通经史，旋入邑庠，文名噪甚，而尤笃嗜医学，凡岐黄家言，博览无遗，其于《内经》《伤寒论》诸书，研究尤深，并且善辨药物，百药入口，尝其味即知其性，一时有"小神农"之称。

履石以多病攻医，贯通古今书籍，出而应世，无不效验如神，名满台州各县，延请者尝相接踵，而求医者门庭如市，于贫病者每不计较谢金，守令皆以治病有效，给匾嘉奖。常编辑《灵枢》《素问》诸书，著成《经络传》若干卷，及《医案》若干册，珍藏于家。

履石临床有些医案，在民间相传，很有风趣，某岁赴郡岁试，寓邻有女，年甫十三四，垂鬟鬌鬌，偕其母来求诊，履石诊毕骇异，不敢出言，因徐询其母曰：尔女曾字人否？曰字矣，问婿家何处？曰老身乏嗣，招婿以养老，婿固在左右也。履石笑曰：是。因戏指女两鬓云：去是，疾当即愈，众咸不解其意，去后，同人私叩之，盖女之病乃娠妊也。当时成诗一首吟其事，每句嵌二药名，有云：休讶红娘先大腹，宾郎自幼寄奴家。又大溪某氏子婚期将近，得疗疾甚危，履石诊治，命其家易婚期，不听，不辞而去，见留一方，仅写四味药：槟榔、没药、红娘子、独活，不注等分后果合卺之夕而殁。

履石子云鸿，字渐逵，号疏水道人，幼聪颖，读书辄了解，少受庭训，长习举子业，补诸生，而学医如故，履石殁后，渐逵医道大行，求诊者户限为穿，殁于民国初年，遗著亦有《医案》若干卷，其子有光亦以医世其家，现尚健存。

履石弟子著名者以阮怀清、李鹤亭为最，怀清字秉文，黄岩谷岙人，幼读儒书，旁通医学，刻志专研，医名渐著，求诊者趾错于门，每见孤寡贫乏，必先拯之，乡里皆重其学，尤重其人，怀清精治内科，尤擅儿科痘疹，晚年将其临证笔录亲加校核，订为四册，原稿由其孙圣寿献赠于浙江中医药研究所。

清中叶，台州地区精通医学，不以医为专业，而因政治文章，掩盖医名者，则有黄岩石曲之李诚，诚字师林，号静轩，专治经学，博综贯穿，以嘉庆十八年（1813 年）拔贡补石南姚州州判等官，解组后，总督阮元委修《云南通志》，他对医学亦素所通习，其在职时，求诊者颇不乏人，著有《万山纲目》六十卷，其于医学，著有《医学指迷》一卷，泛论诸家学说，及对疾病方剂等加以辨证分析，均颇有见地，该书系传抄稿本，现编入《海滨书屋医学丛书》中。

临海洪瞻陛，字叫雨乡，清道光六年（1862 年）优贡生，道光二十二年举顺天乡试，由官学教习，补四川双流知县，护理龙安知府，生平工诗善书兼通医学，著有《存我堂诗集》十六卷，《医论正解》六十卷，著录于《台州府志·文艺略》，临海县志作《仲景医论正解》。同时临海有陈叶勋，字补一，岁贡生，博通群书，兼精医理，著有《医学会编》若干卷，《治疗心法》一卷。

其以伤寒、温病著名者，天台袁璜，字圣卜，日启子庠生，精岐黄学，技如其父，著有《伤寒摘要》《医宗洞解》二书。同时有金起诏，亦天台人，字公选，号逸圃，医名显一时，著有《伤寒辨证》四卷。

太平方圣德，字国望，精岐黄术，迕奇疾，随方取效，病人不论贵贱，悉为之诊治，尤善伤寒，著有《仲景伤寒补遗》。

临海蒋树杞，字壁山，著有《伏瘟证治实验谈》一卷，见裘吉生《三三医书》第一集。

黄岩西山（今属椒江区）徐佩华，字晓玄，晚号了缘居士，少补诸生，值光绪甲午，中日战争失败，国势阽危，遂弃章句帖括之学，而专心灵素，并擅治温病，著有《霍乱刍言》及《小云巢丛刊》六种，包括《感证简易编》《医门指导》《感证分经举例》《时病指掌一览》《时方治法歌括》《成方利用歌诀》。

黄岩东山（今属椒江区）许耀光，字瑶圃，一作韶甫，清末廪生，精研医学，尤善治温病，卒于1941年，年七十余，著有《袖里方》四卷、《温病刍言》一卷，《温病全谟》（一作《温病条辨辨》）四卷，其书对吴鞠通之《温病条辨》有不同的看法。

台州医学流派中之有特色者为痘疹一科，其源始于明代太平王朝请之《三槐堂秘书》，其中有《治麻神效方》（一名《麻科秘宝》），其专科技术，历世相传不替。天台许川，字景安，号澜亭，乾隆间补廪生，贡成均，精岐黄术，求治者履满门外，所疗病应手痊愈，贫者更给以药，其孙金铉字鼎象，善医，尤精幼科，著有《痘疹证治》。而黄岩夏云颖亦有《痘疹秘录》一卷，亦颇简要通用。

道咸间仙居朱载扬，字克卢，号丹山，浑厚谨实，博通经史为邑中名诸生，精于治麻，称麻仙，尝目击赤子患麻疹者之险，待命甚殷，于是历数十寒暑，将麻疹医书，条分缕析，汇编为《麻疹集成》四卷，光绪间邑人王镜澜序而刊之，同时与太平王杏林秘传之《麻科要旨》及朱湛林之《麻科至宝》均为麻疹临床实用之书。

又有天台赵廷海，一名开泰，字兰亭，又字云龙，好善保婴。常以重资投师学治麻疹于太平沈氏，后渡浙溯江，学西洋种痘之法于武昌，归而传种，编有《邱赵牛痘三书》，又手辑太平沈望桥之《沈氏麻科》一卷刊板印行，嗣后，其他麻科钞本之书，为医家秘藏者，指不胜屈，大抵均不出上列几书范围之内，而稍有出入者。

伤科一门，在台州医学流派中亦颇突出。黄岩沈国材，字楚藩，国子监生，居坦头沈村，娴技击，有胆略，得伤科手术于闽人，接肢续骨，奏效若神，其家人并通习正骨手术，迕妇人至则闺人出应之，踵门求医者，门常如市，所施药剂，概不受值，父老相传，其家蓄有鸡鸭成群，鸭皆鸡脚，而鸡反鸭脚，以此见其接骨续筋之妙，坦头沈之伤科闻名四方者将近百年，当地之曾为沈家仆役者，通习其技，现在尚有以伤科著称者，其伤科遗著，仅有徐佩华之《小云巢丛刊》后附有《沈氏伤科秘传》一卷，可以考见。

与沈国材同时期有天台赵廷海，时来黄岩新桥，为人精技击，娴医术，尚侠好义，晚岁好善益力，见善可为必奋然起，施医赎药，恒不受酬，常取平生秘藏之伤方抄本，汇集成书，名曰《救伤秘旨》，与高邮黄氏抄授之《跌损妙方》，合刊行世，其书对伤科诊断用药，依照部位时日，伤势轻重，辨证治疗，甚为完备，新中国成立以后，亦曾经再印发行。

台州眼科，则有天台张仁翀，字宵仲，精治目疾，著有《眼光七十二症》。其子仙礼，为之补辑，传抄者益众，渐失其真。其孙廷琛，因重加校正，改题为《眼科过庭录》，书凡三卷。黄岩羽山大有宫道人某，对于眼科颇有研究，擅长手术，清末民初盛行一时，惜乎老道物故，继承乏人，现已无人过问矣。

晚近，台州以医学著称者，则有黄岩缪天纬与周子序二人。缪天纬，字宏仁，晚号苏园居士，黄岩大马巷人，清光绪诸生，工诗能文，精通医药，兼习西洋医学，沟通新旧，著有《伤寒金匮汇方》《中西医药熔贯》《苏园临床手册》《舌诊学》《雁荡普陀天台游草》《中华古今百美新咏》，后三书均已出版，卒于1964年，年八十四。缪翁解放后曾出席县政治协商会议，兼任县人委，以疑难疾求医者，颇不乏人。

周子序，一作子叙，苦心学医，孜孜努力十余年，通日文，精针灸，治疗疾病，屡起沉疴，寓居杭州有年，辨证论治颇能得心应手，每见西医诋中医无科学之研究，试验证明，而中医亦诋西医不识气化之原，不知标本之治，各封故步，不能相通，心窃病之，后因弘一大师之介，获识当代名流马一浮以日人汤本求真所译《皇汉医学》见赠，且以译事相勖，遂先译《皇汉医学》五十万言，由中华书局出版，他的译笔比刘泗挢所译之《皇汉医学》为胜，继译日人原志免太郎之《灸法学研究》，著有《针灸学研究》一书，稿藏未刊。抗日战争时期，还乡行医，生平嗜书善画，以寓杭时所有善本书籍，毁于兵乱，回乡之后，又征集六百余种，病中遗言，将所藏书籍献给政府。1955年1月19日殁于家，年六十。

其他临床医师之盛名卓著，门庭如市者，代有其人，实属不胜枚举。最著者如黄岩之金映壁（名章，号篆庵）、天台之陈之杰（字君位，别字汉三），二人均精通医理，洞垣一方，府县志书本传中，载其起死回生事例，不可胜数，竟同《史记·扁鹊仓公列传》《后汉书》与《三国志·华佗传》不相上下。惜乎我生不同时，未获目见亲炙前辈为憾！可金映壁与陈之杰二位前辈，均无一字著述流传于世，岂其业务过于繁忙，无暇握笔欤？

第二章

古代医家传录

古台州府包括临海、天台、仙居、黄岩、温岭、玉环，民国时期属于瓯海道，今归属台州。唐宋以降，名医辈出，兹选取有据可查者，记录如下。

一、杜光庭

杜光庭，生卒年不详，字圣宾，晚自号东瀛子，唐末括苍人，交百篇举不第，入天台山为道士，僖宗幸蜀，召见赐紫衣，充麟德殿文章应制，王建据蜀，赐号广成先生，除谏议大夫，进户部侍郎，后归老于青城山。杜光庭撰《玉函经》三卷，书中论脉理，编为生死歌诀，分上、中、下三篇，于脉理之关系，颇能曲达，宋崔嘉彦复引《内经》《难经》《伤寒论》《金匮要略》之论脉处，为之注释，前有光庭骈文自序数行，唐代图书，文体多简奥，于此可见一斑。

杜光庭撰《杜天师了证歌》一卷，有《古今类聚年号图》已著录，是书见《读书敏求记》，《四库全书》列存目，疑为伪托。

《四库全书存目提要》：旧本题唐，杜光庭撰，此书题曰天师，据陶岳《五代史补》亦王建时所称也。光庭所著，多神怪之谈，不闻以医显，此书殆出伪记，其词亦不类唐末五代人。钱曾《读书敏求记》，以为真出光庭，殊失鉴别。其注称宋人高氏、任氏所作，而不题其名，后附《持脉备要论》十篇，亦不知谁作？多引王叔和《脉诀》，而不知叔和有《脉经》则北宋以后人矣。

二、张伯端

张伯端（984—1082年），字平叔，号紫阳，后改名用成（诚），天台人，北宋时期著名高道。敕封"紫阳真人"。张伯端是北宋内丹学的集大成者，早于全真教。他主张以内丹为修仙途径，而以"性命双修"为其内炼大旨。认为以人体为鼎炉，以人身心中的精气为药物，以神为火候，通过内炼（炼神返虚），使精气凝聚不散，结成"金丹大药"。所著《悟真篇》为养生学重要著作。

《临海县志·方外》：张伯端，字平叔，缨络街人。幼时无书不读，肄业辟雍，不第。熙宁中，陆公龙图锐镇成都，乃依以游蜀，任四川节度使安抚司参议。宿于天回，遇异人，并改名用成，授以丹诀。归即以所得粹成秘诀八十一首，号《悟真篇》。后以事触凤州太守怒，坐贮窜，经由邠州杏林驿，道人扶风石泰告于邠守，乃获免，即以丹诀授泰。后依荆湖陆处厚成道。淳熙中，其家早起，忽有一道流踞主席而坐，叩其家事甚历历，会其孙他出，乃去。人以为用诚之归云。

三、陈詠

陈詠，生卒年不详，字景沂，号愚一子，宋天台人。家境清贫，苦学不辍。20岁时，游学临安、苏州、金陵等地。后专意著述，认为"大学充教，格物为先，而多识于鸟兽草木之名"。于是搜集古今图书资料，"晨窗夜灯，不倦批阅"，同时直接考察大自然，著成《全芳备祖》58卷，分花、果、卉、草、木、农桑、蔬、药8部，著录近300种植物，备述特征、形态、品种、功用、来源、演变及典故、传说。后又有增删、修正，约在宋宝祐四年（1256年）付梓。后人称此书为我国第一部植物学辞典。

四、罗适

罗适（1029—1101年），字正之，号赤城，三门最早有文字记载的杏林名家，海游镇马家山人，是北宋以为民兴利而著称的一代名臣、诗人、思想家。宋治平二年（1065年）登进士第，曾任安徽桐城县尉、山东泗水令、济阴令、河南开封令及两浙路、京西北路提点刑狱、著作佐郎、朝散大夫等职，勋至上护军，服五品。罗适博览群书，能诗擅文，精通医术，尤精理学。在他初任桐城县尉时，民俗信巫，有病不知求医。他告诫诸巫不许欺诈，就地焚毁偶像、法器，出私银施药于民，愈人甚众。尝发动医家主持编校医书《伤寒救俗方》一卷，刻石而广为传播。宋绍兴（1131—1162年）年间王世臣（彦辅）为之序。《宋史·艺文志》误作王世臣撰。

五、王卿月

王卿月（1138—1192年），字清叔，号星斋，又号星庵，世居开封，曾祖徙居台州，遂为台州（今浙江临海）人。宋乾道五年（1169年）进士，调温州乐清尉。淳熙元年（1174年），除起居舍人，权中书舍人。淳熙四年（1177年），知庐州，改湖南转运副使。淳熙十五年（1188年），为利州路提刑。宋绍熙三年（1192年）以吏部尚书为金国生辰使，行次扬州病卒，年五十五。性警敏强记，通晓古今事，多才艺。尝从邵雍后人传其《易》学。考辨古物、染翰丹青，皆造其妙。

《两浙著述考·产宝诸方》：卿月，字清叔，乾道二年武进士，后登五年文榜进士，官太府卿。是书《四库》著录，不著撰人名氏，前有卿月序文，亦残缺。《台州经籍志》著录，谓卿月撰，兹从之。王卿月《产宝诸方序》曰大率治病先论其所主，男子调其气，女人调其血，气血，人之神也，不可不谨调护。然妇人以血为基本，气血宣行，其神自清。所谓血室不蓄则气和，血凝结则水火相刑。月水如期，谓之月信，血凝成孕，此乃调燮之常。其血不来，则因风热伤于经血，故血不通，或外感风寒，内受邪热，脾胃虚弱，不能饮食，食既不充，荣卫抑遏，肌肤黄燥，面无光泽，时发寒热，腹胀作痛，难于子息。子藏冷热，久而劳损，必夹带下，便多淋沥，忽致崩漏。经云腹中如块，忽聚忽散，其病乃瘕，血涸不流而搏结腹胀，时作寒热，此乃成痕，或先后爽期，虽通而或多或寡，究病之源，盖本于此。

六、黄宜

黄宜（1151—1231年），字达之，宋天台人。南宋淳熙二年（1175年）进士，授明州定海主簿。后历任大理少卿、国子司业、工部侍郎、敷文阁待制等职。在朝直言敢谏，力排和议，不为权势所屈。卒赠金紫光禄大夫、太子少卿。

康熙《天台县志·人物志》：黄宜，字达之，淳熙二年进士。简重端宪，学务实践，喜推士类。在朝多建明，力排和议，不为权势所屈。时朱文公为常平使者，行部至台，嘱其赈恤，躬行阡陌，计口给真，全活甚众。从兄早世，事叔母如母，抚其子如子。死之日，家无余资。尝推明濂洛之学，训迪后进。丧祭一用古礼，乡人化之。为文务理致典裁，有《诗》二十卷、《掖垣制草》二卷、《读书手抄》二卷、《丧礼》二卷、《药书》十卷藏于家，《药书》十卷见正德《天台志》。

七、陈衍

陈衍，生卒年不详，字万卿，号丹丘隐者，人称陈隐君或冰翁，宋黄岩人，精于医药。宋宝庆三年（1227年）撰写《宝庆本草折衷》，定稿于淳祐八年（1248年）。此书共20卷，前3卷相当于总论，载本草发展、医德、辨药、制剂、药物名实、用药大法、名医传赞等；后17卷为药物各论，分类及药物排列与《证类本草》相近。共载药789种。各药正文首先节取前人本草诸说，继在"续说"之后论述作者补充资料及见解。书末附"群贤著述年辰",为宋代 12 部本草之解题。该书现仅存元刻残本(存 14 卷,药 523 味)。

民国《台州府志·人物传》:陈万卿,黄岩人,习儒术,能医,宜春赵守盛称之。著有《本草折衷》,戴复古赠以诗云:本草有折衷,儒医功用深。何须九折臂,费尽一生心。药物辨真伪,方书通古今。有时能起虢,一剂值千金。

八、陈仁玉

陈仁玉,生卒年不详,字德公,号碧栖,台州仙居(今浙江仙居县)人。进士及第,开庆年间曾任礼部郎中,浙东提刑,入直敷文阁。其著作有《菌谱》。是书前有宋淳祐五年(1245 年)九月自序一篇。正文备述台州所产菌类之名品,凡记合蕈、稠膏蕈、栗壳蕈、松蕈、竹蕈、麦蕈、玉蕈、黄蕈、紫蕈、四季蕈、鹅膏蕈十一种菌类,分别详述所生之地、采集之时、形状、色味。末附解毒之法。此书记载菌类虽有遗漏,但宋以前记载菌类之书尚少,陈景沂《全芳备祖》仅载两条。其解毒之法,与张华《博物志》、陶弘景《本草注》所记之法不同,可以互相参证,对医疗有益。现存《百川学海》本、明汪氏刊本、《墨海金壶》本、《珠丛别录》本、钞本、守山阁本、《四库全书》本。

《四库全书提要》:《菌谱》,宋陈仁玉撰。仁玉履贯不见于他书。是编前有淳祐乙巳序,自称山人,而序有"仙居介台桔丛山入天,仙灵所宫爰产异菌"语,则仁玉即仙居人矣。考《说文》曰:菌,地蕈也;蕈,桑奚也;英,木耳也。一曰:蓄能是,在地者谓之菌,在木者谓之蕈,英,其名有殊而种类则一也,皆可以供食品。南宋建都临安,故台州所产尤见珍于时。书中所录凡十有一种,末附以解毒之法,在区区口腹之微物,本不足纪述,而《太平御览·蔬部》无菌类,《全芳备祖》所载亦止二条,向来典故甚少,故附志于录,以备咏物家隶事之助焉。

九、杜本

杜本(1276—1350 年),字伯原,号清碧先生,元代清江人。1341 年著有诊断学医书《敖氏伤寒金镜录》。论述各种舌苔所主证候及治法,是我国现存最早的舌诊专著,也是世界最早的舌诊专著。

民国《台州府志·寓贤录》:杜本,字伯原,其先居京兆,后徙天台,又徙临江之清江,为清江人。

《元史·列传》:杜本,字伯原,其先居京兆,后徙天台,又徙临江之清江，今为清江人。本博学，善属文。江浙行省丞相忽剌术得其所上《救荒策》，大奇之，及入为御史大夫，力荐于武宗。尝被召至京师，未几归隐武夷山中。文宗在江南时闻其名，及即位，以币征之，不起。至正三年，右丞相脱脱以隐士荐，诏遣使赐以金织文币，上尊酒，召为翰林待制、奉议大夫，兼国史院编修官。使者致君相意，趣之行。至杭州，称疾固辞，而至书于丞相曰：以万事合为一理，以万民合为一心，以千载合为一日，以四海合为一家，则可言制礼作乐而跻五帝三王之盛矣。遂不行。本湛静寡欲，无疾言遽色，与人交尤笃于义，有贫无以养亲、无贸以为学者，皆济之。平居书册未尝释手。天文地理、律历度数，靡不通究，尤工于篆隶。所著有《四经表义》《六书通编》《十原》等书，学者称为清碧先生。至正十年卒，年七十有五。

十、林恺祖

林恺祖，生卒年不详，字景仁，元黄岩人。以幼科闻名，相传得神授保婴秘方，患儿得其诊治，无不立愈。

光绪《黄岩县志·方伎》：林恺祖，字景仁，后街人。平江书院山长，精医。小儿杂证得其诊视，无不立愈。相传尝得神授《保婴秘方》。

十一、施敬仲

施敬仲，生卒年不详，元代临海人。

《台州外书·人物》：施敬仲，临海人。精医，本脉法治病，应如桴鼓。括苍叶仲刚忽病肢体不随，医以为迥风，谓风彻四肢也，疗之不愈。敬仲为火剂饮之，不旬月，病良已。人请其故，曰：其脉大而徐，是积郁于内，久不能发，卒与风遇，其病当作。吾以脉法治之而愈，何神为？朱右尝为叙以赠。

民国《临海县志·方伎》：施敬仲，业医，本脉法以治人病，其应如桴鼓。台府史括苍叶仲刚氏病肢体不随，众医皆以为风痹，疗之不愈。请于施敬仲，至诊其脉，曰：病积于身有日，已为火齐饮之。不旬月，遂愈。人问其故，敬仲曰：某所以知仲刚病者，切其脉大而来徐，是积热盘郁于内，久不能发，卒与风遇，其病当作。吾以脉法治之而愈，何神异为？

十二、胡德完

胡德完（1308—1382年），字叔大，号杏所，元代天台人。

民国《台州府志·人物传》：胡德完，字叔大，天台人。父如翁，有词赋才，气岸超迈，以医行。德完少负羸疾，有志读书。父母以岐黄之术有裨于卫生，俾习家学。时宋亡未久，有深于其术而职业禁廷者咸退居田里，其父好结交名胜，悉延致于家，讲求补泻虚实之法。德完尽得其秘，用是医名日振，而志务济人，不以富贵贫贱二其心，既授药，寝食不自安，必候病家告愈，始有喜色。酬以金不受。德完善事父母，与兄弟尽友恭，接人待物，和气蔼然。卒之日，会葬者千数百人，皆尽哀。子五人，长钵，以文学荐，擢龙江场宣课提事司副使，精地理学。

十三、胡克明

胡克明，生卒年不详，元代天台人。

光绪《台州府志·人物传》：胡克明，天台人。元季以善医称，赖以起废生死者不可胜计。曹文晦有诗。著有《脉经》传于时（已佚）。

民国《台州府志·人物传》：胡克明，《王静学集》《瑞菊轩诗序》作胡克铭。正德、万历、康熙《天台志》，俱作"明"，未知谁是。

十四、陶宗仪

陶宗仪（1321—1412年），字九成，号南村，明代黄岩人。是中国历史上著名的史学家、文学家，著作除《辍耕录》外，还有搜集金石碑刻、研究书法理论与历史的《书史会要》9卷，汇集汉魏至宋元时期名家作品617篇，编纂《说郛》100卷，为私家编集大型丛书较重要的一种。还著《南村诗集》4卷、《四书备遗》2卷，以及《古唐类苑》《草莽私乘》《游志续编》《古刻丛钞》《元氏掖庭记》《金丹密语》《沧浪棹歌》《国风尊经》《淳化帖考》等。辑《说郛》，收载医书十一种，包括司马承祯《天隐子》1卷、蒲虔贯《保生要录》1卷、姜蜕《养生月录》1卷、韦行规《保生月录》1卷、林洪《山家清供》、陶毅《清异录（药部）》、陶宗仪《蔬食谱》、沈仕《摄生要录》1卷、王文禄《医先》1卷、褚澄《褚氏遗书》、嵇含《南方草木状》。又辑《说郛续》，收载医书3种，包括王文禄《医先》1卷、《胎息经疏略》1卷、瞿佑《居家宜忌》1卷。

光绪《台州府志·文苑》：陶宗仪，字九成，黄岩人。冲襟粹质，洒落不凡，少试有司一，不中，即弃去。务古学，无所不窥。出游浙东西，师事潞国张翥、永嘉李孝先、杜本。为诗文咸有程度，尤刻意字学，习舅氏赵雍篆法。家贫，抵松江教授弟子。遇人无险夷佞直，一接以诚。平居寡言笑，至论古今人物，上下数千年，竟日不倦。辟地松江之南村，筑草堂以居，人称南村先生。艺圃一区，果蔬薯蓣，度给宾客，馀悉种菊，栽接溉壅，身自为之。间遇晴日，引觞独酌，歌自所为诗，抚掌大噱。或跨青犍，纵其所之，好事者每见之辄图状相传。喜以笔墨自随，辍耕休于树荫，遇事肯綮，摘叶书之，贮一破盎，去则埋于树根。如是者十载，遂累盎至十数。一日尽发其藏，俾门人萃而录之，成《辍耕录》30卷。晚益闭门著书，有《说郛》一百卷、《书史汇要》九卷、《四书备遗》两卷、《草莽私乘》一卷、《唐义士传》一卷、《游志续编》两卷、《古刻丛钞》一卷、《元氏掖庭》一卷、《金丹密语》一卷、《南村诗集》四卷、《沧浪櫂歌》一卷。

十五、袁日启

袁日启，生卒年不详，字叔明，号万参，明代天台人。

光绪《台州府志·方伎》：袁日启，字叔明，天台人。耽吟咏，工草书，尤精于医。经历杨某病噎，日启诊之曰：十日后必呕血亡。果如其言。何进士纮度抱悸疾，日启治之痊。纮度作序赠之。日启存心济人，绝不计利，所全活甚众，一时有半仙之谣。著有《肘后方书枢要释义》（已佚）。诗清逸苍古。

十六、袁璜

袁璜，生卒年不详，字圣卜，袁日启之子，明代天台人。

光绪《台州府志·方伎》：璜字圣卜，诸生。亦工诗善画，精岐黄术。著有《医宗洞解》《伤寒摘要》（已佚）。

《台州经籍志》：璜字圣卜，万参子，庠生。精岐黄，技如其父，时有岐伯再来之谣。书未见。

十七、彭应荣

彭应荣，生卒年不详，字茂恭，明代仙居人。

民国《台州府志·人物传》：彭应荣，字茂恭，仙居人。祖某，业岐黄术。父继之，倭乱后大疫，出药以活人者几千人，事闻，敕有司树楔旌之。应荣世其业，益精，诸向投匕辄愈，不取值，或强与之，则受而转施诸贫乏者。卒年九十七。

十八、王良明

王良明，生卒年不详，字公辅，号恒田。明代天台人。

康熙《台州府志·遗逸》：王良明，字公辅，号恒田。长游庠，适母患恶疮，衣不解带，汤药亲尝，百药不效，焦心劳思。西关外有能治者，晨往觅之，果遇异人。呼曰：子欲治母疮乎？某处有药可治。握其手曰：人生不为宰相，须学医以活人。遂授以秘诀而别。良明如言觅得药归，母疮即愈。后用其方，应手辄效，全活无算。又传有《太素脉按》，夭寿荣枯洞如也。谭中丞纶前守台，稔闻其异，聘之随征，出师决事，则利害判然。后巡抚周良臣奏入御医，称旨，赐职不欲，赐金不受，称为志士。年八十四无疾而终。

民国《临海县志·方伎》曰：王良明，字公辅，号恒田。父世隆早逝，母与庶母同抚之。长游庠，适母患恶疮，百医不效，良明焦心劳思，一夕梦人语曰：西关外有能治者。晨往觅之，果遇异人，握其手曰：子母疮某药可治，人生不为宰相，须学医以活人。遂授以秘诀而别。良明如言觅其药治之，母疮即愈。后用其方，应手辄效。又传有《太素脉按》，夭寿荣枯洞如也。谭中丞纶前守台，稔闻其异，聘之随征，出师决事，则利害判然。后巡抚周良臣奏入御医，称旨，赐职不欲，赐金不受，称为志士。询其家世，因以二母节操及平日素行上闻，特赐旌表，建双节坊于小街司，建孝廉坊于泉井洋。年八十四，无疾而终。

十九、郭璟

郭璟，生卒年不详，字达泉，明代临海人。

民国《台州府志·人物传》：郭璟字达泉，善医，蔡云祥荐为郡医学，与王良明齐名。王洙（号一江，临海人，正德十六年进士，著有纪传体史书《宋史质》）有赠诗曰：天一生兮蒙且静，神机兮为川为井，哲人观化兮，天光云影。天一清兮涤我襟，天机鸣兮入我琴。桐江渭滨兮，千载知音。

二十、叶复旦

叶复旦，生卒年不详，字伯清，号橘泉，明代天台人。

光绪《台州府志·人物传》：叶伯清，名复旦，以字行，号橘泉，天台人，精岐黄业。有妇人将产，偶尔欠申，忽腹中跳跃不止，举家骇然。伯清曰：易耳。延妇与揖，置豆于地，令俯拾之，且行且拾，而腹已安。巡道某偶登船，遇风心怖，至途中失血数口，心益怖，因之疾大作。询诸伯清，伯清曰：因惊失血，失血又惊。巡道固未尝告以故，一见心折，遂重币求治。且赠以额曰：橘井真源。人称为半仙云。有《医方》八卷行世。

民国《天台县志稿·方伎》：叶伯清，名复旦，以字行，号橘泉，进士颖孙。少习儒，未就，寄食旅店中，遇异人授秘书一卷，则岐黄家言也。伯清得其法，日精。有妇人将产，偶尔欠伸，忽腹中小儿跳跃不止，举家骇然。伯清曰：易耳。延妇与揖，置豆于地，令俯拾之，且行且拾，立而腹安。盖儿在母腹中含血管，因欠伸失去，俯就之而胎自平。又尝于途遇一棺，视其底有血痕，令启视则妇尸尚微温，因针其胸，妇气忽转，脱然产一儿，母子俱无恙。长史杨三省食竹鸡，口不能言，百药无效，伯清曰：竹鸡食生半夏，毒尚未散耳。饮以姜汁而愈。尝至大石，一少年见伯清来，谓其伴曰：此名医，且试之。因伪为病状，跃入店中，延伯清诊之。良久曰：病已深，宜急治，稍缓不为也。其人闻言大笑，咋而起，谓其言不验。至晚果疾作，盖入店时偶伤其势，彼固不知也。郡守某有病，走书来请，与以一丸，使者至途失去，谬以泥丸进，疾亦愈。使来谢，为言其故，伯清曰：汝主其常，恐乎今虽愈，后当有疽疾。未久，果疽发于背，伯清卒愈之。巡道某偶登船，遇风心怖，至途中失血数口，心益怖，因之疾大作。询诸伯清，伯清曰：因惊失血，失血又惊。巡道固未尝告以故，一见心折，遂重币求治，且赠以额曰：橘井真源。因自号橘泉，人称为半仙云。有《医方》八卷行世。

二十一、黄恕

黄恕，生卒年不详，字存道，号自虚，明代临海人。

民国《临海县志·方伎》：黄恕，字存道，号自虚。初从许古泉游，既而入竹林清会诗社，为诗多高致。涉猎百家，尤精于医。以医至宋大观而中微，金元四家实有复古功，虽立论各有偏，正所以相救也，著《四家会通》八卷。

二十二、陶茂剩

陶茂剩，生卒年不详，字养恒，明代天台人。

民国《天台县志稿·方伎》：陶养恒，讳茂剩，太坊人。术精岐黄。明崇祯间，时疾遍行，县令设局施药，命恒调剂，获全万余人。详各上台，给扁旌奖，冠带荣身。子端雍，号君巍，夙性至孝，年十二即刲股起母氏疴。业儒未就，亦踵其业，举为医学训科。

民国《台州府志·人物传》：陶养恒，名茂剩，以字行，天台人，精岐黄术。崇祯间，时疾甚盛，县令设局施药，命养恒调剂，获全万余人。子端雍，字君巍，性至孝，年十三，刲股起母。踵父业，为医学训科。

二十三、王朝请

王朝请，生卒年不详，字畴九，明代太平人，曾官为太医院吏目。

康熙《太平县志·人物志》：王朝请，字畴九，世习岐黄业，尤工于痘疹。子允昌、孙，皆能世其术，为远迩推服。所著《三槐堂秘书》（已佚）率有异验云。是书为其家秘传本，民国四年，同邑琛山金润棠，出资付印，始见流通，其书总八十余条，以麻后方治占多数，其次序凌乱，先后倒置者颇多，疑原稿未经整理。

二十四、李慎斋

李慎斋，生卒年不详，明代太平人。

民国《台州府志·人物传》：李慎斋，太平人，善岐黄术，授太医院吏目。就医者日如市，慎斋随病缓急，道远近，先后付方，无一违错罔效者，人咸神之。

二十五、齐铭

齐铭，生卒年不详，字叔望，号渭滨，清代天台人。

民国《天台县志稿·方伎》：齐铭，字叔望，号渭滨，诸生。习岐黄术，善恤狱囚。顺治初，有囚寄系于台，感其德，授之以秘方，倍遂以小儿科擅名，察色辨证，无不立效。

二十六、齐石麟

齐石麟，生卒年不详，字汝长，清代天台人，齐铭之子。

《台州经籍志》：石麟字汝长，父铭，以小儿科擅名。盖得诸家学也。著有《望问忆记》，《天台耆旧传》有传。书未见。

民国《台州府志·人物传》：铭子石麟，字汝长，能世其业。康熙四十七年疫大作，石麟用秘方制丸，全活甚众。兼工水墨画。

二十七、齐传苞

齐传苞，生卒年不详，字惟履，号东藩，清代天台人。

光绪《天台县志稿·人物》：齐传苞，字惟履，号东藩，诸生。有志性，母朱早卒，苦块中，尝手握一土像置座侧，朝夕奠醊如，奠已，辄抱持大哭，服阕犹不止。父卒，三日勺水不入口，三年中不饮酒，不食肉，不入内室。每朔望忌辰，哀感行路。嘉庆十五年应乡试，遇雨坠沟中，衣裤俱泥淖，即毕试。叹曰：功名未可必得，奈何以父母遗体行殆至是乎？遂绝意科举。其父齐式杰，故善医，传苞传其术益精。会邑大疫，阖城传染，亲串至不敢问讯。传苞制丸散以自随，有贫乏辄予之，全活者不可以数计。尝言学以存心为主，而在医尤切。作《得心斋铭》云：心犹水也，水净则清；亦犹火也，火洁则明。沉于利欲，梗于物情，沙淤杂下，中生棘荆，澄之汰之，适摇其精，吹之扬之，且减其生。保厥伊始，庶几有成，积功非他，归于存诚。嘉庆初，召举孝廉方正，有司欲以传苞应，力谢之。著有《医林集腋》二十四卷（已佚）。

二十八、叶廷元

叶廷元，生卒年不详，字毓华，清代天台人。

《浙江历代医林人物》：叶廷元，字毓华，天台人。据《浙江名医传稿》载：家世业医，天性醇厚，邑举医官，锡冠带，年九十卒。

二十九、许川

许川，生卒年不详，字景安，号澜亭；许川之孙许金铉，字宰甫、鼎象；许金铉之子许文林，字守联。清代天台人。

光绪《天台府志·方伎》：许川，字景安，号澜亭，天台人。性倜傥，为文喜纵横驰骤。乾隆二十七年学使拔取第一。精岐黄术，求者屡满户外，所疗病应手痊，贫者更给以药。孙金铉，字鼎象，善医，尤精幼科，著有《痘疹证治》。铉子文林，字守联，亦能以医世其家。

民国《天台县志稿·方伎》：许川，字景安，号澜亭。性倜傥，为文善纵横驰骤。乾隆二十七年学使拔取第一，当补廪膳食，居次名者乃川友，遂让之，援例贡成均。精岐黄术，求者屡满户外，所疗病应手痊，贫者更给以药。性好义，与张利苍等为十善会，掩骼埋胔，遇岁荒设粥厂赈济之。孙金铉，字鼎象，亦善医，尤精幼科，著有《痘疹证治》（已佚）。铉子文林，字守联，亦好义。同县金起诏，字公选，号逸圃，亦以医名。著有《伤寒辨证》四卷。

《台州经籍志》：《痘疹证治》，金铉字宰甫，邑诸生。是书论痘疹用药随乎时地，并取从前经验诸方为证，编成歌括，分以日期，有功幼科之书也。

三十、金起诏

金起诏，生卒年不详，字公选，号逸圃，清代天台人。

光绪《台州府志·方伎》：金起诏，字公选，号逸圃，亦以医名。著有《伤寒辨证》四卷（已佚）。

《台州经籍志》：逸甫善读书。于医书尤有神悟。自《灵枢》《素问》《难经》《金匮要略》《千金》《外台》，下逮《本草纲目》，并有订正。著《伤寒辨证》四卷，齐孝廉先觉称其因病立方，如轮扁斫轮，得心应手，故所何奏奇效。然遇有疑难，辄反复精思，至忘寝食。

三十一、方永泮

方永泮，生卒年不详，字圣德，号国望，清代太平（温岭）人。

光绪《太平续志·艺文志》：《仲景伤寒补遗》，方圣德国望，精岐黄业。延医者门如市，遇奇疾随方取效。人不论贵贱悉为之诊，霜晨雨夜无难色。尤善理伤寒，著此书以补仲景之遗。

《浙江历代医林人物》：方永泮字圣德，号国望，生乾隆间，世业医，精岐黄术，授太医院医士。遇奇疾，随方取效，不论贵贱，悉为诊治。研究仲景《伤寒》《金匮》学，多有心得，著《仲景伤寒补遗》，阐发深理，羽翼仲圣，惜今未见。

三十二、陈之杰

陈之杰，生卒年不详，字君位，号汉三，清代天台人。

民国《天台县志稿·方伎》：陈之杰字君位，号汉三。幼悟颖。父抱沉疴，众医莫治，之杰偶得方书，以意寻究其理，遂自立方，治辄效。于是弃举子业，聚古今方书朝夕探讨，积数年，遂精其业。时浙中有徐上符者，世号良医，偶至台，进谒甚众，之杰时在下坐，一言契合，遂悉授以所学，由是术益工，尤精于伤寒。宁海梅某方治田，见之杰舆过，因试乞诊脉。之杰曰：五日当病。梅自恃年壮无病，一笑而去。之杰追还之，令袒腹，指一处曰：此内微疼否？梅不觉色动。之杰曰：后当大发疼，可预医，剧无及矣。为置一方曰：五日后当访余于某处。至期果终疼，使人迹之杰，投以两剂，遂愈。西乡有庞姓，患痫证危甚，之杰诊之曰：此病目前易愈，患将来复发耳。投以药，数日而愈。曰：明冬当大发，发时可亟来访，退即不治。后果如言，适之杰以事羁武陵，求之不获，遂死。齐图南妻偶然感风寒，之杰曰：当得劳怯症，不亟治，经年必危。为置一方曰：饮此至百余剂，勿以病瘥辍。其家不信，饮至数十剂，病已脱然，遂止。半载疾复作，乃复求见，之杰曰：无能为也。经岁果亡。图南幼弟年十六，方跃于庭，之杰捬其手，瞿然曰：是虽跳跃，实行尸也。家人亟请治，曰：已入膏肓矣。逾月里，患痔怯而亡。之杰笃于友爱，初家甚贫，后饶足，乃中分其产于兄弟。

三十三、曹光熙

曹光熙，生卒年不详，字克安、彦修，清代天台人。

《台州经籍志》：光熙字彦修，监生。好义善方脉，多应手愈。书未见。

《医书类腋》：熙自幼习医，亦勤苦之于是，搜求遗稿，摘其精者，见即抄录，各以类附。阅者知人不一病，病不一方，方不一书，按书审病，因病授方，神而明之，存乎其人，要使泛应至当，靡不各奏神效。爰取集腋之意，因颜之曰：医书类腋。是编之著，所冀共务者可至，或书所未见，见或遗录，不妨姑置缺略，以俟来之自为增损云。道光二年岁次壬午季夏，天台克安氏曹光熙书于湖窦之月波楼。

《痘疹真传》：余先严悉心岐黄而尤孜孜于痘疹，余素习庭训，于《活幼心法》《痘疹定论》《痘科大全》三书者日三复焉而不敢释，间又搜罗新旧诸书，历用应验诸方，亦取而附之，总计数十年来。听录凡七十有一条，名曰《痘疹真传》，虽管窥蠡测之见，而亦不可谓非全豹而略见一斑者也。余不敢掠前人之美，且欲质诸同人，爰付削阙，倘或有所折衷，庶亦慈幼之一端尔。嘉庆十九年岁次甲戌孟夏，天台曹光熙克安书。

《幼科要览》：医家以幼科为最难，谓之哑科，谓其疾痛不能自陈说也。唯有明王肯堂先生独谓不然，盖以幼少未受七情六欲之攻，其脏腑未经八珍五味之渍，投之以药，易为见功。但小儿八岁以前未有肾水，火无水制，故心火炎而肝木旺，其病多发口疮、丹毒、急惊等证。肝木旺故脾土受克，其疾多疳积、腹胀、慢惊等证。民命之所关甚大，思致疾之有由，伤夭折之莫救，所以寻求古训，取其经验良方，采辑成集，庶择专精，而不虞其浩繁，亦语专详，后不失之陈漏，购之易，阅之便，故取名《幼科要览》，庶可谓诚求保赤之一助也。道光辛巳季夏，天台曹克安光熙书。

三十四、李诚

李诚，生卒年不详，字师林，号静轩，清代黄岩人。

光绪《黄岩县志·文学传》：李诚，字师林，号静轩，石曲人。父秉钧，岁贡生，嘉庆癸酉选贡成均，朝考二等分发云南候补直隶州州判。诚初为刘学使凤诰器重，调诘经精舍肄业。筮仕后，受知于制府阮文达元，委修《云南通志》。著有《十三经集解》二百六十卷、《新平县志》八卷、《万山纲目》六十卷、《水道提纲补订》二十八卷、《宦游日记》一卷、《医学指迷》一卷、《微言管窥》三十六卷。

光绪《黄岩县志·艺文志》：《医学指迷》一卷，首论医学贵博贵精，次论医家升降源流以及方脉诸书，大抵专尊《内经》、仲景，而极不取张景岳之温补。凡十七条。道光七年刊行。

三十五、金章

金章，生卒年不详，字映璧，号篆庵，清黄岩人。

民国《台州府志·人物传》：金章，字映璧，号篆庵，黄岩人，岁贡生，精医理。太平叶氏子患腹蛊，诸医束手，延章诊治。问素所喜，其母曰：喜携弹黎明即出，虑其饥也，日以圆眼肉饲焉。章乃用大承气汤加减重剂，群医非之，不敢服。数日，奄奄欲尽，不得已服之。章令调参汤以俟，腹大痛，下圆眼肉斗许，疲欲绝，以参汤饮之，令卧，曰：愈矣。西城某暴卒，适过之，见其手足缩如靖，章曰：未死也。以竹管蘸墨印死者身百余处，令按墨灸之，遂苏。有人患湿痹，瘦如柴，章携至方山寺，凡秫米、釜甑、箕笠、锹锄、被絮之属罔勿具。乃就空室为坎，倾炊秫其中，籍以被，令病者裸卧，加箕笠，仍以被絮复之。有顷，病者大叫，久之，声渐微，乃撤被，大汗如雨。盖其体过羸，非借米谷力则湿不能外透。白石村有处女织机上，章治其邻人病，望见之，突就抱持，女大呼，终不释，邻里聚观如堵，以章齿德尊，弗敢叱。章视其汗出，乃释令去，曰：此麻蔽也，五日外发不治，今无害矣。果如其言。山头金一细民佃章田，章就其家索租，熟视其人曰：汝病矣。佃曰：无之。章倾溺器视之，赤如血。佃惊求诊，章立方予之曰：非百剂不瘳也。服八十剂而止。其秋章又见之，曰：汝病未愈。其人曰：已服百剂，泄清如水，何未愈也？章曰；尔毋诳我，仅八十剂耳。令再观溺器，赤如前。乃重立一方曰：前功尽弃矣。如其言复服百剂而愈。业师符恕子患身热昏悖，章以参苏饮药之，用参一钱，符惜费减半，药后愈热加狂。章曰：省钱必多费。令再足一钱服之，汗出而愈。西城李氏延章治疾，一健夫过其前，问曰：此何人？曰：佣工也。曰：速令去，其病已成，不出七日死矣。李曰：其人壮健，饮啖如常，何至是耶？章曰：我以色别之，病在肝，今方秋令，金克木而肝绝矣，又何能治？果六日而死。一人病后卧床不起，绝粒两月，章诊之曰：非药石所能疗也。令其家市鸡鸭鱼肉，置炉于房，令厨夫入房烹治，设几卧榻前，对之饮啖数日。其人欲食，以少许予之，日渐增，久之，饮食复故而病瘥。尝路遇一人，见其面黄而腹胀，曰：汝病深矣，须服砒一两。其人虽信之不敢多服，试饮三钱，腹大痛不止，走告。章曰：病重而药轻，无惑也。令服一两，须臾，下小赤蛇数百，遂愈。廪生张澄之祖弱冠患病，章诊之曰：肝病也，五十年再发不治。张不为意。后至七旬复病，章已殁，延其子鹰扬视之。曰：病起于肝，恐难治也。张方忆章所言，曰：休矣。屈指适五十年也。叹为良医。章所治应验类如此。近世言医者，首推章焉。乾隆己丑，尝分修县志。子鹰扬，自有传。

三十六、黄传琏

黄传琏，生卒年不详，字令玉，清代黄岩人。

光绪《黄岩县志·方伎》：黄传琏，字令玉，戴家汇人。少业医，建精《灵》《素》，洞察肺腑，尤精治痘，延视者无不立效。志在济人，未尝取值，厚馈者必却焉。居家孝友，尝以俭德，训其子弟。卒年八十六。

三十七、释普净

释普净，生卒年不详，清代天台人。为天台山寺僧人。记录痧证简易疗法辑成《痧症指微》，约6800字。内容简要，通俗易读。治疗方法简便易行。现有清光绪三十四年（1908年）刊本。

三十八、释如惺

释如惺，生卒年不详，清代天台人。为天台山寺僧人。辑《贯一堂痘家普济秘要》2卷，是一部儿科类中医著作，成书于清光绪二十一年（1895年）。

三十九、黄治

黄治，生卒年不详，字台人，号琴曹、今樵。清太平人。

《浙江历代医林人物》：黄治，一名福林，字台人，别号琴曹，又称今樵，进士黄澹季弟，廪贡生。道光间，澹因事谪戍乌鲁木齐，其地入秋先雪，未秋已冰，治不避艰险，偕抵戍所。素工文辞，且精医理，为达官延入记室，以所得俸馈佐兄资斧。时林则徐亦戍乌垣，闻其行谊，尤器重之。著有《今樵诗存》八卷，《笔欠》一卷，《赛春小品》一卷，《春楼曲传奇》二卷。

四十、沈望桥

沈望桥，生卒年不详，清代太平人。

管作鼎《沈氏麻科》：太平沈望桥先生夙精麻理，著有麻书，未曾付梓，惜传是书者秘之枕中，夹以射利，不肯示人，求之者百计不能出。天台赵兰亭先生，先君子契友也，与先君子皆乐善不倦，凡有可以济世利人者，知无不为，为无不力。余家藏《丹桂集》《达生编》等板，传印已久，先生又出其生平奔走四方所得密症、伤科秘本，先君子皆为刊行。及闻沈氏书，先生急欲购求，苦无其路，而先君子即世矣。厥后，先生则返台走宁，行踪靡定垂二十年。忽于甲戌岁来黄，出是书，属余付梓。光绪二年岁次丙子五月二十一日，管作鼎铭生甫序于居俟斋。

《两浙著述考》：《沈氏麻科》一卷，清温岭沈望桥撰，天台赵廷海重辑。此书凡一百十四则，附补疹子诸方。见《台州经籍志补遗》引柯濂希撰《赵廷海传》。

《郏县通志·文献志》：《沈氏痘疹方》二卷，沈望桥撰，曹氏集古阁藏有抄本。

四十一、陈玉兰

陈玉兰，生卒年不详，字与佩，号幼圃，清代天台人。

民国《台州府志·人物传》：陈玉兰，字与佩，天台人，以善医名于时。少游江湖卖药，得秘传内、外科，奏神效，人以为华佗再世云。后有赵云龙，善跌打医，今黄岩某君已刊其书行世，方无不验。又，曹寿人，与云龙友善，传种牛痘之方，改良古法，今小儿科多用其术。

民国《天台县志稿·方伎》：陈玉兰，字与佩，号幼圃，好医术。尝游冀北、江淮、楚粤，至四明遇异人指授，益精其术。有病卧庵中，气垂绝，众谓已死，欲为治，适玉兰过之，曰：此肺痿也。投以药愈。同里范伯周与玉兰为总角交，晚忽病胸痛，半日不省人事，众医皆束手。玉兰诊之曰：此非死证也。用麦数热熨之，随气转能言，更投以药，病若失。又，陈三庐甚肥健，有戚病，令三庐扶至玉兰家求治。玉兰方诊，忽三庐在旁作咳声，玉兰为诊之，谓其戚曰：尔病不久当愈，此人不出三日死矣，病已成，无可疗。已而果然。临海大田刘寡妇子十七，得一疾，头面俱肿，饮食不进，延玉兰视之，针其鼻出血经尺许，随用参汁灌之，三日愈。盖其人方食面时大嚏，呛入脑中感病也。北岸有人病黄，两足俱肿，不能行年余，后求玉兰治，玉兰用镌盛桐油十许斤，令沸，纳足油中，俟微痛，方出之，复以刀剥去其皮，涂以药，五日后即能行，人称神医。又，曹寿人、赵云龙并传种牛痘法，寿人名得辉，好摩崖，山川胜处均有题湖。云龙原习拳勇，存心拯济，至老不衰。

四十二、赵云龙

赵云龙（1805—1881年），字廷海，学名开泰，号兰亭，清代天台人。清代骨伤科医家。曾学西洋种痘之法于武昌，归而广种牛痘。又广集医方，随宜施治。尤留心搜求骨伤科治法方药，凡遇技击之良者，必虚心请教。后出其抄汇诸方，辑成《救伤秘旨》（1852年刊），另附《救伤秘旨续刻》一篇。

《救伤秘旨》：吾友天台赵君兰亭，慈祥人也，尝溯江流，学西洋种痘之法于武昌，归而传种，俾儿痘不荡；又尝广集医方，随宜施治，而尤悯夫受伤者之鲜良方也。盖是技击之家以为秘藏，索赂不足则求治不应，是以伤者多亡。君少好勇，薄游四方，遇技击之良者，必止而请教焉，故独得其详。汇抄成帙，藏之缥缃，固尝不受酬谢而起人折伤矣。以种痘来黄，余与管君康堂获交焉。君因出示所抄诸方。阅其方皆世所不传而诚可以救伤者也，遂名曰《救伤秘旨》，而康堂为之出资刊布，以播诸遐方。今而后治伤之术可得而详，其将为医国之良欤，然吾尤愿人之无伤也。咸丰元年孟夏之月，苍溪教弟黄镰拜撰。

友人赵君兰亭，薄游吴楚，遍集良方，初不自私，欲以济世。余戚黄云海为序其书，名曰《救伤秘旨》。而余任开雕之责，夫亦愿家有是书，可收救伤之实效也。既而兰亭复以《跌损妙方》一册见示，阅其书，盖高邮孙氏所刊传者。卷中分门别类，各出证治，其传甚远而且秘，诚异书也。特高邮远隔三江，去吾乡千余里，虽有刊本，何能多得？今并梓之以广其传，亦犹刻赵君《救伤秘旨》之意耳。时咸丰二年序岁在壬子中秋前三日，黄岩管颂声康堂甫书于米船楼。

光绪《天台府志·艺文类》：《救伤秘旨》，赵廷海，字兰亭，天台人。黄岩管颂声为刊行，首有黄镰序。

《增补牛痘三要》：余弃举子业，留心医事，虽集有《救伤秘旨》一帙，苍溪管君康堂梓而存之，盖有区区求济之心，而学浅力且绌，无济也。道光八年，余幼子患天花，诸医束手，儿以是荡，心憾之。饶闻楚省有引种牛痘之局，所种儿眠食如故，且保无虞，因商之寿人曹君，议往乞其术，楚局惟朱晓堂夫子术最神，遂师事焉。数年而乃得其秘，迨道光丁未回里，先与曹君同力施种，次岁至杭，设局于通江桥河下，虽所济无几，而未尝受人馈谢。嗣后则中丞常公、方伯段公，及士庶之家争迎寻种，皆获万全计。自操术至今，经历不下数十载，引种不下万余人，靡不克期奏效，幸遂初愿。同治丙寅，宁郡太守任邱边公邀种其少君痘，并遵谕设局署侧，定期施种，如在杭时，由是晨窗文几，寸唇稍闲，急将平日与曹君经验方诀手辑一编，附于邱浩川先生《引痘新书》之后，以待制册新书之外增补者三，曰《增补牛痘三要》。庚午夏五，天台赵开泰兰亭氏识。

四十三、管颂声

管颂声，生卒年不详，号赓堂，清代黄岩人。

《痧法备旨》：痧之为病，都在膜原经络，法以刮刺为先，其毒深入脏腑，法以药饵为要。考古者《灵枢》论治，先言针灸，《金匮》以来，始有经方，痧症虽小，非兼是二者不备。本朝自郭右陶著《痧胀玉衡》一书，巴郡欧阳氏约之为《治痧要略》而汉阳徐东杲梓以行世，其书简明有法，方论甚详，而于针破仅举大纲。近得前人手录《痧症指微集》一卷于武陵旧书肆，不详作者名氏。阅其书，列杂症五十，大症十六，各详经穴以施刺灸，而方药稍简，余不揣固陋，合二书为一，删繁订讹，梓之以传，名曰《痧法备旨》。盖谓针灸、方药二法并详而后备也。卷内则各仍其本名，不敢掠前人之美也。今而后治痧者得所依据，以奏捷效，庶不至以无稽少之乎？谨序其大略如此。咸丰二年岁次壬子中秋前三日，苍溪管颂声赓堂甫书于新桥米船楼。

《两浙著述考》曰：颂声号赓堂，附贡生。此书系就《痧胀要略》《痧症指微集》二书删订而成，盖合针灸方药二法并行也。又自序。又尝合刊赵廷海《救伤秘旨》及《跌损妙方》二书为《伤方合刻》。

四十四、陈彩钟

陈彩钟，生卒年不详，清代天台人。

《胎产指南》：单南山，不知何许人也。予总角时，闻升稼钱先生胎产为吾浙国手，不知其秘传得之于南山也。予因多病，博览医书，汗牛充栋，不可胜纪，而胎产一科，简约明允，无出其右，是诚秘本也。今将其中稍有缺略者更为增补，以便观览，仍注增补，不敢混真。是本也，先伯祖素园公于康熙丙寅年得于荆襄道署，其素园公手录原本，大兄殿杨携游湖海，存亡不得知矣。予叙其巅末，凡我子孙，珍藏熟玩，切不可视为寻常。咸丰丙辰五月哉生明，天台鸣山陈彩钟敬录于四明象之西沪欧时中宪第。

《胎产指南》一书，原序云出自单南山，其人里居名字已不可考。昔越郡钱升检先生得此秘本而精于胎产之科，名冠一郡。乾隆癸巳，吾乡伊学曾先生在宁郡道署，得此书于绍友娄君之手，遂亦以胎产驰名于吾邑。阅历四五十年，以其所经验者笔之于书，示后人当神明于法之中，不容偏执，名曰《女科医案》，凡七卷。然先生奉《指南》为枕中秘，未尝轻以示人，即戚友亦不得而知也。先生殁后，其甥明经蔡益亭先生始得抄而传之。欧君孔章少受举业于益亭，悦是书，手为抄录，久欲梓行于世以广厥传，猝猝未果。今岁秋，纂修宗谱，事将告竣，其谱师为天台陈君彩钟，知君欲为是举，益怂恿之，遂嘱陈君付诸剞劂氏，而以伊先生之医案附焉。昔唐晋公致仕家居，尝手抄《集验良方》，梓行于世。宋范文正公亦然，且其言曰：不为良相，愿为良医。夫以二公福世寿民之事业，何可胜道。而乃眷眷焉垂意于医，诚以医虽小道，而其利济于世者为不浅也。欧君虽不敢与二公颉颃上下，而其梓行是书之意，犹二公也。予嘉其意，为述其缘起如此。或曰：凡星相医卜之类，苟有秘本，不宜宣泄。若梓而行之，即不灵验。是说也，殆与儿童之见无异，而适为者之所借口，固大方家所窃鄙也。乌足辨哉，乌足辨哉。时咸丰六年菊月葵圃周丹忱撰。

四十五、洪瞻陛

洪瞻陛，生年不详，卒于1860年，字子升，号雨芗。清代临海人。

民国《临海县志·艺文》：瞻陛字子升，号雨芗，道光六年优贡。二十年举顺天乡试，由官学教习补四川双流知县，护理龙安知府，咸丰庚申间积劳卒。瞻陛工诗善书，雅好金石，聚唐碑千余种。著有《存我堂诗集》十六卷、《医论正解》六十卷、《台州形胜考》一卷。

光绪《台州府志·艺文类》：作《仲景医论正解》，无卷数。是书瞻陛自序谓：主六气，辟六经，阐医学之正宗，发古今之蒙翳。虽属方技，实足裨益民生云云。

四十六、陈桂林

陈桂林（1808—1873年），字孔授，号心斋，清代天台人。《仲景伤寒论指归小注》是陈桂林编著的一部伤寒金匮类中医著作，成书于清同治十二年（1873年），现存抄本，藏于上海中医药大学图书馆。

《天台妙山陈氏谱传》：陈桂林，字孔授，号心斋，天台妙山里人。读书未就，去而学医。著《伤寒汇参补正》十四卷，多发前人所未发，远近闻名，求治者踵相接。工诗，尝有"自惭薄技等渔舟，泛遍江湖未肯休"之句。晚入资为国学生。同治十二年卒于家，寿六十六。

四十七、吴恂如

吴恂如，生卒年不详，清代黄岩人。

《新著本草精义》是吴恂如编撰的一本本草类中医文献。全书载药295种，按功效分补阳温肾等37类。每药依次简述药性、功能、主治、适应证、配伍、使用禁忌等内容。现存抄本，藏于上海中医药大学图书馆。

四十八、夏子俊

夏子俊，生卒年不详，字云颖，号脱夫，清代黄岩人。

光绪《黄岩县志·方伎》：夏子俊，字云颖，号脱夫，邑西恬然人，徙宁川。幼颖异，好读书，补弟子员，建户深山，凡百家子史无所不读。尤精岐黄术，不择贫富皆往诊，投剂立愈。著有《愉我集》《医理信述》藏于家。又著《闲存录》，皆言易理未发义蕴，云溪郝太史为序刊行。卒年八十五，子全泰、介泰，孙精一思皆诸生。

光绪《黄岩县志·艺文志》：子俊以医必先明藏府，故首经脉；病必同出一源，故次统论；百病之长莫如风，故三卷以中风为首，而痹、痿、厥、痉之类于风者踵之；四卷以后，则皆内伤证也。各证俱有总论、有治法，或用成说、或抒心得，所用成说有删补、有改易，务使词明意显，一览明然。有朱名世序。其《补遗》一卷，专论痢疾，分初治、中治、末治，三治皆子俊所自定，后载《明医合参》，则辑前人成说为之。有自序。

柯琳《医理信述》序：书肆中拾得夏云颖先生《医理信述》首卷，披读之下，昭然发矇。是以述为作，若又以作为述者，觉轩岐以来，千百名医不可无此书，既有此书，则汗牛充栋迷乱人目者皆可焚而不存也。邑志载先生键户深山，百家子史无所不读，尤精岐黄术，著有《愉我集》《医理信述》藏于家，又著《闲存录》，皆言易理未发义蕴，是先生不仅以医显。今得诸父老传阅，先生暨金映壁先生为浙台一时名医，无全书以贻后人，所传唯《痢疾痘麻》二卷。其书始亦抄本，人都秘而不传，王鹤轩封翁为之刊行，因传方法立起沉痼者，无不家置一编，然实则未窥全豹为憾也。屡经采访，乃得第二卷，于其孙伯池家又得第三、四卷，于谭植三家续探得南乡沙埠一老妪秘有残本，往购之，果得第五、六两卷。悉心校其文，一字一句，皆理皆法，奉之为圭臬，而什袭藏之迨二十年矣。每欲公诸同好，适去腊管君惠农自蜀归，邀琳诊病，谈及此书，慨然以刊刻自任，不数日果寄资来，甚盛德也。惜《愉我集》一书与金映壁先生所著医书终失其传，不无抱歉耳。时光绪廿三年十月后学柯琳谨序。

朱名世《医理信述》序：吾友云颖之书，医理也，而实易理也。一部《周易》，经数圣人之心思，无非发明天地阴阳消长盛衰胜复之理。人禀天地之气以有生，亦此阴阳消长盛衰胜复之理而已。故燮理天地之阴阳者为良相，调和人身之阴阳者为明医，分虽殊而理则一也。若夫世之医者，有守名家为金科，执方书为捷径，凭草木之根皮为经济，假人生之性命为尝试，医则医矣，而理尚未窥见其一二也。吾观云颖之医，读云颖之书，经络详明，每症条分缕晰，阴阳消长盛衰胜复之理，灿然可睹，大约禀制于《周易》而参之以《内经》之精奥，刘张之高确，李朱之醇正，更博涉乎群书，间有一得，亦极力揣摩。故于诸家之论，谛当者采录之，漏略者增补之，背谬者订正之，晦昧者疏解之，成竹在胸而左右逢源，意匠经营而户牖自辟。譬集千腋以成裘，调百牢以为馔，固非依样葫芦，亦不卖弄聪明，似以述为作，一又以作为述，觉有轩岐以来数百千之名家，即不可无云颖。盖云颖乃轩岐以来诸名家之功臣也，与其文理之博大精深、委曲详明者，奚啻夫易也，吾故曰：夏云颖之书医理，而实易理也。世之读是书者，勿以予为阿所好也，则庶乎不负云颖之一片婆心矣。通家眷同学弟朱名世奕清氏拜题于白云书屋。

四十九、董方肇

董方肇，生卒年不详，字竹湖。

《浙江历代医林人物》：董方肇字竹湖，临海人。以儒通医，尤精眼科，兼工书画，名闻遐迩。光绪三十四年著《眼科心镜》（佚）上下二卷，稿藏未梓。

其术传于其婿长甸陈奏韶，字湘南，至今临海老医尚有知之者。

五十、张仁趋

张仁趋，生卒年不详，字胄仲，清代天台人。

光绪《台州府志·艺文类》:《眼科过庭录》二卷，张仁趋，字胄仲，天台人。旧名《眼科七十二证》，其子仙礼为之补辑，传抄者益众，颇渐失真。其孙廷琛因重加校正，改题今名。

五十一、韩士良

韩士良（1834—1892年），号履石，清代太平人。清代名医，精通内、妇、儿各科。少年力学，博览经史，不但医名籍甚，而且文名也噪于当时。

光绪《太平续志·人物志》：韩士良，号履石，高桥人，诸生。精医理，人称小神农。常行医在外，一至家则求医者接踵，门庭如市。于贫者不较谢金，守令皆以治病有效，给匾推奖。性好善，立同善会，每逢市日讲《感应篇》，感化者众。尝辑《灵枢》《素问》诸书，著有《经络传》。

《浙江历代医林人物》：韩士良字履石，太平高桥人。博通经史，旋入邑庠，文名噪甚，而尤笃志于医，凡岐黄家言，博览无遗。尝手绘一图，于五脏六腑、百脉经贯之处，体验入微。且善辨药物，百药入口，尝味即知其性，一时有小神农之称。士良多病攻医，出而应世，无不效验如神，求治者门庭如市。守令以治病有效，给匾嘉奖。尝辑《灵枢》《素问》诸书，著有《经络传》《养性室医案》。

五十二、任松云

任松云（1836—1912年），名盛汀，字鹤所，号松云，三门亭旁任家人。7岁丧父，少习诗赋。因家道衰微，于15岁立志习医。19岁娶妻杨氏。妻得痰饮，经多方治疗无效。学医益加专心致志，先后购置中医书籍200多种。十阅寒暑，才出门行医，久而经验益富，博览群书，造诣愈高。大小疑似难治之症，经他诊治，往往转危为安。清同治四年（1865年）在亭旁街开设"杏春堂"中药铺，坐堂诊病，求医者甚众，士民誉为"松云神医"。时宁海县亭旁县丞丁维庚患足疾，久治无效，经他治愈，赠以"妙手回春"匾额及对联"处世半生双白眼，济人万卷一青囊"。乡绅骆星河患偏瘫重症，屡请医诊治，均无起色。经松云治愈，赠联"古佛心头观，奇方肘后悬"。清同治元年秋，业师笠亭作诗赞曰："和易春风生腕下，诚哉国手济长庚。"从此声名远扬，邀他出诊的人络绎不绝。他以中医内科见长，肝胆疾患更得心应手。晚年虽卧床不起，凭人口述患者症状，命人代写处方，获效亦不出所料。先生还将毕生临床经验整理成《医药养生录》12卷，《证治心法》1卷，有证有方，条分缕析，可按图索骥，以惠后学。惜未付印，原稿散在后学者手中。

五十三、朱载扬

朱载扬，生卒年不详，字克瑞，号丹山，清代仙居人。

光绪《仙居县志·艺文志》：《麻证集成》是书光绪己卯王镜澜为梓行。序略云：吾尝于粤东听鼓之暇，粗究《金匮》《素问》等书，非为糊口计也。今读礼归里，得一良方，恒制药普送以救急。习闻朱载扬先生有手辑《麻证》一书，窃心慕之。光绪己卯获见是书。其看证则辨明气候，其治法则穷究根源，其下药则酌定先后，其食饮则剖分禁忌；取古人之成方，而以平生所历验之证运化之。此诚先生拯婴之美意、济世之苦衷也。乃与先生族孙梦裘参校、增注，分为四卷，名曰《麻证集成》，实足补千百年医书之所未备矣。载扬字克瑞，号丹山，诸生。善治麻，时人称为麻仙。

王镜澜《麻证集成》序：吾里朱载扬先生，字克瑞，号丹山，博通经史，邑中名诸生。目击夫赤子患麻之险，待命甚殷，于是历数十载寒暑，搜辑方书，辨证详明，抄汇一编，条分缕析。吾女前患麻症险闷，蒙先生数剂，立起沉疴，因以知先生治麻之见解老更弥精，时人皆以麻仙称之。光绪五年岁在屠维单阏壮月，同里月坡王镜澜谨书。

朱梦裘《麻证集成》序：如吾友王君月坡所辑丹山《麻书》四卷，盖深有味乎二公之言也。丹山先生，字克瑞，学名载扬，余同族曾叔祖。余少壮时，先生年已八旬，鹤发童颜，精神矍铄，里中小儿见先生至，群称曰麻仙来矣！先生天姿颖异，入庠后，即留心岐黄之书，善治麻痘，而于麻学尤精。夫麻痘为人生必有之症，习是业者独苦治麻之无专书，每遇险症，恒束手无策，渐至不起。先生恻然悯之，爰采古来各家医案，参以数十年历治之方药，而辑成《麻书》，惜未及梓而先生逝矣。间有得其缮本者，秘而不肯示人，而先生保赤之苦心几湮没而不传。王君于断桥林君雪座家见丹山先生《麻书》抄本，如获拱璧，手为厘订编次，辑成四卷，颜曰《集成》。恐其久而遂湮也，刷印百部，分送同好，而先生之遗书遂得以遍行一邑，而渐及之天下，以传诸后世，则所活非仅以亿万计也。嗟乎！有先生济世之善本，而不得王君之编辑，则不传；

即编辑矣，而不为之印送，则传必不广，亦必不久。然则是二人者，固后先而相得益彰也，不诚有合于韩氏、范氏立言之旨乎哉！虽然，医者理也，亦意也，神而明之，存乎其人。吾愿业是科者慎勿执是书而胶柱鼓瑟，庶可不背先生之仁术，并可不负王君编辑印送之美意也。谨序。光绪五年岁在己卯中秋，同族湘芷朱梦裘叙。

五十四、王维祺

王维祺，生卒年不详，字道龄，号梅庵，清代黄岩人。著有《医学约钞》（已佚）。

《两浙著述考》:《医学约钞》，维祺字道龄，号梅庵，增生。是书见俞樾撰《墓志》及《台州经籍志》。

五十五、林丙修

林丙修，生卒年不详，清代黄岩人。著有《医学类钞》。

《两浙著述考》:《医学类钞》，此书见《台州经籍志补遗》引《铭丹子岁记》。

五十六、沈国才

沈国才，生卒年不详，字楚藩。

民国《台州府志·人物传》:沈国才，字楚藩，黄岩人，国子监生。得伤科术于闽人，接肢续骨，奏手若神。国才娴技击，有胆略，尝督乡团，以兵法部署子弟，乡赖以安。子沈馨山，字梦生，传其术，益著声，活人无算，而伍卒尤夥。光绪间，土寇猖獗，军士受巨伤者数百人，皆馨山力活之。镇军杨岐珍、郡守成邦干，俱有赠额。国才族子奏韶，同里梁芬，并传其术，有济人功云。沈馨山无子，把毕生所学都传给了族人沈理享，1919年始开业行医，医声逐渐遍及黄岩、乐清、玉环等地，前来求医者为每日五六十人。沈氏伤科在传承三代之后，因为后继乏人，渐趋没落，终至沉寂。

五十七、陈友兰

陈友兰，生卒年不详，字与佩，号纫圃，清代天台人。

《浙江历代医林人物》:陈友兰，字与佩，号纫圃，天台庠生。世居妙山，以儒通医，擅针灸，著述颇丰，已梓者有《内经注释》《针灸心得》二种，另有《灵验方》一册，民间互相传抄，类皆验方。

五十八、蒋树杞

蒋树杞，生卒年不详，字璧山，清代临海人。

翁汝梅《伏瘟证治实验谈》序：吾友蒋君璧山，积学士也，举泛堪舆星卜之书无不通晓，而尤精于医，盖其得力于家学者深矣。近复涉猎西书，互相印证，衷中参西，多所发明，临证处方，皆有法度可观。未申两岁冬春之交，伏瘟盛行，死亡枕藉。每见此病触发，医者贸然施治，诧为棘手，既不识其病因，更何论乎治法。蒋君慨然忧之，以谓世之人死于疾者少，而死于医者多，爰本当日得于实验者，笔之于书，名曰《伏瘟证治实验谈》，盖欲以救医者之失也。余观近世，市舶交通，种族复杂，感受异气，怪病丛生，病机日出不穷，即治疗亦杂糅不一。彼泥古者墨守成规，趋时者徒尚新法，削足就履，毁方为圆，吾未见其不立败也。盖伏气之病，已载于医经，而伏瘟之名，虽不概见，其精义散见于各书，非读书得间，不能钩玄而提要。今蒋君此编，论受病之原因，详治法之次第，亦犹叶氏论三时伏气，独阐不传之秘，援古证今，中西并贯，而伏瘟治法，毫无遗义。子舆氏曰：大匠诲人，必以规矩，不能使人巧。若蒋君者，殆得其巧矣？吾知是编一出，其裨益于世，曷有穷极？自维简陋，莫测高深，何敢妄赞一辞？见仁见智，唯格致之儒自能神而明之。余每于萧斋岑寂，一灯荧然，展卷寻研，追维畴昔，深悔已往之多疏，用作将来之补救。世之人其亦同抱此疚心否乎？是为序。民国九年岁次庚申重九后八日，世愚弟翁汝梅雪耕氏拜撰。

《三三医书提要·伏瘟证治实验谈》：本书为蒋璧山社友惠寄新著稿本，发明瘟证之由伏邪蕴蓄而成之理，及其治之之法，皆从实地经验所得而成书，并非凭空立论为理想之文章，故名《伏瘟证治实验谈》。计分病原、症状、诊断、治疗四大纲，而于治疗中又分初起期、中泛期、终后期三期。以科学的方法，编国医之载籍，沟通新旧，融合中西，允称医界津梁，堪作后学圭臬，刊行于世，当必为中西学者并重视焉。

五十九、黄嘉秀

黄嘉秀（1874—1921年），字毓俊，号来苏；父亲黄雄峰，弟子王载甫。清末民初黄岩人。

《浙江历代医林人物》：黄嘉秀字毓俊，父雄峰，以医名于时。毓俊擅治内科，设复苏堂于家，故自号来苏。潘崇桂母患温病，经月不愈，乞治于来苏，赴治数次，竟获痊愈，赠以"佛心仙手"四字大匾，由是临、黄、太三县求治者，不绝于道。崇桂旋于海门设官医局，聘来苏坐堂应诊，声闻遐迩。晚年将临床治验辑为《立苏医案》二卷。弟子王载甫，亦著名于时。

六十、阮怀清

阮怀清（1869—1927年），字秉文，清末民初黄岩人。

《浙江历代名医录》曰：阮怀清字秉文，黄岩县谷岙人。幼学儒家书，旁通医学，刻意专研，医名甚著。求诊者趾错于门，见孤寡贫乏，必先拯之，乡里皆重其学，尤重其人。精于内科，尤擅儿科、痘科。急症漏夜敲门，即提灯往救，雪夜着草履，至于踝际出血起泡。或劝用肩舆，曰：山乡苦瘠，舆往徒耗其费，吾足虽苦，心则乐也。治病运用古方，审势损益，服者多应手而效。生于同治八年，卒年五十九，子世其业。曾求学于同县韩履实，韩有小神农之誉，受业弟子，阮与李鹤亭最得其传，李之事迹不详。生平临证笔录裒然成书，晚年手加核校，分门别类，有《阮氏医案》四卷。后由其孙献赠浙江省中医研究所。子师彪、思舆、师霞，皆以医世其家。

六十一、赵佩荘

赵佩荘（1866—1929年），字兰丞，号梅隐，清末民初温岭人。

《浙江历代医林人物》：赵佩荘字兰丞，以字行，号梅隐，孝廉。清光绪二十九年（1903年）举人，1907年应浙藩保荐入都对策，以盐课大使赴闽就职，越月余，因母病而返，遂弃仕途，执教于太平中学堂。1913年任鹤鸣小学校长。后设馆授徒于花山，兼以行医为业。兰丞出身耕读人家，少年力学，熟读经史之余，兼治医学，至后半生，竟以医显，有儒医之称。其治医先从清代叶派诸家入手，于《内》《难》《金匮》《伤寒》等，均有深刻研究。其治病无经方时方之分，用药轻灵，并善用鲜药。谓"医药治病，无非辅植元气，使其祛病复康，用药其求气化相得，自能感通获效，何必用重"，故用药以切病为准。

善治时疫及妇、儿科，临诊必详询致病之因，对症下药，处方以轻灵为主。如治戳肠重痢，黄连用不满钱；用桃仁承气汤，治愈谵语便秘，大黄不过钱许，治疝梗塞吐粪症，槟榔、柴胡仅用数分。临床除用药轻灵外，必以病者实况灵活运用古法，屡于常法之外别开蹊径。遇疑难之症，辄记其始末，做深入探讨。所著除《内经点勘后案》《六经管见》《尊生随笔医案》外，尚著《石芙蓉文集》《易经刍议》。并曾编纂《玉环市志》《花山志》等书。

六十二、韩云鸿

韩云鸿（1872—1929年），字渐逵，号疏水道人，清末民初温岭人。

《浙江历代医林人物》：韩渐逵原名云鸿，以字行，号疏水道人，攻举子业，兼通医学。凡《内》《难》及各家，靡不悉读。学使张亨嘉力倡新学，视学台属，渐逵于医学求试，特设一门，课以天根月窟说，渐逵授笔立就，以医理精究天人奥旨，学使击节称赏。曰：得是君，东南活人无算矣。遂拔补县弟子员，以示破格。渐逵以是声名大噪。履石殁后，医道大行，凡有疾病，争相延请，渐逵亦以博爱为心，视人之疾犹己之疾。著有《医门矩燃》一书，分内、妇、幼三科。遗有医案数册，藏于家。善书画诗词。子有光以医世其家，婿陈弼臣、李士材均有医名闻于时。

六十三、张凤藻

张凤藻（1869—1932年），字雨霖，清末民初黄岩人。

《浙江历代医林人物》：张凤藻，字雨霖，海门人。诸生，工诗能文，兼习岐黄，鼎革后，以医为业。然恃能厌事，兼嗜阿片，家贫乏食，淡然不以为意。其治病喜用刚猛之剂，时人轻浅之病，不敢谒也，及至病势险恶，往往以急足相邀，以决死生。至则群医束手，张氏每以大剂起之，故有张一帖之称。民国初年，沪上杂志时有其医稿刊登。

六十四、徐佩华

徐佩华，生卒年不详，字了缘，清代黄岩西山（今属椒江）人，光绪间诸生，通儒精医。

柯璜《小云巢丛刊》序：吾友了缘先生，少时王谢门第，养移器，居移体，翩翩公子，仙骨天成，战胜春秋两闱固囊中物耳，当其补博士弟子员，适清季光绪戊戌甲午庚子之交，正朝野披靡恍惚而入比，试帖空疏无用弊极而未有已，讲泰西学者则又涉猎肤廓，驰骛于声华，其初习旁行之流，鸠音夸众，嚣风颓俗，猬集蠹生，岌岌不可以终日。先生于此情有所拂，孤愤无可以自泄，乃弃章句帖括之学，徜徉于荒烟野蔓、山巅水涯间，与野老山僧词客问津谈玄，寄心比兴，以自怡其情。家居课子撰文辞，余暇则耽《灵枢》《素问》，穷阴阳晦明，借五行干支名象而神其君臣佐使之用，阐其延年颐养之方，自乐所以乐天，自济所以济人，有心所以心得，贯乎尚哉，弗可及已！丙子春，璜归省，过海门，邂逅相遇，言欢道故，上下议论，而精神风采依依犹是昔年，乃缕述其数十年来行止，——得读所著《小云巢丛刊》，有《感证简易编》《医门指导》《感证分经举例》《时病指掌一览》《时方治法歌括》《成方利用歌诀》，附《沈氏伤科秘传》。诸书目录及概要，因命为之引嘅。璜以与先生别数十年，先生由科举而词章而岐黄而玄学，其诗其文其术其心境，纯粹闲静，皆度寝超乎俗而仍俱肖其人。乃回溯先生今昔身世与其学问，所志所造，证之古人多神似，其亦今之有情人能拯世于一时一地，且愿有以济天下后世者欤？因书数言于端，质之先生，先生以为何如？后之读了缘《丛刊》者，深味而有所获，或以璜为知音也。丙子秋，柯璜序于太原洗心社。

六十五、陈尚豹

陈尚豹（1869—1939 年），字尔文，号泽仁、泽成，清末民初临海人。

《浙江历代医林人物》：陈泽仁一作泽成，名尚豹，字尔文，泽仁其号也。祖奏韶，以医行于世，传其子楚封。泽仁自幼随父学医，博览群书，尤精脉诀。清季科举废，学校兴，任教三台中学十余载。设广生堂药店，名闻临海、黄岩两县，求医者日达百余人。一人年二十，患病数月，神识模糊，气息奄奄，经医二十余人，诸药不效。泽仁赴诊，察色按脉，检阅前方，类皆滋补，断以表邪未散，瘤闭蕴热，以致上窜神昏，投以大剂清解，药后汗出，神识转清，能食。一老者患气喘，张口抬肩，两目欲脱，汗出如珠，坐卧不安，嘱以高丽参三钱嚼服。老者不敢服参，泽仁嘱其放心，老者勉强嚼下钱许，服后病稍减。复诊按脉。曰：药量不足。继嚼高丽参三钱，次日，喘气若失。

六十六、谢秉衡

谢秉衡（1885—1939 年），清末民初温岭人。

《浙江历代医林人物》：谢秉衡，温岭人。祖寿山，父伯堤，俱以医名乡里。秉衡幼承家学，后毕业于杭州两浙师范。幼年曾瘫废，经治垂愈而未断根，三十岁时复发，渐至手脚转动不灵，遂辍教，从其祖父习医。专心致志者五年，庚申之春，开始行医。下塘港罗启民妻崩漏，暴厥昏迷，飞请秉衡就治，脉已微绝，牙关紧闭，胸膛尚有微温。秉衡以高丽参调童便，自鼻腔缓缓灌入，未几苏醒，调养而愈。自此名噪遐迩，传播温、黄两县。秉衡擅治内伤杂病，每晨即起诊治，以为清晨候脉最佳，食后有变。遗有病案数册，初藏于家，嗣后竟散失无存。

六十七、许耀光

许耀光，生年不详，卒于1941年，字韶甫、瑶圃，清末民初椒江人。

《浙江历代医林人物》：许耀光，字韶甫，一作瑶圃，黄岩人。清末廪生，精医学，尤善治温病，行医椒江东乡一带，颇著声望。著有《袖里方》四卷、《温病刍言》一卷、《温病全谟》（又名《温病条辨辨》）四卷，编入《海滨书屋医学丛书》。

《浙江历代医药著作》：《温病全谟》，原名《温病条辨辨》，就吴氏原书删其误而补其遗。以寒湿痢疸等症均属杂病，删之者，以非温热本病，恐以紫乱朱也，亦可见其界限之严也。书藏于家，未刊。

六十八、罗端毅

罗端毅（1884—1948年），字炜彤。

《浙江历代医林人物》：罗端毅，字炜彤，路桥横街人。幼年失怙，稍长，喜阅星命医药诸书。弱冠纳粟入监，遂专攻医学，博览古今医籍，凡东西洋之译著医书，无不广为购阅，术业再进，而尤长于内、妇二科。民国六年，开设同康泰药号，开始行医，名其所居为中和医室。镇江刘吉人恒瑞，与之深相结纳，亲绘山水中堂一幅相赠，题以诗云：高山流水访知音，命仆携来七尺琴。数的歌终人未见，自家弹与自家听。同邑陈梦赍亦曾与结忘年交，访问不遇，寄赠七律一首云：姓名早已播江东，医报流传认炜彤。叶薛尚输书万卷，中西却喜法兼通。天行每藉预防力，远近争传调理功。我愧剑溪频访戴，几番未遇意冲冲。民国二三年，天花流行，死亡甚众，端毅将预防急救要法及内服验方，编印散发，活人无算。端毅临证四十年，中西并用，求治者踵履相接。编有《中西会通医论选要》《中西会通医学杂著》《却病卫生要旨》等书，稿藏于家。

六十九、叶高广

叶高广（1888—1942年），名崇阔，三门上叶坎头人。幼年丧父母，由祖父扶养成人。祖父佳钻，通经史，精医理，悉心熏陶，精研课读之余，兼研医理，弱冠，文学医理，相长益进。曾在海游等地以教书为生。35岁弃教从医，于海游南山堂药号挂牌就医，一时声名远播，自海游上叶，逐渐扩及全县，经至七市、一市、前方头、南田等地区，各地病患，闻风相继求诊，络绎不绝。叶高广精通岐黄《内经》，尤其擅长伤寒、温病诸症之治疗。相传其医术已臻神化之境，有药到病除之称。曾得名医任松云所著《医药养生录》，擅长治疗伤寒、温病诸症。著有《伤寒辩论证》一书，系手抄本，后失传。叶高广毕生致力于医学，从不计较金钱得失，热心地方公益，奖掖后进，革兴地方事业。活人济世，医德高尚，建树颇多。

第三章

代表医籍

以下参考陈梦赉先生手稿录入。

浙江医籍录（台州部分）简表

书名	年代	作者
《玉函经》三卷	唐	杜光庭
《杜天师了证歌》一卷	唐	杜光庭
《伤寒救俗方》一卷	南宋	罗适
《宝庆本草折衷》	南宋	陈衍
《药书》十卷	南宋	黄宜
《脉经》	元	胡克明
《药谱》	明	陶宗仪
《橘井真源医方》八卷	明	叶伯清
《四家会通》八卷	明	黄恕
《医学孤解》六卷	明	王宸
《方脉指要》	明	王良明
《王氏麻疹神效方》一卷	明	王朝请
《肘后方书枢要释义》	明	袁日啟
《医理信述》六卷 补遗一卷	清	夏子俊
《痘疹秘录》《麻疹秘录》各一卷	清	夏子俊
《医学指述》	清	李诚
《仲景医论正解》	清	洪瞻陛
《麻证集成》四卷	清	朱载扬
《痘疹证治》一卷	清	许金铉
《麻科要旨》一卷	清	佚名
《眼科过庭录》二卷	清	张仁翀
《治疗心法》一卷	清	陈叶勋
《救伤秘旨》一卷	清	赵廷海

书名	年代	作者
《仲景伤寒补遗》	清	方圣德
《经络传》	清	韩士良
《麻科至宝》一卷	清	佚名
《沈氏麻科》一卷	清	沈望桥
《小云巢丛刊》	近代	徐佩华
《中西霍乱刍言》	近代	徐佩华
《伏瘟证治实验录》	近代	蒋树杞
《舌诊学》	近代	缪天纬
《皇汉医学》三册	近代	周子叙（译）
《灸法医学研究》	近代	周子叙（译）
《温病全谟》六卷	近代	许耀光

第一节 《宝庆本草折衷》

　　《宝庆本草折衷》为南宋陈衍所作。陈衍，字万卿，浙江台州黄岩人，基于当时本草书籍"异同杂糅，泛切混淆"的现象，于是"笃志诠评"。他参考了南宋诸家本草著作，芟繁纂要，在宝庆三年（1227年）写成《本草精华》一书，此后又经20年的实践经验反复修订，于淳祐八年（1248年）定稿，易名为《宝庆本草折衷》，约于宝祐五年（1157年）筹足资金雕版印行。全书原20卷，载药789种。今残存14卷，药物523种。该书博采众长，被征引的南宋医药学家有缙云、艾原甫等十多位，还从一些笔记方志中摘引了有关资料，该书很注重药性理论，是南宋难得的一部综合性本草著作，具有较高的实用价值和文献价值。

　　在《宝庆本草折衷》之前，宋代的本草已经历了由博返约的过程。北宋时几次官修本草，固然使本草内容急剧增长，但同时也出现了陈衍所说的"异同杂糅，泛切混淆"的情况。南宋以后，简约求实之风渐行，本草著作也开始简便起来，可是同时又有些药书的内容显得很单薄贫乏。陈衍的著作正是在吸取之前多种同类书经验教训的基础上编成的。

　　《宝庆本草折衷》共选录药物789种。各药正文先列举节取自《证类本草》相应药条下的产采制用内容，又在某些药物下附以"续说云"，对这些药物的有关问题进行讨论，阐发作者自己的见解。陈衍是一位临床医生，所以他更注意与临床用药紧密相关的一些问题。因此，在《宝庆本草折衷》的前两卷中，陈衍讨论了药物名实、制药、辨证用药，乃至医德等一系列问题。这部分内容之丰富，在历代本草中是不多见的。书中的一些细微之处生动地反映了陈衍的为人。例如，全书凡涉及药物剂量的数字，全用大写（即将"一"写成"壹"，"二"写成"贰"等），为的是避免印刷或抄写时引起错误，造成医疗事故。这种细致的剂量书写方法，在历代本草中仅此一家。一般的医书，其夹注只限于注音，而陈衍的注文涉及注音、释义、校勘等多方面。凡不为人熟知的人名、地名、书名、术语等，书中均加注字；有些《证类本草》的药物未被收入此书，但却偶尔出现在其他的条目之中，对此，陈衍也细心地在该药名下注明"删讫"。药物正名中每一字的改动更是必注无疑，甚至连一个字的异体字、不同版本中极细小的文字差异，也都一一注解。这些细节的处理，可以看出陈衍是一位一丝不苟的谦谦儒医。

在一些有争议的临床用药问题上，陈衍自然更是小心谨慎，从不轻易直抒己见，而是"旁引遐索"，然后表达自己的倾向性意见。他的初衷是深恐以一己之见贻误后人，因此出言过谨，如履薄冰。

陈衍又是一个很实在的人，他在编《宝庆本草折衷》时，注重从实际出发制定自己的编书原则。例如，他在对比了多种《证类本草》刻本之后，发现它们的"白字"（本经文）、"墨字"（别录文）颇有舛互，因此干脆决定：今《折衷》纯作墨字，以防抄刻舛互之弊也。在处理药图问题上也是这样，他认为医家可见的只是干燥后的药材，而非原动植物；加之有些药图的意义不大，因此他不取药图，唯独特别注意在文字描述中突出药材的鉴定特点。

综观《宝庆本草折衷》全书，无一处不体现陈衍严谨得近乎死板的治学态度。该书取材精审，编写得体，学风严肃，因而书成之后，得到了人们的交口称赞。然而这样一部好书，却因作者家境贫寒而被束之高阁，无法刊行。此书自宝庆三年（1227年）初成，直到淳祐八年（1248年）最后定稿，又过了20余年，此时陈衍已垂垂老矣。一些当时的名士给予了该书很高的评价，最后在亲朋好友的帮助下，《宝庆本草折衷》才终于得以刊行。

《宝庆本草折衷》自刊行以来，至今已有700多年了。现在还没有证据表明它曾经再出版过。但是在《医方类聚》中已提到了该书的名字，《永乐大典》中已引用了它的条文，这说明该书在古代还是有过流传的。现在，只有国家图书馆里存有此书的残卷（卷一至卷三，卷十至卷二十），作为珍贵的善本深藏密室。

现在我们看到的是1991年郑金生、张同君辑校的内部交流资料。郑金生（1946.5—），男，1969年毕业于江西中医学院，是中国医学史专业的首届硕士研究生，中国中医科学院中国医史文献研究所研究员、博士研究生导师、医史文献学学科带头人，曾任中国中医科学院中国医史文献研究所所长、德国慕尼黑大学医史研究所客座教授、日本茨城大学人文学部客座研究员，现任德国柏林洪堡大学Charité医学院客座教授。专攻中医药历史文献，尤擅长中药学史。

任《中国本草全书》学术委员会主任，主编《中华大典·药学分典》《本草纲目索引》，整理《南宋珍稀本草三种》等古籍40余种，编著《药林外史》《中国古代养生》《历代中药文献精华》《图说中医》等著作。郑金生校辑的《宝庆本草折衷》虽未正式出版，但作为中医药历史文献领域权威专家的杰作，该书的编校质量是毋庸置疑的。

第二节 《救伤秘旨》

　　《救伤秘旨》系清代赵廷海编著，刊于咸丰二年（1852 年）。不分卷次，附"续刻"一篇。内容着重介绍拳伤骨折的处理步骤和治疗方剂，或因部位不同，或因症状有别，随证列方，有内服剂，有外用剂。内服剂包括汤、丸、丹、散、药酒，外用剂包括敷、贴、掺、洗，大抵是一部秘传或流行民间之验方。除治伤总论、通用方、三十六大穴图说等内容外，还收录武林理伤医方，反映出不同武林流派在治伤方面的临证经验。

　　《救伤秘旨》总论首载多种损伤脉象，以脉诊、望诊决五脏绝症和不治之症；次列十二时气血流注歌，述气血运行时间与脏腑的关系，并载发散方、十三味总方、十四味加减方、七厘散、飞龙夺命丹、地鳖紫金丹六首治伤通用方；再列三十六大穴图说，附图注明人体重要部位，详述各部损伤后的症状、治法、预后；最后收录"少林寺秘传内外损伤主方""王瑞柏损伤用药论""青城山仙传接骨方"等武林界理伤医方，附方 62 首。末附"续刻"一篇，首列跌打损伤辨生死诀，对人体各重要部位的损伤症状、治疗、预后作详述，着重提出不治之症与死症；次列破伤总论和整骨接骨夹缚手法，对创伤与开放性骨折的处理，以及骨折、脱位的整复固定逐一详细论述；最后述轻重损伤按穴治法，列 34 个穴位。

　　是书以拳击、点穴所致损伤为主，为武术伤科代表作。对骨折脱位的固定、整复有独特见解，如肩关节脱位足蹬复位法，两胁筋骨断者不必夹缚等。尤其对创伤处理，提出"刀伤虽易实难，筋断腹破，皮连骨削，刺入骨间，箭镞断在肉内，或破后伤风，如此等症，最宜良手，皮开而长者，必用细针将两边新破皮慢慢扯合，以针栓好，内外搽药，不可用膏药贴盖，恐败血成脓，肉烂难敛"，颇有可法之处。

此书是一部实践性较强的骨伤科专著，是少林派治伤经验的高度概括总结，在临床实践中有一定指导意义。本书的内容不尚理论，专重实践，对于跌打损伤的各种治疗手法及方药，辑录比较丰富，可供伤科医师研究和参考。

作者赵廷海为清代骨伤科医家，字兰亭，浙江天台人。少好勇，游历四方。曾学西洋种痘之法于武昌，归而广种牛痘。又广集医方，随宜施治。尤留心搜求骨伤科治法方药，凡遇技击之良者，必虚心请教。后出其抄汇诸方，辑成《救伤秘旨》（1852年刊），另附《救伤秘旨续刻》一篇。

今摘出效方数首以飨读者，并指出：凡损伤骨断皮破者，药用水煎；皮不破者，药用酒煎；必加童便，以活瘀血。

（1）发散方：凡跌打损伤，先用发散为主。川芎、枳壳、羌活、泽兰、荆芥、防风、独活、归尾、干姜各一钱，加葱白三茎，水煎服。

（2）十三味总方：三棱五钱，赤芍、骨碎补各一钱五分，当归（伤上中二部用全归，伤下部用归尾）、莪术、延胡索、木香、乌药、青皮、桃仁、苏木各一钱。若伤重者，大便不通，加大黄四钱。恐有瘀血入内，涩滞，通瘀为主。用陈酒半斤煎，又加缩砂仁三钱。同煎服。

（3）十四味加减方：菟丝子、肉桂、刘寄奴、蒲黄、杜仲、延胡索、青皮、枳壳、香附、五灵脂、归尾、缩砂仁各一钱，五加皮一钱五分，广皮二钱。酒水各半煎服。

（4）七厘散：土鳖虫去头足、血竭、硼砂各八钱，莪术醋炒、五加皮酒炒、菟丝子、木香、五灵脂醋炒、广陈皮各五钱，生大黄、蝼蛄各六钱，朱砂、猴骨各四钱，巴豆霜、三棱、青皮、肉桂（去粗皮），不见火，各三钱，赤芍酒炒、乌药炒、枳壳、当归酒炒、蒲黄生熟各半，各二钱，麝香一钱五分。以上各制，共为末。伤轻者服七厘，重者服一分四厘，最重者服二分一厘，陈酒冲服。仍可加入十三味总方内服之，凡瘀血攻心者即醒。

（5）飞龙夺命丹：硼砂、土鳖虫、自然铜（醋炙七次）、血竭各八钱，木香六钱，当归、桃仁、莪术、五加皮酒炒、猴骨制各五钱，延胡索醋炒、三棱醋炒、苏木各四钱，五灵脂醋炒、赤芍酒炒、韭子炒、蒲黄生熟各半、补骨脂盐水炒、广陈皮炒、川贝母、枳壳、朱砂、葛根炒、桑寄生炒各三钱，肉桂（去粗皮，不见火）、乌药、羌活、麝香、杜仲盐水炒、秦艽炒、前胡炒、蝼蛄（不见火）、青皮醋炒各二钱。以上各制，共为细末。伤重者服三钱，轻者服一钱五分，老酒冲服。仍可加入十三味总方内服之。

（6）地鳖紫金丹：土鳖虫、硼砂、血竭、自然铜各八钱，乌药、蝼蛄、延胡索醋炒、当归酒炒、桃仁、威灵仙酒炒、川牛膝各五钱，麝香、制香附、木香各四钱，川续断盐水炒、五加皮炒、制猴骨、苏木、贝母、广陈皮炒、泽兰、五灵脂醋炒各三钱，菟丝子（不见火）二钱。以上各制，共为细末。伤重者服三钱，轻者服一钱五分。酒送下。

书中还记载了一些外用方和麻药方。

（1）肿痛围药方：僵蚕、大黄、生胆南星、肉桂各三钱，皂角刺、乳香去油各二钱，甘松四钱，淡附片五钱。上八味，共为细末，加酱粉、姜汁调敷，即退。

（2）铅粉、石灰、黄柏、半夏、肉桂、白芷、赤芍、芙蓉叶、枇杷叶去毛、天南星各一两，枯矾二钱，乳香去油、没药去油各五分。上十三味，共为末，生姜汁同热醋调敷，浓布裹住，即消。

（3）白玉簪花根捣敷，一服即退。加肥皂同捣，更速。

（4）整骨麻药方：开取箭头等物，服之不痛。麻黄、胡茄子、姜黄、川乌、草乌各三钱，闹羊花倍用。上六味，共为细末，每服五分，茶酒送下。欲解，用甘草汤服之，即苏。

（5）茉莉花根磨汁，服一寸，一日不醒；二寸，二日不醒。盐汤解之即苏，或醋泡汤解之亦可。

（6）外敷麻药方：此药敷毒上，麻木，任割不痛。川乌尖、草乌尖、生胆南星、生半夏各五钱，蟾酥四钱，胡椒一两。共为细末，烧酒调敷。一方加荜茇五钱，一方加细辛一两。

第三节 《沈氏麻科》

麻痘即麻疹和天花，是两种急性传染病。清代儿童一旦患上这两种病，往往导致死亡。如何诊治麻痘在当时医学界也处于摸索之中。可是光绪年间沈望桥的麻科秘本《沈氏麻科》即在台州广为流传，挽救了不少生命，这得感谢天台赵云龙和黄岩管铭生。

《经验麻科》是清代沈望桥编写的医书，清嘉庆、道光年间，太平县沈望桥根据自己多年的临床经验写了该书，当时仅以手抄本的形式流传。由于该书经验确切，疗效显著，得书者往往视同珍宝，秘不示人。

赵云龙，字廷海，号兰亭，天台县城人，生于嘉庆十年（1805 年），光绪六年（1881 年）在黄岩行医时以 76 岁高龄参加山林救火，不幸身亡，名载于《中国名医录》。说到赵云龙从医，还得从另一件不幸的事情说起。道光八年，赵云龙的幼子患天花夭折，这对 24 岁的他来说，无疑是极大的打击。于是赵云龙决心学医，以免类似悲剧重演。在好友曹抢选的资助下，赵云龙踏上了去湖北学习牛痘苗防治天花的道路。由于没有从医经验，牛痘疫苗从武汉带到天台已经失效，但赵云龙没有放弃，再次动身去湖北引种，如此往返了 4 次，最后终于成功。道光末年赵云龙来到杭州行医。当时用牛痘疫苗防治天花术技术先进，疗效显著，赵云龙很快名噪杭城，求医者接踵而来，20 年间接种者达 10 万余人次。同治五年（1866 年），赵云龙为宁波知府的儿子接种，获准在宁波府衙旁设立牛痘局，定期为患者接种。同时他还将临床经验辑成方诀，刊印传播。行医中，赵云龙身知麻疹对儿童的危害，又苦于无良方为患者诊治。于是他四处打听麻疹秘方及医书。当他听到安徽太平县沈望桥著有《经验麻科》一书时，便设法找到藏书者，但藏者往往说没有此书。赵云龙并不气馁，在一次又一次碰壁后，终于有一位原意重金出让此书手抄本者。赵云龙兴奋地将此书包好，返回台州。可是，一位朋友向他借去抄录，竟把书丢了。同治十三年（1874年），赵云龙多方寻求，又购得一本。他想尽快刻版刊印，免得节外生枝。由于资金紧张，他来到黄岩找到乐善好施的管铭生。望着父亲生前好友急切的样子，管铭生想起父亲在世时与赵云龙编刻善书，藏版于家，任人刷印的事来。他爽快答应了赵云龙的请求。两人仔细参校全书后，决定将书名改为《沈氏麻科》，以纪念沈望桥的功劳。光绪二年（1876年）春，《沈氏麻科》书版雕刻完成，管铭生根据此书的刊印过程写了一篇序文，并印刷了560本分赠知名人士，其中三品衔蓝翎管作谋100本，五品衔蓝翎管定熏40本，黄岩武举管翰元60本，黄岩举人蔡燕綦20本。管铭生自留200本，用于赠送亲友及知名医家。之后，他又请举人蔡燕綦为《沈氏麻科》写了一篇序文，并用手写体上版。不久，他将书版送给赵云龙，由其自行印刷传播。赵云龙印刷了多少本《沈氏麻科》已无从考证，但从收藏到的光绪二年的两种版本看，仅有管铭生序的版本字体清晰，开本宽大，书后有详细的印送清单，应是管铭生在黄岩第一次刷印的版本。而有蔡燕綦、管铭生两人序的版本开本稍小，应是赵云龙在天台刷印的。从两书的版式和字体看，两者刷印的时间间隔很近。下面谈到的民国年间的两个版本也都是有两篇序的版本，这从另一方面说明单篇序的版本是最早的版本。

1931年，天台县麻疹暴发，几乎遍及全城。医家徐伯謇听说城内赵德辅家两个女儿感染麻疹，自有良方能保安全，遂登门拜访。赵德辅拿出祖父赵云龙辑的《沈氏麻科》，令徐伯謇大为惊喜。赵德辅还出示了在家收藏了半个多世纪的书板给徐伯謇看。可惜书板已开裂虫蛀，残缺不全，不能再刷印成书了。徐伯謇拿到《沈氏麻科》后，粗粗翻阅了一下，凭着多年行医的经验，认定此书十分难得。于是他与县城各位医家商量集资刊印此书。因重新雕版需要较长时间，费用也较高，他们决定抄写全书再石印出版。在陈厥文、张庆余、许吉波、朱最欢等人的支持下，他们请了当地书法高手抄写全书。徐伯謇写了一篇序文附在书后，交给县城丽美石印社印刷。当年夏天，100本用宣纸石印的手写体《沈氏麻科》印成。徐伯謇迅速将它们分送给各位从医者手中，让这部医书早日发挥作用。1946年，路桥王天成将《沈氏麻科》与《麻科至宝》合编成一册石印出版。这是目前发现最晚的《沈氏麻科》版本了。

该书将麻科的治疗用药根据麻疹未发与出足分别施以升法与降法。指出：麻疹未出，升发为先，防风、荆芥散腠理之留邪，升麻、干葛开营卫之蕴热。麻黄发斑毒之出现，淹延热盛发不出而无汗者，不拘冬夏可用桂枝，令血气之横流四肢，不出者便宜加入薄荷、竹叶解肤热之汪洋，苏叶葱头疏肌表之怫郁，既知君臣，还有佐使，青皮拔毒止痛，陈皮理气化痰，咳嗽咽痛肺燥贵乎滋润，桔梗、大力最宜，呕吐不食痰气滞于胸膈，散涎毒出前胡、覆花为良，色不红润，川芎、红花行血而开滞，色若紫黑急宜火烧人粪路朝东，必然黑色而转红，大便秘结用大黄、枳壳，小便不利须用木通，出不快者宜大力、蝉衣能透肌解表，此乃未出与见点之前用之一法也。若既出足之后解清火为良，里热毒重药宜降之，黄芩、柴胡入肺，加苏子以定喘，玄参、石膏治邪火之浮游，生栀、连翘开恶毒之郁结，瓜蒌润肺止渴、滑肠化痰而解毒，合用麦冬解烦汤而清肺金，生知母降火生津，黄柏解毒蒸，用犀角解心胃之热，羚羊泄肝肺之炎，牛膝去下部之邪，力子解阳明之毒，柴胡去厥阴之邪，黄连泻心火，大黄号名将军，生甘和中得国老之称，蒸山查通气血而去腹中之宿垢，止咳嗽解涎痰石膏、贝母争先，利咽喉者桔梗、大力、射干、豆根、玄参最宜，荆芥去皮肤之热，薄荷、钩藤解惊悸之宗，痰药尤要苏子、杏仁、天麻、竹沥消痰而下气，陈皮、枳壳利气以开痰，钩藤、桑皮定喘，花粉、干葛止渴，若风热痰壅胆星九制，痰毒便闭蒌仁莫去壳油，消肿定喘解毒最妙，化痰定嗽顺气为良。

该书还对升药与降药之加减作了详述。如升药加减：石菖蒲、木通能治谵语，小草、莲心清心而定惊，食积以神曲、麦芽、枳实而消，河柳加于回后面赤之时，荷鼻加于太阳不起之候，四肢不到桂枝、鞭芽何疑，额上不起川芎、羌活、升麻、桔梗、笋尖宜早加，目直视者天麻、胆星、石菖蒲，若是伤暑青蒿、香茹进，大力、蝉衣、钩藤、薄荷加于不起，郁火相煽用连翘，痰结在于皮里膜外、昏迷发热不出者竹沥，佐以葱白一发而出矣。

降药加减：胃火盛者则用石膏三两不嫌其过多，汗不出发不透者用麻黄一二钱不谓其太热，四肢不到或桂枝五六钱不愁其已甚，肺火毒重则用黄芩八九钱不见其多，大肠闭结瓜蒌仁三两尤谓其少，不泻又加大黄五六钱，喘嗽仍用钩丁，汗多须用知母，喉痛射干、山豆根、大力、枯草、玄参、荆芥、桔梗与甘草八味之中最宜，深痰症天麻共胆星，更加竹沥、贝母吞，吐脓吐血芩、连、山栀用，腹痛枳实效如神，骨蒸地骨又柴胡，骨节酸痛石菖蒲、钩丁、知（母）、贝母、石蒲、榧子、通草与瓜蒌能开声之哑，槐花、黄芩、枳壳、川连、山栀能治脓血之泻，又加石膏而重用，回后发不透而喘者仍用大力、蝉衣、钩丁、葶苈、桑皮、兜铃数味，甚则青龙汤，百发百中，尤宜慎之。

书中还列举了升药良方、降药良方各数首。并对疹后杂症的治疗——加以论述。言"如鼻红弄舌、牙有鲜血者，须用石膏、栀子、芦根，能清脾胃之热，再加茅根煎汁，如便血吐血不止者，解毒汤中加犀角、鲜地黄，烦渴作泻者猪苓汤加花粉，干呕者解毒汤，呕不止者陈皮、竹茹、石膏，下痢不止者黄连、猪苓、泽泻、滑石、甘草，或滞后重黄芩、木通、枳壳、桔梗、升麻、叭杏、六一散与蒌仁，疹后气急咳嗽连声不绝者，加蒌仁、苏子、桑皮、枳壳、桔梗、麦冬，最用葶苈、冬花极妙，如若喘重者麦冬清肺饮为宜"。

书中还附有禁忌。言"如疹子初发热时，忌用麦冬生地，恐其清肺而敛邪也。发散不出，忌用人参、黄芪、白术，恐其补气而发喘也。忌用诸热药，恐其助火而伤肺也。切忌鸡、鱼、虾、鸭，四十九日内食之必然重出，食鸡子多令儿眼白，食糖多令儿牙疳，食酸碱物均害肺，如泄泻太过以加味四苓散与之，切忌诃子、豆蔻、参、芪补涩之药，即生甘亦不宜多用"。

第四节 《医理信述》

　　《医理信述》是清代浙江台州医家夏子俊所撰的一部综合性医著。光绪《黄岩县志·方伎》曰："夏子俊，字云颖，号脱夫，邑西恬然人，徙宁川。幼颖异，好读书，补弟子员，键户深山，凡百家子史无所不读。尤精岐黄术，不择贫富皆往诊，投剂立愈。著有《愉我集》《医理信述》藏于家，又著《闲存录》，皆言易理未发义蕴，云溪郝太史为序刊行。卒年八十五。"

　　《医理信述》成书之后，抄藏于家，或亲友借录，旋因变故，几至散失，经百余年，至光绪二十五年（1899年）经其裔孙贡河校录，而同邑医家柯琳始为之刊印流传。是书含《医理信述》六卷、《痘疹秘录》一卷、《医理信述补遗》一卷，其宗旨与内容在该书凡例中叙之颇详，言："兹编立意，以定群书之是非，辨证治疗，同异为主，故不为检方觅药者设也；其有不系医家，而所论深得病情，有关治疗者，即用选入；有虽系专科，多所著述，而议论偏颇，语不成章，言不雅驯者，概置不录。"又说："各症之下，俱有总论，其诊治法，非先贤至正大中之规，即平素得心应手之法，而不敢妄有所作也。"其间辨证论治，虽不详列门类，然而诠次仍自不紊。

　　纵观《医理信述》一书，虽以述为作，每篇之后具加以按语，或赞或评，或加以补充以发挥其精义，间有撰著总论治法，以补前人之不及，亦均说理明畅，治法切要，其议论往往引申经旨，发前人所未言者。各证有总论、有治法，或用成说、或抒心得，所用成说有删补、有改易，务使词明意显，一览明然。

　　如医必先明脏腑，故以经脉为卷首，首卷分"仰人骨度部位图，伏人骨度部位图，周身骨肉数界图，内景图解，十二经配合之义，手太阴肺经图解，手少阴心经图解，手厥阴心包经图解，足太阴脾经图解，足厥阴肝经图解，足少阴肾经图解，足阳明胃经图解，足少阳胆经图解，手太阳小肠经图解，手阳明大肠经图解，足太阳膀胱经图解，手少阳三焦经图解，奇经八脉总论，奇经八脉图，任脉说，督脉说，阴维阳维脉说，阴跷阳跷脉说，冲脉说，带脉说，二十八脉考"等节。

病必同出一源，故以统论为次卷，次卷分"读易论，读灵素论，四大家说，运气说，辨治大法，汗吐下该尽治法，病有真假辨，君臣佐使逆从反正说，真阴论，四时脉说，血营气卫论，六脉纲领，悬权而动，不治已病治未病，八情考，寝食篇，种子说，聚精论，医议，大小肠脉诊部位辨，偶说"等节。

百病之长莫如风，故三卷以中风为首，而以痹痿厥痉之类于风者踵之，其他暑湿燥火，气血痰积，虚损之类亦然。第三卷分"中风五派异同，中风多属阴虚说，酒人多中风说，总论中风治法，痹证析微总论，痹证治法，痿之因痿之治论，总论痿证治法，论风痹痿三者之别，厥论，总论厥证治法，痉论，总论痉证治法，附颤振说"等节。

四卷及以下，俱为内伤杂病之诊治，首言内伤，次及内伤杂病分类，按次序列，有条不紊。四卷分"内伤，中气论，调理脾胃，总论内伤脾胃治法，五郁六郁解，总论五郁六郁治法，论气不当作寒论，肿胀引经别症，肿胀本水火不交论，喘胀标本，水肿鼓胀不同论，总论水肿鼓胀治法，论黄疸毋拘五症"等节。

五卷分"痞癖等六种释名，痞喻，治积按初中末治，总论积聚癥瘕痞块治法，虫积论，总论虫证，首疾篇，总论头痛，心胸胃脘胁腹诸痛，燥论，总论燥证，火，三消从火断，总论三消治法，淋闭证治，精浊论，斑疹蚊迹辨"等节。

六卷分"痰，痰气痰火寒热异名，咳嗽，咳嗽别论，喘为火盛非气盛，哮喘短气逆气少气息贲辨，哕咳干呕呕吐五症，推广洁古三焦呕吐义，噎膈反胃本于阴枯阳结，虚损分累暴偏正说，发热诸症不同论，虚损治法，虚劳论，吐血三要，血，遗精梦失，总论血证治法，健忘论，自汗盗汗，惊恐辨，癫痫狂辨"等节。

今择五卷中"痞癖等六种释名""治积按初中末治""总论积聚癥瘕痞块治法"等节以飨读者。

痞癖等六种释名：或问痞与痞癖积聚癥瘕，病虽相似。而其名各不同，请逐一条陈其说，以晓后学可乎？曰：痞者，否也。如天地不交之否，内柔外刚，万物不通之义也，物不可以终痞，故痞久则成胀满，而莫能疗焉。痞癖者，悬绝隐僻，又立妙莫测之名也。积者，迹也，夹痰血以成形迹，亦郁积至久之谓耳。聚者，绪也，依元气以为端绪，亦散聚不常之意也。癥者，征也，又精也，以其有所征验，及久而成精萃也瘕者，假也，又遐也，以其假借血气成形，及历年遐远之谓也。大抵痞与痃癖，乃胸膈间之候。积与聚，为肚腹内之疾。因属上中二焦之病故多见于男子。其癥与瘕独见于脐下是为下焦之病，故多得于妇人。大凡腹中有块，不问积聚癥瘕，俱为恶候。切勿视为寻常，而不求医早治。若待胀满已成，胸腹鼓击，虽仓扁复生亦莫能救，遇斯疾者，可不惧乎？

治积按初中末治：积之成也，正气不足，而后邪气踞之。如小人在朝，由君子之衰也，正气与邪气势不两立，若低昂然，一胜则一负，邪气日昌，正气日削，不攻去之，丧亡从及矣。然攻之太急，正气转伤，初中末之三法，不可不讲也。初者病邪初起，正气尚强，邪气尚浅，则任受攻。中者受病渐久，邪气较深，正气较弱，任受且攻且补。末者病魔经久，邪气侵凌，正气消残，则任受补。盖积之为义，日积月累，匪朝伊夕。所以去之亦当有渐，太亟则伤正气。正伤则不能运化，而邪反固矣。余尝制阴阳二积之剂，药品稍峻，用之有度，补中数日，然后攻伐，不问其积去多少，又与补中，待其神壮，则复攻之，屡攻屡补，以平为期，此余独得之诀，百发百中者也。经曰：大积大聚，其可犯也，衰其大半而已。故去积及半，纯用甘温调养，使脾土健运，则破残之余积，不攻自走，必欲攻之，无余不遗，人夭殃者鲜矣。经曰：壮者气行即愈，虚者著而为病。洁古云：壮盛无积，虚人则有之。故当养正，则邪自除。譬如满座皆君子，一二小人，自无容身之地。虽然，此为轻浅者言耳。若大积大聚，不搜而逐之，日进补汤无益也，审知何经受病？何物成积？见之既确，发直人之兵以讨之，何患其不愈？兵法云：善攻者，敌不知其所守，是亦医中之良将也夫。树有虫，屋有蚁，觉之于早，则易为力，搜之无遗，则永杜患。故初法全用攻，即去疾莫如尽之谓也。根莠渐除，禾黍渐植，则去者自去，生者自生，故中法以补消互用，即推陈致新之谓也。水坚瓮薄，置之可虑，击之恐伤，必得暖气逗人，则冻解器全，故末法纯用补，即著而成病，气行则愈之谓也。三法不特治积，凡病皆然。

总论积聚癥瘕痞块治法：夏子俊曰积聚癥瘕痞块，莫不由于气血痰而成者，盖气滞则血凝，血凝则痰注。三者互相包裹，日积月累，然后成有形之块。若在肠胃之内，必有饮食停积妨碍道路，致气行于此则裹一层，血过于此又裹一层，痰流于此又裹一层，裹一层则大一层。可审虚实，用攻下之法，渐次收功。苟踞肠胃之外，脏腑脂膜筋肉等间，乃气血与痰，自相并包，医者亦以峻剂下之，安能使此块入肠胃从大便而出哉：古方用肥气丸，以治肝积；息贲丸以治肺积；伏梁丸以治心积；痞气丸以治脾积；奔豚丸以治肾积。率以温热攻下肠胃之药类聚成丸，而又托制东垣，宜其来鹤皋之讥也。故善治块者，不以左属血，而右属气。盖气能通夫左，而血亦能行夫右也。不以妇人多恶血，而小儿多食积。盖妇人亦有假气而成，而小儿亦有因痰而滞也。易怒之人多气癖，而偏有血聚。肥胖之人多痰饮，而尝见食停在病人而言。必另有专一之症，在医者而言，当随用主病之药。至于积块，则佐之以开郁行气、破结软坚之品足矣。然而中气须先调也，脾胃既壮，而积滞自消，膏艾亦宜熨也。团聚既浅，而外治可行。七情所伤者，须解其情。六欲所损者，宜戒其欲。虫积为患，必偏嗜一物，当以所畏之药制之。假胎成形，必神思不正，唯投推荡之类下之。真气虚弱，积块无碍者，不须治疗。勿谓养虎贻患，而攻东击西，致于夭札。形神盛强，停泊暂时者，早宜调理。勿谓穷寇易除，而恣情适意，遂令伤生。知其说者，积痞断从郁论，顺其性而利导之。伏梁者火之郁，肥气者木之郁，痞气者土之郁，息贲者金之郁，奔豚者水之郁。郁者抑郁不舒，积聚成形，或留于本宫之位，或滞于经络之间，甚则湿热生虫，变为怪异。医者不知，辄称奇病，而好异者又乐道之，宁不令识者之笑也哉。

附 《医理信述补遗·痘疹秘录》

《痘疹秘录》是云颖先生对《医理信述》的补充篇目，分发热、见点、起胀、贯脓、收庵、落痂六候，每候皆分顺证勿治、险证当治、逆证不治三目，各有证治歌括，末有种痘法及痘遇天癸治法。麻疹，分未出药、正出药、出后药而已。

1. 麻疹论治

云颖先生认为，麻疹的病机是疫毒侵犯五脏六腑而发，正如《痘疹秘录》中所提"麻痘均为先天瑶毒，痘出五脏，为阴；麻出六腑，为阳"。先生言：患麻者，先感天道六瑶之气，动阳之本，阳之本在肺，肺主气贯通六腑之阳而麻乃发，故出麻之人必咳嗽，非嗽不麻。麻之毒气上蒸于肺，肺部的症状尤为明显，治疗当以清肺宣表为主。先生对麻疹的部位、治法和预后均有独到见解，认为麻疹出多见耳后、项上、腰腿部，头面多见，其形细密；如果麻疹发时色红渐润是吉兆，色重黑是危症。麻疹初发有发热、流涕、咳嗽等类似外感的症状，有些症状轻的几日后便可渐渐退去，不用药也能自行痊愈；若麻疹发后伴有喘急、口舌生疮、口干、喉痛、便秘等症状，则是出现了变症，应当清热解毒，辨证治之。《痘疹秘录》提及"忽来鼻衄者，邪从衄出，反为吉兆；泄泻者，毒从泄解"，云颖先生认为，出麻伴鼻出血或腹泻，是邪从衄或从泄而出，不必过于止血或止泻，符合《伤寒论》中"衄血愈病"的治疗方法。同时强调，治疗过程中要调胃和中，勿伤脾胃。

2. 痘疹论治

云颖先生言"余毒积于中而浅于外为痘疹"。并指出痘出顺畅为"患痘之人发热三日见点，见点三日起脓黄，俗名为聚水起脓；三日贯脓，贯脓三日收靥，收靥三日落痂，虽难限定日数，必不大相悬殊"。如果小儿出痘依照如此顺序，不伴其他症状则为吉兆，可无须服药。此观点与清代福建医家邓旒不谋而合。云颖先生分析，时气传染，肺卫表虚则发为痘疹，或发热，或不发热，或下利，或自汗，或口渴，或小便短数，严重时还可表现为头痛、腹痛、恍惚谵语、惊搐，甚至烦躁狂闷昏睡，证候变化多端。其治疗自始至终皆以血气为主，文中论及"善治者，气虚补气，血虚补血，气滞行气，血滞活血，气热清气，血热凉血，虽有他症，以未治之毋汲汲"。每到一阶段应审辨清晰，对症用药，切勿抢先而用药。

云颖先生多次强调气血虚实对痘疹治疗预后的影响，"气血若不乖张，必无险逆恶症，总宜待时不药为妙，偶值变常时过则已"。若患痘之人气血充足，依此顺序出痘则是吉兆，仅须注意饮食，小心看护即可，无须用药。若皮肤密闭，滞而不行，痘毒郁而不散，治宜辛凉解肌，可外用水杨汤洗浴。若气血不足，内外兼重，当辨证施治，先生主张治痘始终以气血为主，以透为顺、以清为要。顺证，以宣肺清透疹，使毒由表而出；痘疹已出，多伴热炽肺胃，当清热解毒，佐以清透；痘疹出毕，多伴肺胃阴伤，治当甘寒以养肺胃。逆证，以清透疹、解毒、扶正为基本法则。

在"发热三朝顺险逆"篇中载"凡小儿皮肤坚厚瘦黑光彩，此骨胜肉也，再见眼中神光如秋水澄清及唇舌红润者吉，此气血两盛其痘轻决。若肌肉浮脆而肥白，此肉胜骨也，再见目中光浮而不明，兼之多疾多火者凶，此气血两虚其症必重"。气血充足者，表里俱实，痘发轻浅，可顺其发展，可不用药。气血怯弱者，发热而痘未出之时用解毒升麻汤或葛根汤加减。若口渴多饮小便赤短，烦躁不宁，好睡冷处，此实热证，前方加黄芩、川黄连；若懒言倦怠，面色㿠白，不时自汗，二便清调，不渴昏睡，此大虚证，用独参汤饮之；若面色或红或白，不时自汗口渴能饮，小便短数，恍惚谵语，此半虚半实之证，用麦冬煎汤调人参饮之，加少量木香以行气滞。

"见点三朝顺险逆"一篇中载"潮热三四日而后出者，是气血充足，毒少难于撼动，如灼火难燎，其痘必稀而易愈；有潮热半日而出者，由气血怯弱，毒多易于感动如烈火易焚，其痘必密而难痊"。在痘疹初发之时，若气血充足，发热后痘疹即出者，是正气内存，托毒外出，方用透肌散加减；若气血怯弱，痘发不畅，至发则密且难以痊愈，宜服四君子汤或保元汤加减。

附 《医理信述补遗·痢疾》

《医理信述补遗·痢疾》专论痢疾，分初治、中治、末治，条理分明，临床实操性极强。

该书首论痢之病证和病因病机。

痢疾症状表现的特征是"欲去则闭塞难通，淋沥不净；不去则里急后重，下迫窘痛"。病因病机为"无形湿热之气，结滞大肠，升降不得其权也。此病多发于夏秋之间，乃暑气之时症也。经云：夏伤于暑，秋必疟痢。盖长夏间湿土用事，其令至热，热则节饮食，谨房劳，肠胃不为生冷所干，气血流通，湿热之气，无由而滞，则何痢之有？皆缘饮水含冰，恣啖酒果，油腻过饱，奔驰过饥，兼之七情六欲，日夜交攻，以致湿热闭遏，伏于肠胃而不去，偶或调摄失宜，挑动病根，而痢作矣"。

次论治法，分初治、中治、末治。

1. 初治法

治痢大法，始当推荡。言："痢下白物，湿热伤肠胃之气道，气滞于脂膏，而血络未伤也。唯行滞气之药为主，而以行滞血之药为佐。盖血随气行，气滞而血未有不因之而滞也。""痢下赤物，湿热伤肠胃之血络，血凝于络脉，而深入阴分也。唯行滞血之药为主，而以行滞气之药为佐，盖气行血附，血滞而气未有不与之俱滞也。""通治初起白痢推荡之方：苍术（米泔水炒）一钱五分，川朴（姜汁炒）一钱，木香一钱，槟榔一钱，陈皮一钱，枳壳一钱，青皮一钱，香附（酒炒）一钱，生姜三片。此方推荡气分之白痢而血药自在其内。"

又载"通治初起赤痢推荡之方：香附（酒炒）三钱，桃仁（研如泥）钱五分，归尾半钱，川芎一钱，红花一钱，槟榔一钱，苍术（制）一钱，川朴一钱，木香一钱，加生姜三片。此方推荡血分之赤痢而气药自在其中。"

书中还告诫"初痢不宜用寒凉，寒则凝滞，热则流通，故前方皆用温散温利之剂"。

对于"初痢积毒盛者，白必黏腻，赤必干黑。趁其初起人强之时，方中加三棱、蓬术（俱醋炒）、红曲（炒）、元胡、五灵脂、砂仁、麦芽、山楂、神曲，分赤白选而用之，于五日七日之前。七日之后，病当渐愈。若忽略于前，积气逗留，人衰胃弱，痢势大作，攻补莫施，每多难治"。

书中专门论述了治痢初起的注意要点。

一忌温补收涩，初起时，人强积盛，正可推荡湿热，湿热既去，而痢自愈，若用温补收涩，则湿热愈盛，而痢愈炽矣。如真是久病虚病不在此例。

一忌大下，时令下行，气血下坠，而复用承气等药以下之，是病降而药又降之也。且痢疾原属无形湿热之气蕴蓄肠胃，使升降不得其权，药宜推散磨荡肠胃之湿热。于七日之前，连服数剂，自当渐愈。况下药迅速，一去之后，痢仍如旧，徒伤正气。邪气全赖正气而去，正气损伤，而邪气不除，强壮者犹可，怯弱者必危矣。

一不可分利小便。分利小便者，治水泻之法也，以之治痢则乖矣。痢因湿热胶固，津液枯涩，若分利小便，则津液愈枯，滞涩愈甚，故忌分利小便之药，以涸其津液也。

一忌发汗。痢有身发寒热，头痛目眩者，此非外感，乃内毒熏蒸，自内达外，虽有表证，实非表邪，倘一发汗，耗其正气，则邪气愈炽矣。

2. 中治法

痢疾初起，用前药推荡三五剂，则湿热已去，理当痊可。而犹黏滞不清者，皆因气血衰弱，不能传送湿热，不可用前药，愈伤气血。亦可不用补药，壅塞湿热。法当用清平之剂，调和气血，而痢自止矣。刘河间曰：和血则便脓自愈，调气则后重自除，此两言者，诚为治痢之要旨。

通治白痢清平调气之方：茯苓（去皮）三钱，陈皮一钱，砂仁（去壳研）一钱，木香三分，甘草三分，谷芽（炒）三钱，神曲（炒）三钱，加生姜三片。

通治赤痢清平和血之方：当归半钱，生地一钱，白芍（酒炒）一钱，川芎五分，木香二分，条芩（酒炒）一钱，干姜炭三分，荆芥炭三分，甘草二分。

3. 末治法

痢疾迁延日久，各症不减，或反加重，理当别治。竟作虚看虚回，而痢自止。若必待痢止而后补，补亦晚矣。

通治久痢气虚调补之方：白术（土炒）一钱半，人参一钱，茯苓（去皮）一钱，枣仁（炒研）一钱，陈皮一钱，砂仁（去壳炒研）一钱，木香二分，甘草二分。

通治久痢血虚调补之方：熟地半钱，当归半钱，白芍（酒炒）一钱，川芎五分，茯苓一钱，甘草二分，人参五分，黑姜三分。

以上诸法皆痢疾之正治。

第五节 《伏瘟证治实验谈》

　　《伏瘟证治实验谈》由清末医家蒋树杞著于 1920 年。蒋树杞，字璧山，台州临海人。博学多识，通堪舆、星卜，尤精于医学。其医承之家学，复涉猎西医书籍，故临证每能衷中参西，互为印证，多所发明。

　　绍兴裘庆元在其《三三医书》中全文收录了《伏瘟证治实验谈》，并在内容提要中隆重推荐"本书为蒋璧山社友惠寄新著稿本。发明瘟证之由伏邪蕴蓄而成之理，及其治之之法。皆从实地经验所得而成书，并非凭空立论为理想之文章，故名《伏瘟证治实验谈》。计分病原、症状、诊断、治疗四大纲。而于治疗中，又分初起期、中泛期、终后期三期。以科学的方法，编国医之载籍，沟通新旧，融治中西，允称医界津梁，堪作后学圭臬。刊行于世，当必为中西学者并重视焉。"《伏瘟证治实验谈》对我们从中医角度认识疫病，尤其对疫病初起尚未找到致病病原体，或虽已找到病原体但尚未找到切实有效的对因治法时提供了极具价值的参考和启迪。

　　蒋树杞曰："己未之冬，庚申之春，伏瘟症状为自来医籍所未载。若不原始要终，发明治法，异日发生同样病态，何以率循治疗，此不可以不记也。"目的是为后世疫病的治疗提供有效的手段。云："《内经》医理无不具备，后世医籍虽汗牛充栋。然皆各就所见以立言，故所见之外，仍多缺略。今此疫症为自来医籍所载，仍不出《内经》之范围，故此部治法悉遵《内经》，数典不忘祖也。此部治法，悉临诊经验所得，必有确实征信者，方敢留存底稿，汇集成册，所以存实验也。"

　　该书"推阐病原、症状、诊断、治疗上之学理，悉本《灵》《素》圣经，原原有自，凿凿可征，并与治验上有交互之印证，无虚妄之歧谈"。全书分病原、症状、诊断、治疗四部分论述，"病原"分"伏瘟病原推本于时令说、己未冬月病原推本于运气说、庚申春月病原推本于运气说"；"症状"分"一种肺金本脏之现症、一种太阳兼阳明之现症、一种太阳阳明少阳三经合病者"；"诊断"又专列出"与冬温春温风温三症异同辨"；"治疗"分为"一种肺脏现症之治法、一种太阳阳明少阳三经现症之治法"。

书中首先对"病原"进行了探讨。

一是伏瘟病原推本于时令说。言："己未秋冬之交，自寒露至冬至，三月不雨。两间燥烈之气达于极点。人身一小天地，天地既燥，人处其间，亦未有不燥者。""此燥气之邪感于前，伏于上焦心肺之间，为发生疫症之本因也"。"自小寒以后，至庚申之春分，三月之间恒雨恒风，昕夕不休，寒例之气，逼人太甚，间或雷霆大震，阳气暴泄，肌腠不密，感邪更易。""一或不慎，邪必乘之，此冬寒之邪感于后，中于表层太阳之经。为发生疫症之续因也。"

二是己未冬月病原推本于运气说。曰：《内经》：丑未之岁。太阴司天，太阳在泉。自秋分至立冬六十日。是谓五之气，主气、客气并属阳明，燥金司令，阳明本燥而标阳，适值天时久旱，燥令太过。""此秋燥伏气伤于肺金本脏之为病也。""凡夙有伏燥之人，兼感冬寒者，症见恶寒、背冷、头痛、项强，是太阳伤寒之本病也。初起呕吐，继则发热、口渴、谵语、便秘，是阳明伏燥之本病也。""《素问》曰：燥淫所胜，木乃晚荣，筋骨内变，民病左胠。此气逆咳嗽、筋挛骨痹及半身不遂之原因也。"

三是庚申春月病原推本于运气说。谓：《内经》：寅申之岁，少阳司天。厥阴在泉。少阳本火而标阳，中见厥阴，标本同气，自大寒至惊蛰六十日，主气厥阴风木司令，客气少阴君火加临。岁运主客，木火同气，木从火化，火气太过。"

书中还记载了疫病的症状。

一是肺金本脏之现症。言："初起恶寒，旋即发热，咳嗽，胸闷，喘急不得卧，痰多、嗌燥，咯不得出，口渴不多饮，食思缺乏，头部有汗，大便或秘或泄。状甚危急，然死者不过十之二三。"

二是太阳兼阳明之现症。言："分为二类，一类初起恶寒、呕吐，旋即发热、头痛、身痛、项筋强硬、舌干、口渴、目赤、胸闷、神昏谵语、脊部强直不能转侧、手足乱动、食思缺乏、大便秘结、小便短少、两手脉浮部弦硬、沉部涩数；一类口噤不语、躯体手足不知运动，或身体发热、目闭昏睡、不省人事；或身无寒热、目开、稍知人事但不言语；或初起一二日两手俱无脉者。此二类最为危险，死者十之七八。"

三是太阳、阳明、少阳三经合病。言："初起恶寒，呕吐，旋即发热，项筋痉挛最甚，头部疼痛尤剧，有半日或一日即昏厥而死者；有昏厥复苏、潦缠一二旬或一二月而仍死者；有左右各半身不遂者；有能食粥一二碗，而躯体、手足痿痹不能起立者；有一二月后，精神仍然呆钝，或耳聋，或目盲，或语言无序者。"

蒋树杞根据自己的认识和临床经验提出治疗方法并作了深入分析。

秋燥本气属凉，谓之次寒，故《素问》有"燥淫于内，治以苦温，佐以甘辛，以苦下之"之说，此秋燥胜气之治法也。又云：燥金之下，火气承之，燥之对化为火。故《素问》又言：燥化于火，热反胜之，治以辛寒，佐以苦甘之说，此秋燥复气之治法也。二法截然不同，不相假借。如此己未冬月之症，乃系复气之为病，况邪气内伏，久必化火；阴液虚耗，亦生内热，当遵《素问》辛寒、苦甘及喻氏、叶氏辛凉、甘润诸治法，庶合正规。昧者咸以羌活、防风、桂枝、独活、川朴、枳壳诸苦温辛热之药投之，故多致气逆喘急而死。此一节论己未冬月症正治之法也。

仲景以发热而渴、不恶寒者为伏寒化热之温病。既化热，定必伤阴，故初病即渴、即不恶寒，此庚申春月之病，亦当遵《内经》治燥之例以治之。故仲景治太阳病，发汗后大热不解、大渴饮水者，及三阳合病，腹满身重难以转侧，口不仁而面垢，谵语遗尿者，并用白虎汤主之。此一节论庚申春月症正治之法也。

当初起时期，恶寒、鼻塞、呕吐、舌白、头痛、项强，纯系外感风寒之症。其内伏之邪尚未发动，宜速用辛平发汗散寒诸剂，透澈外邪，病可立愈。但为时无几，一转瞬而发热、口渴、舌红。既已引动其内伏之邪，表里化合，混和并发，当此时期，外寒而内热，外湿而内燥。徒攻其外，则真阴立涸；若滋其里，则邪去无期。宜以辛平解肌，甘凉安内，一举两得，庶可保全。自兹以往，外邪既随内伏而化热，燎原之势，无待踌躇，则救内应较攘外而弥急，宜治以辛凉甘寒，佐以微咸、微苦，用手经轻清之剂，大队并进，津液得复，邪气自除。至于足经咸苦重浊诸剂，咸在禁忌。咸性作泻，苦性降下。必伤其气；咸令人渴，苦从火化，必伤其液。燥病日久，元气、津液所存无几，若更以咸苦沉降之药下其气、竭其液，其人尚有生理乎？唯舌苔黄浊，里结实甚者可暂之，非正治也。

此症发现起因，既由伤寒为导线，传经见症，仍由太阳、阳明、少阳为转归，则仲景遗法具在，若麻黄汤、承气汤、小柴胡汤，子皆弃之而不用，何也？答曰：仲景《伤寒论》乃伤寒即发、按日传经之治法也，故仲景另以伤寒不即发、伏留化热者名曰温病，论中未出方剂。今此症由于伏气，与仲景所谓温病者同一类，故伤寒诸方无所用之也。或曰：伏邪发动之后，其治法不遵《伤寒》既得闻命矣，若初起恶寒、头项强痛，纯系太阳表证，予何不用麻黄汤乎？答曰：初起时期，内伏虽未发动，然必要预防，当使潜消，不令暗长，乃为上策。麻黄、杏仁气分药，犹可用之；若桂枝，其色紫赤，其性入心、入血，能引助君火之气以游行于周身荣卫之间，今内伏虽未发动，倘骤入桂枝为导火线，则伏邪未有不随引而暴发者。鄙人每易以紫金锭辈与服，无不应手取效，盖紫金锭一面以麝香开散表邪，一面以朱砂凉镇心火，故收效如神也。

具体分为两大类（两种）。一种为肺脏现症之治法，"初起恶寒咳嗽，头痛鼻塞，脉浮紧者，宜杏苏散加减主之"。"初起恶寒发热，鼻塞咽干，痰黏不出，咳嗽喘急。倚息不得卧，脉浮候弦、沉候数者，宜仲景麻杏石甘汤主之"。"数日后不恶寒，但身热或热不甚，头痛，口微渴，饮水后痰易咳出，喘急不得卧，脉弦数而涩者，宜吴鞠通辛凉轻剂桑菊饮主之"。"日久无恶寒发热，但诸气膹郁，诸痿喘呕，脉虚数者，宜喻氏清燥救肺汤去阿胶加菊花主之"。另一种为太阳阳明少阳三经现症之治法，分为初起期、中泛期、终后期三期中的不同表现分别予以治疗。

初起期，恶寒鼻塞，呕吐，舌苔白，头项强痛或喘闷昏厥者，宜紫金锭及诸葛行军散并主之。初起期，恶寒发热，呕恶，头痛，项筋拘急，舌白、尖红者，宜泄卫护荣汤主之。自拟泄卫护荣汤方：桔梗三钱，葛根三钱，苏薄荷钱半，橘红钱半，茅术钱半，秦艽钱半，广郁金钱半，米仁六钱，元参三钱，鲜生地三钱，金银花三钱，连翘三钱。初起期，恶寒发热，项强筋急，头脑疼痛最为剧烈。口微渴，舌尖红者，宜疏风清脑饮主之。自拟疏风清脑饮方：杭菊花三钱，荷叶三钱，淡豆豉三钱，川藁本钱半，苏荷叶钱半，丹皮钱半，玄参二钱，晚蚕沙五钱，钩藤五钱，鲜银花藤七钱，葱白连须七支。

中泛期，发热口渴，唇舌焦燥，头脑剧痛，颈背痉挛，精神恍惚，谵语惊妄，或昏沉不省者。宜救阴清心汤加至宝丹主之。自拟救阴清心汤方：鲜生地八钱，鲜石斛三钱，麦冬八钱，金银花六钱，玄参四钱，天竺黄三钱，淡竹叶三钱，龙齿三钱，广郁金三钱，远志钱半。加至宝丹一颗磨冲服。中泛期，又有发热神昏，沉睡无语，不知痛苦，不能转侧者，宜前方加九节蒲、生黄芪主之。中泛期，又有舌润，身凉，脉弦迟或伏。眼或开或闭，口噤不能言，不知痛苦，不能转侧者，宜喻嘉言涤痰汤加减与之。喻氏涤痰汤加减方：制南星三钱，明麻三钱，九节蒲三钱，广郁金三钱，茯神三钱，制半夏三钱，茅术钱半，橘红钱半，生黄芪钱半，枳实钱半，炙甘草一钱，京竹油一盅，姜汁半盅，苏合香丸一颗，磨冲服。中泛期，身微热，口噤筋挛，四肢抽搐，口眼㖞斜，神识昏迷，脉弦滑、舌苔黄浊者，宜息风安神汤主之。自拟息风安神汤方：明麻三钱，茯神三钱，竺黄三钱，钩藤三钱，龙齿三钱，姜竹茹三钱，全蝎七条，胆星钱半，川连八分，九节蒲钱半，橘络钱半，琥珀一钱，研冲，辰砂八分，冲，加金器一具。中泛期，身热口渴，心烦喘闷，头疼身重，舌苔焦黄、浊厚、垢腻，胃中痞实，不知饥，不大便者，宜调胃承气汤或凉膈散微下之。

终后期，心神清醒后身热未清，口渴舌燥，头痛甚剧，项筋疼胀，身不转侧，身有汗。右关脉洪数者，白虎汤主之；身无汗，但头汗出，左关脉弦数者，宜养液通痹汤主之。自拟养液通痹汤方：苏薄荷钱半，杭菊花三钱，冬桑叶三钱，荷叶三钱，鲜生地五钱，鲜石斛钱半，麦冬四钱，金银花四钱，京玄参三钱，原蚕沙三钱，米仁六钱，萆薢三钱，秦艽钱半。终后期，神清身凉，躯体强直、重着、疼痛，不能转侧，脉弦硬而涩者，宜宣络通痹汤主之。自拟宣络通痹汤方：生黄芪三钱，当归尾三钱，赤芍药三钱，桂枝钱半，秦艽钱半、独活一钱，片姜钱半，炙甘草三钱。终后期，身微热，口微渴，头项微痛，四肢痿废、不能起坐，脉数而微弱者，宜益冲养荣汤主之。自拟益冲养荣汤方：鲜生地四钱，麦冬六钱，天冬三钱，金石斛三钱，杭菊花三钱，金银花三钱，米仁六钱，桑寄生三钱，冬桑叶三钱，玄参三钱。终后期，左半肢体痿痹者，燥伤肝血也。痿证属血虚，宜喻氏人参丸加减治之。喻氏人参丸加减方：高丽参钱半，炙黄芪三钱，当归身二钱，尖生地三钱，麦冬四钱，茯神三钱，龙齿三钱，石菖蒲钱半，远志钱半，奎员肉三钱，炙甘草三钱。终后期，身凉，进食，但觉四肢痿弱不能起立行走者，宜补荣通俞饮主之。自拟补荣通俞饮方：北沙参三钱，原怀药四钱，石莲肉五钱，生苡仁六钱，麦冬四钱，天冬三钱，霍山斛钱半，淡芦根二钱，生谷牙三钱，佩兰梗二钱，瓜蒌壳八分，佛手柑八分，生甘草八分。终后期，身凉，进食，或二三月后尚然，精神呆钝，语言謇涩，步履困难，脉弦细而涩者，宜天王补心丹主之。

第六节 《小云巢丛刊》

　　《小云巢丛刊》作者徐佩华，字了缘，清光绪间诸生，生卒年不详，浙江台州黄岩西山（今属台州市椒江区）人。本书由《感症简易编》《医门指导》《感证分经举例》《时病指掌一览》《时方治法歌括》《成方利用歌诀》六篇组成，并附《沈氏伤科秘传》。

　　本书内容可从两篇自序中了解一二。

　　序曰："形而上者谓之道，形而下者谓之器。国医取法乎上，故其道精微玄妙，而治法参以佛家制心养性之功，兼修炼家运气导引之术，以天地化育阴阳五行之理，归约于人身而言气化，其法有不可恩议者，若非大智慧善知识者，乌能窥测其端倪也？西医取法乎下而其器精良，亦仍拘于形迹，自显微镜发现而知识渐开，自爱克司光镜发明而见识益广。近世物质文明，西人以科学方式研究医药，于药物则化分之，于人体则解剖之，精益求精，日新月异，然此特有形之物质耳，故治有形之病，西医似有特长焉。若无形之瘸证，六气所感，四时所发，视之不能见，听之亦无声，唯我国医深究阴阳消长之机，五行生克之理，探其受病之因，分别表里寒热虚实，而复辨药物之气味性，以定温凉补泻之方，均于无形中求之。吾故曰：国医长于无形之科学，西医长于有形之科学。凡目力所能及者曰有形，目力所不能及者曰无形。有形之科学发明而西医一盛则国医一衰，无形之科学发明而国医一兴则西医一弱，是何异于地学发明而天学失所依据，若欲于有形无形中极其精以穷其变，虽千万言不足以阐明其绪。况医书汗牛充栋，论说纷歧，有志医学者茫然莫可适从，无怪乎近代医家难以进步，去古愈远则医道愈晦。今则文化日下，医学亦将随之而日退，长此以往，《灵》《素》可当薪，《内》《难》可覆瓿，《伤寒》《金匮》之书亦将束置之高阁。余因有感于此，特编著《感症简易编》，先从外感时邪入手，略言四诊及初起方法，不求深奥，以简驭繁，取浅显易知者作歌诀若干课，以为初步学医之方针；次编《医门指导》，采先哲之名言要诀，融会五脏六腑十二经脉，参酌七方十剂之要旨，以供后学之去取，俾六淫之病得可以问津；复编《感症分经举例》，悉本吴坤安先生《伤寒指掌》，采其六经并病新法，参诸叶、薛、张、周诸名家心得，分六经之门类，及论症、用药、处方。分条析理，治外感温热之法，莫能越其范围。后阅雷少逸先生《时病论》一书，遵经训以立言，按时令以审证，伏气新感，辨别精详，简明浅显，堪为学医初步之课本，故特编为一览表，按察四时五运六气，以备参考，并将时方成方作为歌括，以便记诵。付诸坊间印刷，以广流传。诚愿有志斯道者熟玩是编，据为要领而再求深造，自可一目了然，断不至有畏难之叹，即不习医者，尽可家置一编，以为医药之常识，对于家庭亦不无小补云尔。"

又有小序言："夫登高者必自卑，行远者必自迩，理固然也。学医初步，先教以《内》《难》《灵》《素》诸书；而责其了解背诵，未免因噎废食，是何异于村学究之课童蒙而以《大学》《中庸》为课本，不几岌岌乎其难之哉！余少多病，遂究心于医。奈根钝质鲁，医理深奥，始读《内》《难》《灵》《素》诸书，茫然不得其要领，继读张仲景《伤寒》《金匮》，反复研求，又未能得其涯矣，迨后阅及喻嘉言《尚论篇》，柯韵伯《来苏集》，王晋三《古方选注》等书，稍得窥门径。及见归安吴坤安先生《伤寒指掌》四卷；详述六经本病、变病、类病。先古法，次新法，条分缕晰，详实简明，披读之下，不独正伤寒症多所发明，即凡类伤寒新感伏气，以及六淫之治法，无不毕备。余特编辑《感症简易编》十三课，以为初习医者入手。复节取吴坤安先生《感症宝筏》中六经新法，名曰《感症分经举例》，以为初步引阶，易于参考，临证妙用。采录雷少逸先生《时病论方》，编成歌诀，名曰《时病治法及成方利用》，俾后学认清门路，作舟车之指南针，有所遵循。知凡百感症，一病有一病之疗法，不致为伤寒二字所混。书成不敢出而问世，因年届古稀，煞费苦心，姑且汇抄六种感症课本，先行付印，以就正于世之精于国医者，以匡我不逮，幸甚！"

附 《沈氏伤科秘传》

《沈氏伤科秘传》载接骨方法、调敷法和明伤总方、暗伤总方、药弹伤与汤火伤药方，还有八宝丹、还魂丹等各类创伤内服外用方药。由于仅一卷，故全文呈现于下。

明伤总方（大人全剂，中人三分之二，小人三分之一，六岁内为小人，十二岁内为中人）：大生地六钱，广粉丹皮三钱，生白芍二钱，连翘壳二钱，大川芎钱半，白当归三钱，灯芯七全根。

初伤宜加甘寒药，免其伤口红肿，加开后药。淡黄芩钱半，生玉竹三钱，肥知母钱半，白藓皮二钱，天门冬钱半，黄柏片钱半。并上总方共是四味用水煎服。

加减法详后。

头伤，加白芷六分，菊花钱半，羌活钱半，藁本钱半。

眼伤，上头伤药品再加入木贼草二钱、谷精草二钱，蝉蜕一钱去头足。

鼻伤，加辛夷五分。

手伤，加桂枝六分，藓皮二钱。

背伤，加杏仁三钱，川贝钱半，桔梗八分。

胸伤，加桔梗八分，木香八分。

心伤，加石菖蒲五分，如人事不知加牛黄丸一颗，如痰迷心窍用牛黄丸两颗，并加西竹黄二钱。如有游血入心，加丹参钱半，通草六分，广三七八分。

肺伤，加白芨钱半，多嗽加羚羊钱半，百部钱半。

肝伤，加白蒺钱半。

中焦胃脘伤，加川朴六分，云连八分，佩兰钱半。

两胁伤，加炒白芥子八分。左伤，加瓜蒌皮二钱。右伤，加大力子钱半。

腹脐下伤，加小青皮六分。

腰伤，加秦艽八分，郁金八分。

小腹背后左右伤，加怀牛膝钱半。

小便不通，加车前子三钱，福石少钱半，猪苓二钱。

大便不顺，加油当归六分，槐米三线。

大便结甚，加生军六钱，芒硝六分。

脚加木瓜二钱、川牛膝钱半。左伤再加防己钱半，右伤再加威灵仙钱半。

浮肿生风，加生苡仁三钱。

气喘，加杏仁三钱、川贝钱半、桔梗八分。

暗伤总方（服法与前明总伤方同例）：当归尾四钱，桃仁二钱，红花钱半，赤芍钱半，砂仁三钱，枳壳一钱，茜草根二钱，通草八分，广三七参一钱，粉甘草六分，陈老酒一盏同煎服。

女人，加刘寄奴钱半。

久伤上部，加三棱钱半。

下部加莪术钱半，此二味，伤再重分两再加。

接骨方法（去总方内枳壳、通草、茜草、木香、砂仁）再加川续断三钱，骨碎补三钱，五加皮三钱，秦艽三钱，自然铜三钱，醋制去毛狗脊三钱。

凡伤处仍照明治法，宜视伤处经药加之，此二法者凡遇患人明暗两伤同受者先治其重或兼治之，若明暗并重者先治其明。

药弹伤：即暗伤总方再加元参四钱，生黄芪四钱，山栀四钱，丹参三钱。

八宝丹（治一切竹木钱石火弹各破口伤）：珍珠粉（一钱六分制法以珍珠入豆腐煮如腐焦，另以腐铺下并盏上约以三炷香时为度，珠毒可去取出和药自然研得细）、朱砂（八钱研细末）、明琥珀（二两二分研细末）、白蜡（六两，此药性黏，当冲水，药末或甘石同研可也）、川黄（一两六钱研细末）、西洋参（四两研细末）、象楝皮（六两四钱，先将象皮切片，用生石膏三斤杵碎放釜中入象皮片令油去净候研得细为度）、方儿茶（二两六钱用新瓦煅去油研末）、制乳香、制没药（各二两六钱）、广三七参（二两研细末）、川黄柏、炉甘石、化龙骨、上血竭、制乳石、飞滑石、赤石（以上各四两研细末）。

以上各品另研细末存贮封紧，候诸品研齐同过绢筛再研千余转，愈细愈妙，若稍粗些不但调敷不粘且伤口要痛。

调敷法（凡遇各破伤用）：人乳将八宝丹调匀如米糊样敷之外，用羊伤菜、或瓦松、或土三七皮捣如泥封外。如重伤预用大生地一斤、川柏粉二两四钱，共捣如膏收存，用时和童便调好，待八宝丹敷毕即封其上，每日换二次，伤轻一次，如伤口四旁血已肿积，若即将原裹解开，未免血崩，急急宜用羊皮菜连同根叶，或土三七参或瓦松等物，多多捣烂厚敷其上下四旁，燥则再换，视皮皱肉白、血已归源，方可解开敷药。

还魂丹（遇重伤用此丹少许吹入鼻中，视能打嚏者可活，否则难治，一切痧症，凡遇童痧用冷茶调服即效）：白杨梅树根皮一两、过山龙藤五钱、皂角三钱、北细辛三钱、麝香三分。

右药候端午日午时口念八佛，共研细末封紧存贮。

围药方：还魂丹粗头五两，小麦粉二两，白芥子二两去油炒研细，当归尾二两去油炒研末，五加皮二两去油炒研末。右药共研细末存贮，伤重者用醋调敷。

汤火伤围药方：生军一斤，地榆炭六两，黄连六两，生石膏八两，黄柏十二两，白蝉六两，飞滑石四两八钱，花蕊石五两，寒水石六两，楂子炭一两烧红用紧气扪乌，赤石四两八钱，甘石四两八钱。右药共研细末收贮，用时以真桐油冷调厚敷患处。

第四章

传承发展

第一节 公立中医医疗机构

一、台州市中医院

（一）医院概况

台州市中医院前身是 1956 年海门中医联合诊所、海门牙科联合诊所及椒江联合诊所三家合并成立的海门区联合诊所，当时有医务人员 21 人。后改称海门区中医院，当时有医务人员 23 人，设病床 10 张，院址设在海门北新椒街大关前。

1964 年，医院搬迁至椒济巷 29 号。1966 年 11 月，改称黄岩县海门工农医院。1977 年，1265 平方米的门诊楼建成，床位数增至 95 张。1979 年 5 月更名为黄岩县中医院。1980 年 7 月，浙江省人民政府批准建立浙江省海门特区，医院随行政体制改变更名为浙江省海门特区中医院。1981 年 7 月 21 日，海门改设椒江市，医院更名为椒江市中医院 。1983 年 7 月 28 日，浙江省卫生厅正式批准同意建立椒江市中医院。1989 年 8 月 30 日，医院新址位于岩屿街上张路廊东侧，黄海公路北边地段，即现址中山西路 278 号，3100 平方米的病房楼建成。医院开始搬迁，老院区设综合病区及门诊各科，新院区设骨伤科、内科、外科三个病区及门诊各科。1994 年 8 月，台州撤地建市，椒江撤市建区，医院改称台州市椒江区中医院。1996 年 7 月 29 日，4800 平方米的门诊大楼建成开诊，医院开设六个病区，床位 221 张。1998 年 1 月 25 日，医院被评为二级甲等中医院，并保留省级文明中医院称号。1999 年 8 月 4 日，椒江区中医院更名为台州市中医院。2005 年 9 月 26 日，16 层的病房大楼落成，建筑面积 20212 平方米，开设 11 个病区，450 张病床。设内科、外科、妇产科、儿科、骨伤科、急诊科、重症医学科、针灸推拿康复科、肛肠科、眼科、口腔科、耳鼻喉科、皮肤性病科、精神卫生科、麻醉科、感染疾病科、全科医学科、疼痛科、老年病科、治未病科等科室。2011 年 9 月，医院被浙江省卫生厅评为三级乙等中医院；2012 年 11 月通过国家三级乙等中医院评审；2023 年 12 月被浙江省卫生健康委员会评为三级甲等中医医院。

2014 年 1 月，医院在一级分科的基础上，进行内科的二级分科，分别为心血管内科、呼吸与危重症医学科、消化内科、神经内科、肿瘤内科、内分泌科、肾病科、风湿免疫科，加上原已设置的神经外科、普外科。至此，医院科室齐全，初具规模。

2017 年 10 月，台州市中医院正式上收至台州市本级管理。2019 年 12 月 18 日挂牌上海中医药大学台州医院。2022 年核定床位增加至 600 张。

目前，台州市中医院是一所集医疗、教学、科研、预防、保健于一体，具有中医药文化特色优势的三级甲等中医医院，是全市唯一一家市本级中医院。为台州市中医药学会会长单位，浙江省中医医师规范化培训基地，浙江省基层中医药适宜技术示范基地建设单位。

医院占地面积 15397.7 平方米，建筑面积 37839.47 平方米，拥有 16 层病房大楼。核定床位 600 张（开放 518 张），设立 13 个病区，30 多个临床和医技科室。现有 30 多个专科，其中中西医结合感染病学科为浙江省中医重点学科；骨伤科、肺病科、推拿科、护理学为浙江省"十三五"中医药重点专科；中西医结合消化肿瘤科、针灸科、中西医结合神经内科及直接认定的骨伤科、肺病科、推拿科、护理学等 7 个学科获评台州市中医（中西医结合）重点学科。

医院集中了一批台州市较为资深的省市级名中医、中西医专家和医疗骨干，在中西医临床和科研中发挥着重要作用。截至 2022 年 12 月底，医院有职工 818 人，其中医技人员 664 人，拥有浙江省名中医 3 人，市级名中医 5 人，市级中青年名中医 7 人，市基层名中医 1 人，区级名中医 9 人。高级职称 117人，中级职称 264 人，具有研究生学历者 90 人（其中博士 2 人），硕士研究生导师 1 人，浙江中医药大学、江西中医药大学兼职教授、副教授 11 人。

医院充分发挥中医药特色优势，设有方剑乔、宋康全国名老中医药传承工作室台州站、上海市名中医岐黄学者方邦江名医工作室、浙江大学医学院附属第二医院王建安专家团队工作室、汤军省名中医工作室台州市中医院工作站、台州市名医工作室叶丽萍专家团队台州市中医院工作站、李伟林省名老中医药专家经验传承工作室、朱希法市名中医工作室等一批知名专家工作室。

医院拥有美国 GE 1.5T 核磁共振（MRI）与 16 排 32 层螺旋 CT、荷兰飞利浦 60 排 120 层螺旋 CT 与 C 臂机、德国西门子数字减影血管造影机

（DSA）、16 排螺旋 CT、奥林巴斯 CV-290 胃肠镜、支气管镜、全线飞利浦和 GE 彩超、中医红外线热成像仪等一大批先进的医疗设备。

（二）内科建设

台州市中医院自建院初期，就设有内科、外科（骨科）、牙科。内科以中医内科为主，当时开设有内科门诊和病房，病床数 10 张，内外科合用。内科医生有蒋宗翰、陈虚城、方锦山、顾雅南、黄奉辛、娄棣青、王士芳等。开展内科、儿科的多发病、常见病的中医诊疗工作。

1959 年，林希伦、彭学林、徐道春从部队转业分配到医院，医院开设西医内科，由余德风、林希伦、彭学林、徐道春等医师坐诊。开展了多发病、常见病的西医治疗工作，为医院的中西医结合科的发展作出了贡献。1961 年，李文浩、吴云娥、张宜桂、牟重新加入，师从黄奉辛医师。1963 年，潘小领、上官素华分配进院从事西医内科，大内科门诊形成中医内科、西医内科共有的格局。之后，刘普希、杨湘维相继调入我院。20 世纪 80 年代，林真寿以硕士毕业生进入医院内科。又有刘幽苹、陈波、林健、梁新晖、李伟林、牟吉荣、屈百鸣、徐天景、陈筱琪、盛淑芬、应丹松、吴冬芳、徐刚、缪平等浙江中医学院和台州卫校大专班毕业生分配或调入，科室力量不断充实，至 20 世纪 80 年代末，大内科分为中医内科、西医内科和儿科。

刘普希、林希伦、李文浩先后担任内科病区主任。1990 年，随着医院的部分搬迁，内科分设内科病区（新院址）和综合病区（老院址），内科病区由李文浩担任科主任，综合病区由林希伦担任科主任。1996 年 11 月，内科病区改为内一病区，综合病区改为内二病区。内一科主任为黄冬度，后徐佩华、颜传法任副主任，主要治疗心血管病、神经系统疾病、肾病。以中西医结合治疗心脑血管病和肾病、结石病为特色。内二科主任为李伟林，后牟吉荣任副主任，主要治疗呼吸病、消化病、内分泌代谢疾病，以治疗慢性肝病、肿瘤、糖尿病为特色。2011 年设内三病区，主要治疗肾病、内分泌疾病、风湿免疫系统疾病等。内一科主任为黄冬度，副主任为王金花。内二科主任李伟林，张君利、王才党先后为副主任。内三科主任为牟吉荣，副主任为徐佩华。为内科进一步二级分科打下了坚实的基础。2015 年 1 月 1 日正式二级分科。

（三）呼吸科

1. 概况

台州市中医院呼吸科脱胎于内二科，是浙江省"十三五"中医重点学科、台州市重点学科，浙江省名中医李伟林传承工作室建设单位。2015 年 1 月 1 日，成立呼吸感染科；2020 年顺利通过国家三级医院评审，更名为呼吸与危重症医学科。科室现开放床位 52 张，有医师 10 人，其中高级职称 4 人，博士学历 1 人，硕士学历 7 人。学科带头人为李伟林教授，他是浙江中医药大学硕士研究生导师，浙江省名中医，中华中医药学会感染病分会常委，浙江省中医药学会感染病分会副主任委员、肿瘤分会常委。学科负责人张君利主任医师是浙江省中西医结合学会呼吸病专业委员会委员。科室承担省、市级科研课题多项，发表学术论文多篇，承担国家级、省市级继续教育项目多项。

2. 优势病种与特色

（1）慢性阻塞性肺疾病（COPD）：该病根本病因是痰浊为患，痰邪伏肺，外邪引动伏痰，痰阻于肺，痰气交阻，呼吸不利，肺失宣降，故肺气胀满而发为喘满。治痰当为第一大法。以此理论，研制院内协定方化痰方、清肺方，分别治疗痰浊型、痰热型肺胀。处方用药以治痰之法贯穿治疗始终，有较好的疗效。COPD 日久发展为肺心病，肺脉瘀滞，血行不畅，气机不利，应以温通为主要治法，自拟加味桂枝茯苓丸治疗。

（2）社区获得性肺炎：基于"肺合大肠"理论提出"肺肠同治"的治法，肠道通则肺气利。以调气机、润肠道等多种方法助肺宣降。认为多重耐药菌感染肺炎应从湿浊立论，治疗上常用达原饮、温胆汤等加减。

（3）支气管扩张：认为是"小肺痈"或"肺络痈"，其病机以虚、痰、瘀、热为要，急性发作期重在痰瘀热壅，迁延期重在虚、痰、瘀，提出清、化、通、调为支气管扩张的治法纲领。

（4）肺恶性肿瘤：肿瘤的病机是由于脏腑功能失调，引起气机逆乱，加之痰浊、瘀血、癌毒积聚，日久成块。治疗过程中应兼顾中焦。治疗早期偏于理气活血，中期偏于调气散结，晚期偏于益气养阴，并将顾护中焦脾胃贯穿始终。

（5）肺部结节：肺小结节之为病，盖邪气侵袭肺脏，肺叶娇嫩，正气受损，邪气潜伏入里，或治疗不当，余邪留而不去，入里传变，客于肺络，肺气失宣，久郁生痰，痰留成瘀，郁积不化，酿生伏毒，痰、瘀、毒互结，渐生积聚，根深顽固，耗伤正气，肺络空虚，形成恶性循环，正愈虚而邪愈恋，以"虚、毒、痰、瘀"为主要病理特点。予"透邪法"治疗为特色，处方用药时着重轻巧宣散、灵动剔透、扶正祛邪。化痰、祛瘀、解毒并行，宣肺通络，透邪外出，辅以健脾补肺。科室开设"肺结节与肺肿瘤联合门诊"，为肺小结节、肺肿瘤患者提供一站式服务，对肺肿瘤整个病程进行中西医联合全程管理。

支气管镜室拥有高端进口奥林巴斯 P290 系列电子支气管镜、床旁支气管镜、内镜清洗消毒工作站等。目前可开展的支气管镜下诊疗项目有电子支气管镜检查、经支气管镜下肺泡灌洗诊疗术、经支气管镜防污染采样刷检查、经支气管镜黏膜活检术、经支气管镜下止血、经支气管镜下异物取出术等。支气管镜检查是常见的微创医疗手段，技术非常成熟，检查相对安全，并发症少，使隐藏在肺内的病变尤其是恶性病变能尽早明确诊断，为早期精准治疗提供了很好的支持。

（四）骨伤科

1. 概述

台州市中医院骨伤科是浙江省"十三五"中医药重点专科、台州市公立医院差异化发展扶持专科、上海中医药大学"石筱山伤科"联盟单位。1956 年建院初期，海门第一中医联合诊所就设有骨伤科门诊，当时医师为王启福，1958 年阮孔华进科，师从王启福。临床上对骨折患者均以中医整复术、小夹板外固定治疗为主。到 20 世纪 80 年代骨伤科力量迅速壮大，并设有病房，治疗方法也从单纯的中医整复术逐步转到整复术同手术内固定相结合。1985 年夏永璜医师调入该科，夏永璜、黄振蓉、洪明飞先后任科主任，后渐分成三个病区，骨一科洪明飞、何文全先后任主任，骨二科袁湘尧、厉匡林先后为主任，骨三科颜峰任主任。2012 年 7 月 2 日，科室被浙江省卫生厅定为中医药重点建设专科。科室现有主任中医师 4 人，副主任中医师 10 人，博士学历 1 人，硕士学历 7 人。学科带头人何文全是浙江省中医药学会骨伤科分会委员、台州市中医药学会骨伤专业委员会第六届委员会副主任委员和候任主任委员。

2. 学科特色与诊疗专长

科室继承传统中医骨伤特色治疗理念，与时俱进，不断吸收国内外先进治疗技术，中西医结合，注重微创，安全有效，精心护理，快速康复。

（1）儿童肱骨远端骨折：根据本病的损伤机制、病理变化分为 5 型更有利于指导临床。早期无损伤闭合复位是治疗本病的首选，严格要求解剖或近解剖复位，避免损伤骨骺，给予牢固而充足时间的固定等是减少畸形、恢复肘关节功能的关键。

（2）四肢骨折脱位的手法复位加夹板（石膏）固定或手术治疗：中西医结合，充分发挥中医特色，缩短骨折愈合时间，减少并发症。根据骨折患者血络受损、恶血瘀滞、营卫受阻、水湿停留而成肿账的原理，在应用活血化瘀药的同时，辅以祛湿利尿药，以缩短病程。

（3）老年人骨折的中西医结合治疗：保守治疗与手术并重，个体化诊疗，快速康复。老年人骨折往往合并骨质疏松症、多种内科基础疾病，早期存在下肢静脉栓塞，后期存在骨折延迟愈合、不愈合等风险。根据骨折三期辨证施治，早期注重活血化瘀，后期加强补肝肾、壮筋骨的治疗。

（4）风湿骨病：中医认为该病属痹证，包括现代多种风湿性疾病，临床表现极其复杂，证型杂乱，辨证治疗方法众多，难以统一，常使人迷惑不解，无所适从。虽然痹证临床所见证型复杂，虚实夹杂，但络脉痹阻是其核心病机。治疗从络辨治，活血通络、舒筋通络、搜风通络的药物首当其冲，辅以寒热为纲，气血阴阳、脏腑亏虚及淫邪实候为目，纲举目张，未尽之邪当去，正虚之体当补。以"三子五藤汤"为基本方，取得了较好的临床效果。临证关键是辨其何主何从，灵活辨证用药，药随证变，不必拘泥于一证一方。从络治痹，能执其牛耳，统领全局，执简驭繁，层次清晰，简明实用，针对性强，组方用药容易掌握。从络辨治，既沿袭了传统辨证方法，又符合痹证的自身规律。

（5）软组织损伤的多模式治疗：在中药内服的基础上，将大黄、侧柏叶、薄荷等研粉外敷，可起到快速消肿的作用。另外，根据损伤的类型，采用针刀和体外冲击波，对骨伤科疼痛疾病的治疗具备创伤小、不良反应少、见效快的特点。

（6）绝经骨质疏松症：中医学认为肾为人体先天之本，脾胃为后天之本，肝肾同源，肾藏精，主骨，主生殖；绝经后生殖功能衰退，加之后天失养、气血运行不畅，易致肾精不足，骨质疏松，故发为本病。肾虚为病之源，肝郁、脾虚、肝血不足与其密切相关。临床实践中也发现，许多女性患者在绝经后的数年中，大部分都存在明显的肝郁脾虚现象，同时发现此类患者的骨密度较同龄正常女性而言明显偏低。逍遥丸具有疏肝解郁、健脾养血之功，诸多现代药理学研究和临床实践均表明逍遥丸对绝经后激素水平的调节具有积极的作用，疗效确切。

（7）中药辅助开展现代诊疗技术：常规开展骨质疏松性脊柱骨折的骨水泥成形术，颈腰椎间盘突出症、椎管狭窄症的椎间孔镜手术和椎间融合手术，肩、髋、膝人工关节置换术，肩、膝关节疾病的关节镜手术等，中医药全程参与围手术期治疗，具有并发症少、住院时间短、手术效果好的特点。

另外，科室还承担了多项市级课题，发表了多篇有影响力的SCI及中文核心期刊论文，拥有博士和硕士多名。

（五）推拿科

1. 概述

台州市中医院推拿科是浙江省"十三五"重点专科建设单位、浙江省脊柱侧弯中西医诊疗专科联盟首批成员单位、台州市市级重点学科建设单位，设有台州市名老中医专家朱希法传承工作室。科室目前拥有床位 30 张，医护人员 12 人，其中高级职称 3 人，中级职称 7 人，具有研究生学历 6 人。科室目前可以开展 18 项中医专科特色技术，拥有 3 项市级课题，发表 10 余篇论文。设置专科门诊诊室 3 间，门诊综合诊疗室 1 间，并设有小儿推拿专科门诊 1 间。

1983 年 10 月，朱希法为针灸推拿科副主任。2000 年，开设理疗科，由针灸推拿科统一管理，并设住院床位，科主任为朱希法。推拿科人员有朱希法、石普斌、任士君、李琳萍等。近些年，在医院的大力扶持下，科室得到快速发展。直至 2022 年 7 月 19 日，推拿科正式分科，姜伟强任科主任，郑嵩为副主任。推拿科先后被评为浙江省"十三五"重点专科、台州市重点学科、浙江省中医住院医师规范化培训基地推拿专业基地，台州市中医药适宜技术培训基地。

2. 优势病种及诊疗特色

目前，科室有神经根型颈椎病、椎动脉型颈椎病、腰椎间盘突出症 3 个优势病种，在同级医院中，无论疗效还是患者收治数量均处于领先地位。同时，科室在原优势病种逐年增加的基础上，仍致力于挖掘新的优势病种，如面瘫及耳鸣耳聋等。

在科室建设上，有明确的发展方向及学科分工，并逐渐形成以下 3 个学组。

（1）脊柱侧弯学组：开展推拿科常规技术，并将高难度的中医经筋理论与螺旋连接技术相结合，提高治疗水平，进行脊柱侧弯早期干预、青少年期综合治疗、后期康复等防治结合的工作；发挥中医药优势，门诊提倡推拿手法、中药辨治、辨证论治脊柱相关疾病等。研究颈源性相关疾病，治疗眩晕、失眠等常见病。培养医师学习整脊手法和肌筋膜理论吸收转化技术。

（2）小儿推拿学组：常规开展小儿常见病治疗，进一步掌握推拿优势病种等较高质量的治疗体系，发挥中医药优势，开展穴位贴敷、中药外治法治疗小儿常见优势病种（如小儿斜颈、小儿腹泻等）、中药辨证论治反复呼吸道感染等。培养医师研究妇科、儿科优势病种及推拿手法。

（3）结构针灸学组：开展推拿科常规手法技术，如疏解少阳法治疗耳鸣耳声等。发挥中医药优势，开展温透、热敏灸、经筋手法治疗膝关节退变、足跟痛、睡眠障碍等疾病。运用中药辨证论治睡眠障碍等，发挥手法与中医药结合的优势。

（六）护理部

台州市中医院护理部为浙江省"十三五"中医药重点专科，护理学为台州市中医重点学科。护理部现为浙江省中西医结合医联体护理联盟成员、国家中医药适宜技术推广台州基地骨干科室、四川省峨边县中医医院护理对口支援部门。学科带头人王秀蓉，主任护师，台州市中医院党委委员、护理部主任，首届全国中医护理骨干人才，台州市中医药学会护理分会副主任委员，浙江省中医药学会护理分会第四届委员会委员，台州市护理学会第七届理事，椒江区护理学会副理事长，中华中药学会中医护理传承与创新发展共同体第一届委员会委员。主办省、市级继续教育班，主持区级课题2项，参与市级课题多项，发表论文数篇。2017年在四川峨边县中医医院建立工作室，2018年到新疆阿拉尔市人民医院开展讲座、义诊及中医适宜技术培训等。

台州市中医院护理学科团队有高级职称13人，占比4.20%；中级职称112人，占比36.25%；大专及以上学历者301人，占比97.41%。定期安排护理骨干到上级医院，如浙江省立同德医院、浙江省中医院、上海中医药大学附属龙华医院、广东省中医院等进修学习。另外，团队还有全国中医护理骨干护士2人，省中医护理优秀人才2人，省级以上专科护士17人、中美硕士班结业1人、浙江省医疗质量管理评价员8人。

近3年，护理部获得市级立项科研课题2项、市科协课题立项2项、区科协课题立项5项、院级课题9项。发表学术论文32篇。

近5年，护理部举办省级继续教育项目1项，市级继续教育项目2项，与浙江中医药大学合办2期台州市中医护理骨干能力提升班，1期中医护理适宜技术培训班，辐射20余家医疗单位，共培养200余名市级中医护理骨干，近800余人参与学习班。

（七）肝病专科（中西医结合感染病学科）

台州市中医院肝病专科门诊于1992年建立，采用中西医结合治疗急慢性肝炎、肝硬化腹水、肝纤维化、脂肪肝、酒精性肝病、肝癌等各种肝病。2001年，科室被确定为椒江区重点医学学科。2003年，肝病专科被浙江省卫生厅确定为省中医重点专科建设单位。2012年，以"中西医结合感染病学"申报省级中西医结合重点建设学科，同年8月，浙江省卫生厅予以确认，重点研究肝病和呼吸系统感染性疾病的中西医结合治疗，学科带头人李伟林为浙江省中医药学会肝病分会第一届至第四届副主任委员，浙江省中医药学会感染病分会第一届至第三届副主任委员。科室以中西医结合治疗各种肝病、呼吸系统感染性疾病、各类发热性疾病为特色。肺系疾病和慢性肝炎在中医病机和治疗上亦有共通之处。如肺系感染和病毒性肝炎都属外感性疾病，慢性阻塞性肺疾病、肺纤维化和肝硬化均为慢性炎症伴组织学纤维化，肺癌和肝癌都是恶性肿瘤。科室开设了肝病门诊、发热门诊、咳嗽门诊、呼吸病门诊、肺肿瘤门诊等特色门诊，慢性乙型肝炎、肝硬化、原发性肝癌、肺部感染、肺癌等疾病列入科室优势病种。

由于本学科业务发展势头强劲，业务量迅速增长，床位由于业务量上升而不断增加，2011年7月由原来一个楼层增至两个楼层，由同一个团队管理运行至2014年底。2015年因住院患者和重危患者较多，分成两个病区，每个病区设置床位46张，一个病区重点研究呼吸系统感染病和肝炎，为呼吸感染科；另一病区重点研究肝硬化、肝癌和消化道肿瘤，为消化肿瘤科。

（八）消化肿瘤科

1. 概述

台州市中医院消化肿瘤科脱胎于内二科，于2015年5月11日成立，2020年成为台州市中医重点学科，现有医生12人，其中主任医师4人，硕士学历7人，总床位数60张。学科带头人李伟林教授为硕士研究生导师，浙江省名中医，浙江省中医药学会肿瘤分会副主任委员。王才党为科主任，喻春红为副主任兼内镜中心主任。内镜中心目前拥有国际先进的奥林巴斯系列主机2台、电子胃肠镜8条、幽门螺杆菌测试仪等设备。目前常规开展电子胃肠镜检查、内镜下息肉切除、早癌切除、消化道置管及支架植入术、内镜逆行胰胆管造影术、内镜下止血、内镜下痔疮套扎术等内镜治疗技术。台州市中医院作为椒江区胃早癌、结直肠癌筛查定点医院，内镜中心承担着区消化道早癌及癌前病变筛查的任务。

2. 优势病种与特色

（1）萎缩性胃炎：该病属于中医"胃痛""痞满"等范畴。该病发病初期实多虚少，以实证为主，后期虚实夹杂，以虚证为主。中焦气机不利，脾胃升降失常导致肝胃不和，脾胃虚弱，胃络瘀阻是该病的基本病机。治法上以活血散瘀、疏肝理气、健脾消痞为主，宏微并治，科室研制"胃痞方"治疗本病，有较好的疗效。

（2）结直肠癌：肠癌多为湿热毒邪蕴结肠道，日久成积，以脾虚为本，湿热毒邪为标，扶正祛邪贯穿病程始终。对于正气不衰者，多以清热祛湿解毒为大法，以白头翁汤加减，酌加红藤、败酱草、马齿苋等清热祛湿解毒之品；对于正气不足者，加用健脾补肾之品扶助正气，使用虫类药物活血通络止痛。

（3）肝恶性肿瘤：前期多为情志不舒，气血交阻，后期多为正气亏虚，痰湿、瘀血互结成瘤，长之弥坚，郁而化火，溃而成毒，故先期患者多予疏肝解郁，兼清热活血以治癌，后期多以健脾益气、利水化湿、温阳通络、软坚散结、清热解毒，佐以虫类搜剔，清络中余邪。

（4）大肠息肉："息肉"一词首见于《黄帝内经》，"息"取之气息、呼吸之意，表示结肠息肉由气机流通不畅而致的病机，"肉"取之"宿肉"之意。大肠为六腑之一，既可反映疾病病位，又可提示此病的发病与肠腑之通降、气机之顺逆密切相关。本病主要分为寒湿瘀滞证、湿热瘀阻证、气虚血瘀证三个证型。治疗主方选用李伟林教授的经验方——翁秦消蕈汤，该方是在"肠息肉多从湿热论治"观点指导下，根据息肉本虚标实、虚实夹杂的病机特点，以清热化湿、凉血祛风为大法，在治疗肠道湿热经典方剂白头翁汤的基础上，加入党参、防风、生白术、乌梅、马齿苋、菝葜等，以扶正与祛邪并用的思路为基础而拟定的新方。

（5）便秘：以气血阴阳辨证老年患者便秘，考虑年老者胃气不足，阴虚津亏，夹杂肾阳虚损，且多久卧久坐，久卧伤气，久坐伤肉，加重正气亏虚，粪便壅滞于肠，化燥化火，且阴虚津亏，虚火灼肠，迁延日久，每况愈下。故治以健脾益气、滋阴降火，佐以补肾温阳，补气以运肠胃，增液以行燥屎，温阳以畅气机。

（6）肠易激综合征：该病病程较长，用药时有效，停药即复发，影响患者生活质量。应审察病机，无失气宜，做到谨守病机，各司其属。我们认为脾肾阳虚乃久泻病机之根本，科室研制出肠易激泄泻方治疗腹泻型肠易激综合征，此方能脾肾双补、温中助阳，疗效良好。

（九）脑病科

1. 概述

台州市中医院脑病科脱胎于内一科，成立于2014年，2020年成为台州市中医重点学科。由应丹松主任中医师担任科主任至今，科室建立了较为完善的人才梯队，现有医师9名，主任医师1人，副主任医师2人，主治医师3人，硕士学历5人，床位50张。学科带头人应丹松为中国医师协会中西医结合医师分会神经病学专业委员会委员、中华中医药学会心身医学分会委员、浙江省中医药学会脑病分会委员、浙江省中医药学会老年病学分会常务委员、浙江省中西医结合学会神经内科专业委员会睡眠医学组副组长、台州市中医药学会脑病专业委员会副主任委员。2018 年 7 月，以科室为核心进行多学科合作，成立台州市中医院卒中中心。2019 年成立台州市中医院睡眠医学中心，建设有标准睡眠检查室。2021 年在医院支持下由科室牵头，与浙江省立同德医院睡眠医学中心及本地区内近 20 家街道卫生服务中心、乡镇卫生院合作，成立台州市中医院中医医联体睡眠医学联盟。目前科室开展的重点研究病种有急性脑梗死、睡眠障碍、帕金森病、眩晕综合征、腔隙性脑梗死、脑梗死后遗症期等。科室定位明确，始终坚持"中医为体，西医为用，中西结合"的诊疗理念。

2. 优势病种与特色

（1）脑梗死急性期：中风病急性期以风、火、痰、瘀为主要病机，而缺血性脑梗死以风、火、痰为要，以燥湿化痰、醒神开窍法为中风急性期中脏腑的基本治疗方法，以息风化痰通络、滋阴息风法为中风急性期中经络的基本治疗方法，有较好的疗效。其中对运用醒脑开窍针法配合神经功能重建系统治疗卒中后痉挛性瘫痪有丰富经验。

（2）脑梗死后遗症期：中风病恢复期以虚为先，风、痰、瘀相互为病，治以祛风除痰、活血化瘀，用王清任的补阳还五汤加减，旨在补益气血、化瘀补虚，气能行血，血行风自灭。方邦江名医工作室在我院落地后，学习方邦江教授"截断扭转"之法，以复元醒脑汤治疗中风患者，收效显著。

（3）腔隙性脑梗死：以局灶性缺血性脑病为主，以眩晕为首要症状，病机责之痰湿、痰瘀、阴虚，将中医辨证论治和辨病论治相结合，采用中西医结合的方法，自拟院内协定方眩晕 1 号方、眩晕 2 号方，结合耳穴压豆、穴位贴敷等疗法，取得了良好的疗效。

（4）眩晕综合征：是以眩晕为主要表现，而头部检查未见器质性病变的一类疾病。其病机以虚为主，证型不外阴虚阳亢、痰浊内蕴、气血亏虚、肾精不足。将中医辨证论治和辨病论治相结合，在院内协定方眩晕 1 号方、眩晕 2 号方的基础上侧重标本兼治、补虚泻实。

（5）睡眠障碍：不寐的病机复杂、中医证候类型多，科室开设失眠专科门诊多年，总结地域患者特点，分为肝火扰心、痰热扰心、心肾不交、心脾两虚、心虚胆怯、肝郁气滞等证型，善于运用疏肝安神、养心清热等治法，中药配合针刺、颈部安眠枕、耳穴压豆、穴位贴敷、中药泡脚等方法综合治疗。

（6）帕金森病：以滋补肝肾、通络解毒为主要治法，在西医治疗的基础上运用中药、针灸、推拿、康复训练等综合疗法治疗帕金森患者非运动障碍症状，与西医优势互补。

近5年，在科研方面，科室获得市级科研课题2项，区级科研课题2项，院内课题2项，发表论文10余篇，开展院内新技术、新项目7项。在教学方面，承担江西中医药大学、浙江中医药大学的临床教学任务。

（十）针灸科

1. 概述

台州市中医院针灸科为台州市重点学科建设单位。科室设有台州市名老中医专家朱希法传承工作室。科室目前拥有医务人员8人，其中高级职称3人，中级职称3人，具有研究生学历5人，床位20张。目前可以开展18项中医专科特色技术，拥有4项市级课题，发表论文10余篇。科室设置专科门诊诊室3间，门诊综合诊疗室2间。

台州市中医院建院之初，就有蒋宗翰先生针药并用治疗面瘫和痹证，在当地有一定影响力。后针灸科由吴云霞负责，张宜桂、贺培（兼预防保健工作）加入。1981年张宜桂任针灸科副主任。1983年10月，合并推拿科成立针灸推拿科。针灸工作人员有张宜桂、吴菊卿等。1989年，罗建国任针灸推拿科副主任。1997年，朱希法为针灸推拿科副主任。2022年针灸科与推拿科分开，由姜伟强任科主任和学科带头人，郑肖、谢秀俊任副主任。郑肖为浙江省医坛新秀，台州市高层次人才特殊支持计划人选，入选全国中医临床特色技术传承骨干人才培训项目（第三期）。针灸科在"十三五"期间为台州市重点学科建设单位，浙江省中医住院医师规范化培训基地针灸专业基地，台州市中医药适宜技术培训基地。

2. 优势病种与诊疗特色

目前，科室有面瘫、颈椎病、腰痛（腰椎间盘突出症）3个优势病种，在同等级医院中，无论疗效还是患者收治数量均处于前列。同时，科室在原优势病种逐年增加的基础上，仍致力于挖掘新的优势病种，如耳鸣耳聋、鼻炎等。特色疗法上有方剑乔工作室针灸治痛疗法，陈日新工作室指导开展热敏灸疗法、埋线疗法、结构针灸疗法等。

在科室建设上，有明确的发展方向及学科分工，并逐渐形成以下3个学组。

（1）面瘫学组，在周围性面神经麻痹不同时期采取不同疗法，如毛刺治疗急性期周围性面瘫、穴位埋线治疗顽固性面瘫。

（2）耳鸣耳聋学组，在突发性耳聋和躯体感觉性耳鸣上，运用疏解少阳配合整骨治疗不同阶段的耳鸣耳聋。

（3）失眠（睡眠障碍）学组，运用皮内针经耳穴刺激迷走神经治疗失眠技术。

（十一）儿科

1. 概述

台州市中医院在 1956 年建院之初就开展了儿科多发病、常见病的诊疗工作，1959 年开设西医内科，内设儿科，有医师 1 名。1986 年 8 月开设中医儿科门诊，陈筱琪为专职医师。1987 年底，吴冬芳调入我院，任儿科医师。2000 年，医院引进宋春献，增强了儿科力量，并开设西医儿科门诊，同时开展儿科急诊与新生儿的抢救工作。2001 年，台州市立医院儿科主任王华珍调入台州市中医院，任副院长兼儿科主任，之后又分配丁珊、廖伟荣、叶卫平等人加入儿科，并开设了儿科病房，引进德国百瑞物化泵、新生儿光疗暖箱、远红外线辐射式新生儿抢救台、CPAP 呼吸机、经波黄疸仪、心电监护仪等新设备，设有床位 12 张。科室一直坚持中医药传统疗法在治疗儿科疾病中的运用，采用中药汤剂、中药灌肠、小儿推拿按摩、穴位敷贴等方法治疗小儿哮喘、小儿腹泻、急性特发性血小板减少症、疳积、厌食、便秘、反复呼吸道感染、多动、抽动症及儿科的一些疑难杂症，取得了较好疗效。2013 年 8 月 27 日，科室被台州市卫生局确定为中西医结合重点扶持学科。目前，科室开放床位 12 张，有医师 10 人，其中高级职称 4 人，副高职称 1 人，主治医师 5 人（其中硕士学历 1 人）。学科带头人陈筱琪教授为台州市名中医、台州市中医药学会儿科学组组长。学科负责人丁珊主任医师是江西中医药大学兼职副教授、全国首届西学中骨干人才培养对象、浙江省中西医结合学会儿科专业委员会委员。科室承担市级科研课题多项，发表学术论文多篇，承担市级继续教育项目多项。

2. 优势病种与特色

（1）小儿哮喘：根本病因是外来因素作用于内在因素的结果，主要因痰饮内伏而诱发。发作期以邪实为主，痰随气升，气因痰阻，相互搏结，阻塞气道，宣肃失常，而出现呼吸困难，气喘哮鸣。治痰当为第一大法。而临床以寒性哮喘及热性哮喘为多，故以小青龙汤、麻杏石甘汤合葶苈丸为主方。治痰应贯穿哮喘治疗的始终，有较好的疗效。反复哮喘易成虚证，继而以补益肺、脾、肾为主。而科室自主研制的冬病夏治穴位贴敷疗法针对性强，疗效较好。

（2）小儿紫癜：多为外感时邪引发伏热而成。风热之邪由表入里，入营入血，迫血妄行，络脉损伤，血不循经。阳络伤则血外溢，阴络伤则血内溢，外溢则为吐衄，内溢则为便血、尿血，溢于皮肤则为发斑，瘀而不行则为蓄血。临床以风热伤络、血热妄行为多，故以银翘散及犀角地黄汤为基础方。

（3）小儿泄泻：常见病因有外感、食伤、正虚等。病变脏腑主要为脾胃，其共同的病理变化是脾主运化功能失常，脾胃升降失司，精华糟粕不分，清浊合而下流，形成泄泻。故治疗泄泻应以运脾化湿为基本法则。暴泻治以清肠化湿、散寒化湿、消食化乳，久泻、虚泻治以健脾化湿、温阳化湿。科室自主配制的颗粒剂穴位贴敷治疗泄泻，效果得到肯定。

（4）小儿乳蛾：风温客热，首先犯肺，化火循经，上逆入络，结聚咽喉，肿如蚕蛾。治疗当分寒热、表里，但总不离解毒利咽之法。

（5）小儿咳嗽：以外感居多，先分寒热。外感分寒，束于肌表，郁于皮毛，寒邪袭肺，肺气不得宣畅，发为风寒咳嗽；风热时邪伤于肺卫，卫气郁遏，肺失清肃，气逆而上则咳嗽不爽，呈风热之象。予透邪法治疗，处方用药着重轻巧宣散、灵动剔透、扶正祛邪。透邪、化痰并行，宣肺通络，透邪外出。

（6）肺风痰喘：肺风痰喘之为病，盖因外邪侵袭、肺气郁闭所致。邪气闭阻于肺，水道通调失职，水液输布无权，留滞肺络，凝聚为痰，或温热之邪，灼伤肺津，炼液成痰，痰热交阻，壅盛于肺，则发为病。以宣肺平喘、清热化痰为基本治法。

二、温岭市中医院

（一）医院概况

温岭市中医院创建于1953年，从一个城关镇中医联合诊所，发展成为一所集医疗、教育、科研为一体的三级甲等中医医院，是浙江中医药大学附属医院、上海中医药大学附属龙华医院台州分院、上海中医药大学研究生联合培养基地。医院建立了石学敏院士工作站，拥有国家级中医重点专科推拿科，省级中医重点学科脾胃病学，省级中医（中西医结合）重点专科胸外科、肛肠科和护理部，台州市级中医（中西医结合）重点学科妇科、脑病科、针灸科，温岭市医学重点学科群中医内科学。上海中医药大学附属龙华医院托管了科室的中医肿瘤科、中医肾病科。近年来，医院荣获了全国中医药文化建设先进单位、全国重点中医院建设项目单位、全国中医护理先进集体、全国中医"冬病夏治"先进集体、全国中医"治未病"预防保健服务试点单位等多项国家级荣誉。

医院现有职工 1000 余人，其中医务人员 882 人，高级职称 174 人，硕士及以上学历 80 余人，享受国务院政府特殊津贴专家 1 人、全国老中医药专家学术经验继承工作指导老师 1 人、浙江省医坛新秀 1 人、台州市名医工作室领衔人 2 人、省市各级名中医 21 人，全国基层名老中医药专家传承工作室 1 个。医院设本部和南屏两个院区，核定床位 800 张，开设 18 个病区，设 30 余个临床和医技科室。医院拥有西门子 1.5T 核磁共振、菲利浦 16 排螺旋 CT、西门子数字减影血管造影（DSA）、奥林巴斯全自动生化分析仪、雅培全自动免疫分析仪等医疗检查设备。还配备了中医药熏蒸治疗仪、多功能艾灸仪、全自动按摩仪、日本由企画推拿床、中医治未病四诊仪、中药灌肠机、电脑骨伤治疗仪等百余台中医诊疗设备。医院以核心技术带动学科发展，常规开展精准肝叶切除术、精准肺叶切除术、膀胱切＋回肠原位新膀胱术、前列腺癌根治术、经皮肾镜碎石取石术、肩关节镜手术、PPH 手术治疗混合痔等高难度手术。外科系统腔镜手术遍地开花，10 多项腔镜高难度技术引领学科发展潮流。各种选择性冠状动脉造影术、冠脉造影支架植入和起搏器安装、急性心肌梗死急诊 PCI、肝癌、下肢动脉硬化闭塞症等介入技术和肿瘤常规化疗技术全面开展。前列腺恶性肿瘤手术例数位居全省中医系统首位，血管外科胸腹主动脉瘤、颈动脉等支架植入新技术手术数量位居台州前列。医院注重中医特色发展，中西医结合治疗中风、腰椎间盘突出症、颈椎病、肝病、肾病、肛肠、骨科、泌尿、肿瘤外科等疾病，设立治未病中心，擅长中医药辨证施治，调理强身，开展冬病夏治、冬令膏方、中医适宜技术及中医体检等项目，在温岭及周边地区有较高知名度。

近年来，医院共立项省部级、厅局级、县市级科研项目 80 余项，多项课题获省市各级政府奖励。发表论文 600 篇，其中 SCI 14 篇，获批国家发明专利及实用新型专利 90 余项；开展新技术新项目 160 余项，涵盖 10 多个学科。近几年，权威机构（香港艾力彼医院管理研究中心）选取医疗技术、医院运行、品牌诚信、学术影响力等指标进行建模分析，综合评估得出全国县（市）级中医院竞争力排行榜，医院连续多年位列全国前八强、浙江前三强。

（二）推拿科

温岭市中医院推拿科是浙江省针灸学会微针刀专业委员会主任委员单位，浙江省中医药学会推拿分会副主任委员单位，台州市针灸推拿质量控制中心挂靠单位。2004年被列为浙江省中医重点建设学科，2007年被列为国家级农村中医特色专科（颈椎病推拿专科）建设单位，2012年被国家中医药管理局列为"十二五"国家级中医重点专科建设单位，是台州市首个国家级中医重点专科，技术力量、医疗设备等处于全省领先地位。入选2014年浙江省中医药优势病种（颈椎病）建设项目，是石学敏院士台州工作站挂靠科室。

学科带头人李正祥为医院党委书记，兼任浙江省针灸学会微针刀专业委员会主任委员，针推结合专业委员会副主任委员，浙江省中医药学会推拿专业委员会副主任委员、中医外治专业委员会副主任委员，台州市针灸推拿专业委员会主任委员，温岭市中医药学会会长。

科室秉承了传统中医学精华，结合现代医学科技，辨证论治，开展"石氏"针灸、成人推拿、小儿推拿、冬病夏治、冬病冬治、冬令膏方、小针刀、微针刀、揿针、穴位注射、中药熏蒸、刺络放血、针灸美容、穴位埋线、线雕疗法等中医特色疗法。擅长大推拿整脊疗法、脊柱微调手法、三小手法等特色推拿手法及微针刀、腹针、筋针、埋线等特色针灸技术治疗腰椎间盘突出症、颈椎病、肩周炎、膝关节炎、腕管综合征等脊柱关节疾病和面瘫、突发性耳聋、过敏性鼻炎、消化功能不良、失眠及减肥等疾病，在台州地区具有较高的知名度。

近5年，获省市级课题20余项，其中10多项获得台州市、温岭市科技进步奖。发表论文60余篇，主编和参编著作8部。

（三）肛肠科

1. 概述

温岭市中医院中西医结合肛肠科是浙江省"十三五"中医药重点专科，首批台州市重点专科，台州市徐道绳名医工作室建设单位。医院创建于1985年，2000年开设独立病区，2008年成为台州市首批重点专科，2019年成为浙江省"十三五"中医药重点专科，是台州市医学会肛肠外科分会主任委员单位。科室有床位31张，学科带头人徐道绳教授是台州名医，上海中医药大学、浙江中医药大学硕士研究生导师，浙江省卫生高层次人才（首届医坛新秀），中华中医药学会肛肠分会常委，浙江省医学会肛肠外科分会常委，浙江省中西医结合学会围手术期医学专业委员会副主任委员，台州市医学会肛肠外科分会主任委员。

科室中医传承于丁泽民（丁氏痔科）学术思想和临证经验，具体学术思想为顺应肛肠生理功能的节律思想，重视风、湿、燥、热致病的发病思想，强调内外结合、综合辨证的整体思想，坚持继承中不断发掘的创新思想，力主拔根塞源、护肛温存的微创思想；具体临证经验有强调局部望诊、重视肛门指检、挂线方法的选择和技巧、结扎疗法的应用和创新、内外并治的合理应用、肛门功能性疾病的辨证、肛门微创术的应用。

2. 优势病种与特色

（1）自动弹力线套扎术治疗混合痔：是一种微创新技术。具有手术创伤小、疼痛轻、恢复快等优点。

（2）虚实结合挂线法治疗高位肛瘘：是一种疗效确切，具有中医特色的手术方法，能减少损伤，保护肛门功能。

（3）中药、针灸结合生物反馈治疗便秘：根据功能性便秘的辨证分型，即胃肠积热证、肝脾不调证、肺脾气虚证、肝肾阴虚证、脾肾阳虚证，予以不同方药；加针灸治疗，分主穴和辨证配穴；再加生物反馈综合治疗。这是科室的特色疗法，在慢性便秘患者的治疗中取得了很好的效果。

（4）肛肠科手术的无痛化管理：术前充分准备，术中微创处理，术后镇痛治疗，另加中医外治。如：①腕踝针取两侧下6区针刺治疗以达行气止痛之效。②取神阙、两侧天枢、两侧大横，用实秘膏贴敷，以达泻下通便之效。③艾灸次髎以达行气通便之功效。耳穴压豆取神门、直肠、肛门、三焦，以疏通经络、调节脏腑、镇静止痛。

科室承担了多项省市级课题，发表多篇有影响力的SCI及中文核心期刊论文，出版多部专著，荣获多项发明专利和实用型专利，培养硕士研究生多人。

（四）脾胃病科

1. 概述

温岭市中医院脾胃病科成立于1991年，2012年成为浙江省中医药重点学科建设单位，2018年成为浙江省"十二五"中医药重点学科。

科室学科带头人陆维宏主任医师为台州市名中医，曾任浙江省中医药学会脾胃病分会副主任委员。程胜平主任医师任浙江省中医药学会脾胃病分会副主任委员、中华中医药学会脾胃病分会委员、台州市医学会消化及内镜分会委员、温岭市医学会消化及内镜学组副组长。

科室有三个研究方向：①胃肠动力障碍和功能性胃肠病的中西医结合诊治。②难治性消化系统疾病的中西医结合诊治。③脾胃病中医外治法的临床实践与总结。

科室坚持"中医要领先，西医不落后"的理念，发扬中医药治疗脾胃病的优势，确定中医优势病种，建立中西医结合单病种诊疗规范，实施10余个病种的中医临床路径，开展消化内镜治疗技术、消化道出血介入止血术、消化道肿瘤介入治疗、经颈静脉肝内门体分流术（TIPS）等多种技术。

2. 主要特色

（1）中医药治疗幽门螺杆菌感染：采用陆维宏主任医师经验方治疗幽门螺杆菌感染，本方由芩连温胆汤合槟马厚苡仁汤组成，可清热化湿、理气止痛、清除幽门螺杆菌、促进溃疡愈合。该方配合西药，可提高幽门螺杆菌根除率，减少不良反应。

（2）中西医结合治疗消化性溃疡：在四诊的基础上，结合胃镜、病理等检查，将客观化、微观化指标与辨证相结合，多角度诊断认识溃疡病。将辨证与辨病相结合，在辨证基础上结合辨病用药，使用具有调节动力、抑酸护膜、缓急止痛、清除幽门螺杆菌、活血化瘀的中药。注重防治结合，可提高溃疡愈合质量，防止复发。

（3）中西医结合治疗胃食管反流病：本病以脾胃虚弱为本，肝郁、痰浊、湿热、食滞为标，久病可兼血瘀。治疗当标本兼治，以疏肝和胃、通腑降逆、健脾泻肺、降气化痰为大法，运用经验方参桑半佛汤结合西药治疗胃食管反流病，特别是难治性胃食管反流病，取效满意。

（4）中西医结合治疗功能性消化不良：脾虚气滞为该病的基本病机，宜标本同治，以健脾理气法为基本治法。辨证与辨病结合，在辨证施治的同时，根据理化检查结果，针对反流、胃排空障碍、幽门螺杆菌感染等灵活应用通降气机、活血化瘀药物及虫类药物，合理使用中药以宁心养心、安神解郁，常用经验方合夜汤治疗功能性消化不良，取得较好疗效。

（5）内镜直视下喷洒中药汤剂治疗上消化道出血：采用内镜下喷洒自制的复方石榴皮五倍子诃子液治疗上消化道出血，镜下止血率高，可缩短上消化道出血住院时间，不良反应少，临床疗效优于单纯西药。

（6）中医外治法治疗脾胃病：开展穴位敷贴、腕踝针、耳针、艾灸、按摩、针刺、穴位注射、刮痧、中药足浴、中药灌肠、中药离子导入、葫芦灸等10余种中医特色外治疗法，与中医内治法相结合治疗脾胃病。

脾胃病科承担各级科研课题多项，在各级期刊发表论文数十篇，举办多次省市级继续教育项目。

（五）护理部

温岭市中医院护理部是浙江省"十三五"中医药重点专科建设单位，台州市中医护理质量控制中心挂靠单位，积极推动了台州市中医护理质量提升。学科带头人张香云是硕士研究生导师，浙江省中医药学会护理分会常委，浙江省护理学会中西医结合护理专业委员会委员，台州市中医护理质控中心主任，台州市中医药学会护理分会主任委员。护理团队先后荣获"全国第二届中医护理先进集体""全国护理专利发明创造集体三等奖"，连续两次荣获"浙江省中医护理综合技能竞赛团体二等奖"。

目前护理部有 400 余人，注重专科护士的培养，省级及以上专科护士占全院护士总人数的 9.2%。其中，全国中医护理骨干人才 1 人，浙江省中医护理骨干人才 1 人，浙江省中西医结合护理专科护士 3 人，浙江省中医护理优秀人才 1 人，广东省中医专科护士 5 人。学科带头人张香云荣获首届中华中医药学会中医护理技术创新大赛第三名、浙江省中医护理技术创新大赛一等奖，在首届浙江省护理创新大赛及护理创新人才评选中获护理创新人才奖。

国家中医药管理局发布的 52 个优势病种中医护理方案中，护理部有 47 个病种在实施。非常注重中医护理技术的传承及创新，发挥中医护理在围手术期快速康复中的作用，全院开展的中医护理技术有 60 余项。创建不同专科的"一证一品"专科护理病房，达到提升护理服务能力、提升中医专科护士决策力、提升住院患者就医体验、提升中医专科护理学术水平的目的，努力打造专业化的中医特色护理服务品牌。"基于辨证施护和中医外治干预"的内科住院患者便秘管理项目，荣获浙江省护理质量持续改进项目竞赛三等奖。

创新中医护理教学模式，将"人形图"结合"思维导图"应用于中医护理查房，从中医护理辨证施护内涵出发而创作，具有独创性。该原创护理教学作品"中医护理查房（眩晕）""中医护理查房（便秘）"2 项人形图结合思维导图教学查房被国家版权局授予作品登记证书。中医护理技术培训项目 TCM-Mini-CEX 引入中医临床培训考核中的三大重点望闻问切、辨证思路、护理技能中，凸显了中医特色，是中医临床考核模式改革的一项重大突破。

2016 年来，以"护理共识营""世界咖啡馆活动"为载体，创新护理单元管理模式，构建基于平衡计分卡的目标管理模式，锁定护理敏感质量指标的管理，通过定量评价与监测创新护理质量管理，管理经验在多家医院推广。

近年来，护理部主持厅局级课题 2 项，市级课题 6 项。发表 SCI 论文 2 篇，中文核心期刊论文 80 余篇，参编著作 1 部。获国家发明专利 2 项，实用新型专利 50 余项，外观设计专利 4 项。获国家版权作品登记 4 项。

（六）脑病科

1. 概述

温岭市中医院脑病科成立于 1996 年，是台州市中医中风病诊治中心、台州市中医重点学科、石学敏院士工作站台州站挂靠科室、彭氏眼针浙江省基地、温岭市首家卒中防治中心。目前，科室有住院床位 50 张，学科带头人陈亨平为主任中医师，硕士研究生导师，台州市名中医。

科室以"中医为主体、中西医联合"为特色，继承和发扬并举，突出临床能力建设，密切关注跟踪国内外相关专业领域新进展，坚持发展创新具有本科室特色的诊疗方法，对于脑血管病、帕金森病等运动障碍性疾病，重症肌无力等免疫介导性疾病，神经系统脱髓鞘、癫痫等脑发作性疾病，眩晕、难治性头痛、睡眠障碍、脊髓及周围神经病、神经系统变性类疾病，以及多系统萎缩、小脑性共济失调等疾病的诊治具有鲜明的中医特色和较好的临床疗效。

2. 特色诊疗

急慢性脑血管病的防治是科室的重点研究方向和治疗特色，在急性脑血管病的救治方面，科室借鉴王永炎院士中风病通腑化痰、毒损脑络的理论和石学敏院士中风病醒脑开窍的理论，注重整体治疗、辨证论治、形神兼顾，同时学习和吸收国内外先进的诊疗方法，较早建设了具有中西医结合特色的卒中单元，运用现代血管超声技术、多模式 CT、多模式 MR、DSA 等先进影像技术进行脑血管病的诊断与评估，开展了急性缺血性脑血管病超早期溶栓治疗、颅内血肿微创清除治疗、脑出血早期化瘀醒神治疗、中医特色扶正护脑脑保护治疗、中风病眼针联合醒脑开窍针法治疗、早期中西医结合康复治疗等特色疗法，结合中医特色护理等组织化医疗管理，使急性脑血管病的死亡率、残障率显著下降。同时发挥中医治未病的治疗理念，未病先防，既病防变，病后防复，重视中风病的一级预防和二级预防，治疗前移，注重脑血管病高危人群的筛查和中医干预，进行慢性脑缺血的活络护髓（脑）法治疗、脑小血管病变的诊断和持续干预治疗、脑血管病的中医整体康复治疗等。脑血管病的预防、治疗、康复三位一体，注重疗效，彰显特色。

科室开设了中风病预防、重症肌无力、眩晕、头痛、帕金森病、睡眠障碍等专病门诊，有核磁共振、螺旋 CT、脑血管超声、视频脑电监测、肌电图、高压氧舱、吞咽障碍治疗仪、多参数监护系统等先进的诊断治疗设备，提高了专业服务能力和水平。

（七）妇科

1. 概述

温岭市中医院妇科创建于 1979 年，2008 年被台州市卫生局确定为台州市中医妇科重点学科建设单位。科室现有主任医师 5 人，副主任医师 6 人，其中研究生学历 4 人，核定床位 31 张。学科带头人陈柏莲副主任中医师是浙江省基层名中医、温岭市名中医、浙江省中医药学会妇科分会委员、温岭市中医药学会理事。

科室坚持中西医结合诊治妇科各种常见疾病，对妇科各种疑难危重病例的诊断与治疗具有较丰富的临床经验。开展了手术治疗妇科常见疾病，如子宫肌瘤、子宫腺肌症、异位妊娠、宫颈上皮内病变、子宫瘢痕妊娠，以及子宫内膜癌、宫颈癌、卵巢癌等妇科各种肿瘤的综合性治疗。熟练开展妇科微创手术，如腹腔镜下异位妊娠手术、卵巢囊肿剥除术、附件切除手术、子宫肌瘤剥除术、子宫切除术等。科室长期保持与浙江大学医学院附属妇产科医院及台州医院妇科的紧密协作关系，广泛开展宫颈癌根治术、卵巢癌分期手术、子宫内膜癌分期手术等妇科恶性肿瘤的综合治疗。

2. 优势病种及特色

（1）中医药防治自然流产：自然流产为科室的重点研究方向。突出中医药调经、助孕、安胎的特色与优势，在中医药防治自然流产方面处于领先地位。在学科带头人陈柏莲副主任医师的指导下，结合生殖免疫学、内分泌学方法，研究中医药安胎的机理，开展中医药防治自然流产的系列研究，将活血安胎法应用于复发性流产的防治中。

（2）不孕症的中西医结合治疗：科室根据陈柏莲副主任医师提出的"四步疗法"治疗不孕，即采用祛邪、调经、助孕、保胎四步疗法，根据不孕的原因论证补肾疏肝法治疗黄体功能不全引起的不孕，补肾活血法治疗子宫内膜异位症和免疫性因素引起的不孕，通液内服外敷治疗输卵管不通引起的不孕，针药并用促排卵治疗排卵障碍引起的不孕。

（3）中西医结合治疗异位妊娠：异位妊娠的保守治疗是科室的一大特色，中医治疗的优势不仅在于提高保守治疗的成功率，更在于加快异位妊娠引起的盆腔包块的吸收，促进受损输卵管功能的恢复，即使是异位妊娠手术治疗的患者，术后仍常规采取中药保留灌肠的治法（灌肠方为科室经验方），能明显改善盆腔环境，改善保留的输卵管功能，为下次自然妊娠提供有利条件。

（4）"四联疗法"治疗盆腔炎性疾病：对于盆腔炎，科室除应用传统的清热利湿法外，还提出温通奇经法，特别是慢性盆腔炎，具体治疗措施为"四联疗法"，即口服＋静脉注射＋外敷＋灌肠，四管齐下，其中灌肠方（三黄汤）和外敷方（皂芷二活散）均为科室经验方，临床疗效显著，静脉注射药物为中药针剂，以益气活血为主，口服中药整体辨证调治，配以局部靶向治疗，使药物直达病所，内外兼治，疗程缩短，疗效加倍。

（5）中药内服外敷结合盆腔治疗仪综合治疗子宫内膜异位症：术后复发是子宫内膜异位症治疗的难点，科室致力于用中药内服外敷、中药保留灌肠、中药离子导入、盆腔治疗仪等多种手段联合治疗，并进行了相关课题研究，创制了内异一号方、内异二号方、内异三号方系列协定方，广泛用于临床，有效预防和延缓了子宫内膜异位囊肿的术后复发，提高了患者的生活质量和妊娠概率。

（6）盆底康复仪结合中医药方法治疗盆底功能障碍性疾病：随着生育政策的调整，盆底功能障碍性疾病逐渐受到关注，科室应用中医学理论，使用中药提升患者整体气机，妇科八段锦培补元气，配合盆底康复仪改善局部盆底肌张力，促进盆底功能的恢复。

（八）针灸科

1. 概述

温岭市中医院针灸科是台州市中医重点学科，于2012年设立独立病区，2015年底搬迁至中医院南屏院区，目前有病床52张。2017年石学敏院士工作站在针灸科成立。

科室坚持以中风病、脊椎病、睡眠障碍的针灸治疗为重点研究方向，开设了腰椎间盘突出症、颈椎病、急性腰扭伤、肩周炎、中风后遗症、面瘫、眩晕、失眠8个专病门诊。

2. 优势病种与特色

（1）"醒脑开窍"针刺技术治疗中风病：依托石学敏院士工作站，开展"醒脑开窍"治疗中风病，同时与本院卒中中心合作，开展中风病急性期针灸治疗，与康复科合作，开展中风病恢复期、后遗症期的治疗。后期科室准备和天津中医药大学第一附属医院针灸科进行长期合作，由他们派遣针灸专家来科室指导并开展工作。

（2）针灸镇痛技术治疗各种颈肩腰腿痛疾病：目前颈肩腰腿痛疾病是科室的一个主要病种，患者一旦患病，痛苦不堪。为寻找一种快速解决疼痛的方法，学科带头人不断外出学习各种新技术，目前常联合使用平衡针疗法、一针疗法、独针疗法，取得了非常满意的疗效，大部分患者在治疗几分钟后疼痛即减轻或消失。

（3）针灸治疗各种失眠：科室运用名老中医武连仲主任医师"五心穴"治疗各种顽固性失眠，取得满意疗效。并准备成立睡眠医疗中心，在针灸的基础上，开展睡眠监测，综合推拿和中西药物，借助 VR 睡眠心理康复系统、脑循环、生物反馈、催眠技术等现代科技手段进行治疗。

（九）胸外科

1. 概述

胸外科创建于 1998 年，是浙江省中医药重点专科。科室有床位 46 张，科主任、学科带头人陈福春教授是上海中医药大学硕士研究生导师，享受国务院政府特殊津贴专家。

2. 优势病种与特色

（1）肺癌：科室常规开展单孔胸腔镜肺癌根治术、肺癌袖型切除术、胸腔镜下气管及纵隔肿瘤切除术。将肺癌分为阴虚痰火证、热毒壅肺证、气滞痰瘀证、气虚痰瘀证，将气管及纵隔肿瘤分为脾虚不健证、阴虚痰热证，结合中药及中医外治法帮助患者术后快速康复，并能有效缓解患者术后疼痛。

（2）食道癌：科室常规开展胸腹腔镜联合食管癌切除术，术后结合中医药特色，整体与局部相结合，综合运用扶正祛邪、健脾益气、滋阴养血、除痰祛瘀等方法，调节机体免疫力。科室还开展胸腔镜下肺段切除、肺叶切除、纵隔肿瘤切除、肺大泡切除、纤维板剥脱治疗脓胸、胸交感神经节切断治疗手汗症等微创手术，年平均手术量 800 余台，在本市享有盛誉，并辐射台州周边地区。

科室还以中西医结合治疗肺癌及各类肿瘤为特色，是省癌痛规范化治疗病区，也是台州市较早开展乳腺微创手术的科室。科研成果喜人，针对肺癌、食管癌的多项课题荣获省市级科技进步奖。

三、临海市中医院

（一）医院概况

临海市中医院的前身是 1953 年由孙云轩等人组建的城关中医联合诊所，之后西医第一联合诊所、第二联合诊所、镶牙联合诊所等相继组建。至 1956年 12 月，县卫生科和城关镇人民政府批准城关各联合诊所合并为城关镇中西医联合诊所，首任所长为冯怡。办公地点在十字街（现解放街）原西医第一联合诊所处，下设江厦街门诊部、中医门诊部（今赤城路）、西医门诊部（今东大街）。

1958 年 7 月，城关镇中西医联合诊所更名为城关镇联合医院，继续由冯怡担任院长，同时，调入退伍的部队卫生员董忠培为副院长。后又改称城关人民公社医院。1959 年 10 月，城关人民公社医院迁至回浦路新址，改称城关人民医院，院长孙钦来，1962 年彭加玉出任院党支部书记。从 1959 年开始，连续3 年，医院组织选派孙云轩等几十名中医师参加浙江中医学院的函授和进修。

1978 年 7 月，浙江省卫生厅批准临海县城关人民医院改建为临海县中医院。后随着临海撤县设市，1986 年临海县中医院更名为临海市中医院。1999年 1 月，被浙江省卫生厅评定为二级甲等中医院。2005 年 4 月 14 日，临海市政府与上海仁济医院管理公司签约，后者托管临海市中医院，期限 5 年，增挂"上海仁济医疗集团临海医院"牌子。2008 年 6 月 24 日，临海市中医院与浙江中医药大学附属杭州第六医院建立协作关系，增挂"浙江中医药大学附属杭州第六医院、杭州市肝病研究所协作医院"牌子。2012 年 4 月 14 日，临海市中医院与浙江省立同德医院建立协作关系，增挂"浙江省立同德医院协作医院"牌子。

2019 年成立了以临海市中医院为牵头单位，古城、江南、尤溪、汛桥、沿江五家卫生院为成员单位的"临海市中医院医疗卫生服务共同体"。总院由两区一馆两中心（回浦路院区、台州府路院区、府城中医馆、市口腔诊疗中心、市中西医结合皮肤诊疗中心）组成。医院门诊科室齐全，中医特色明显。经过40 多年的发展，医院现有一级临床专科 17 个，二级临床专科 14 个，医技科室12 个，住院部有 9 个病区，开设床位 349 张。现有职工 584 人，其中医务人员445 人，占总职工数的 76.2%。高级职称 80 人，在省市级以上各类学术团体中任职 70 余项。

（二）针灸科

1. 概述

临海市中医院针灸科成立于 1956 年，创始人吴伟业早年师承民国中医针灸名宿承淡安，对中医、针灸之造诣颇深，深受浙江针灸同行之赞誉和敬重。在吴老带领及其子吴其康的传承下，针灸科作为品牌科室，一直深受临海乃至整个台州地区百姓的信赖。吴伟业、吴其康先后担任科主任，至 2003 年起主任为马向明，现主任为任莉赟。针灸科是台州市中医（中西医结合）重点学科，2019 年获批浙江省"十三五"中医药重点专科。2015 年成立"临海市马向明名医工作室"，2016 年成立"马向明全国基层名老中医药专家传承工作室"。科室现有医生 9 人，其中主任医师 2 人，副主任医师 3 人，硕士学历 2 人，在职研究生 2 人，总床位数 53 张。现学科带头人马向明是台州市名中医，曾任浙江省中医药大学兼职教授、浙江省针灸学会理事、台州市针灸学会副会长、浙江省针灸学会针灸文献专业委员会常委、浙江省针灸学会经络腧穴专业委员会常委、浙江省中医药学会外治分会常委等。

2. 优势病种与特色

（1）中风病：中风病以肝肾亏虚、气血衰少为本，风、火、痰、气、瘀为标。科室治疗该病注重标本兼治，针药并用。针灸治疗方面强调辨证施针，将分期论治与辨证论治有机结合，头针和体针相结合，早期选用头皮针，在神经中枢部位和周围部位进行交替刺激，提高针刺敏感性。

（2）面瘫：面瘫因正气不足，脉络空虚，风邪入络，导致气血痹阻，经脉失养。科室重视将中药和外治法相结合，以"补虚祛邪通络"为法，运用针刺、放血、拔罐、穴位贴敷等多种中医外治法，针刺强调分期治疗，刺激强度要分期而论。

（3）腰腿痛：腰腿痛虚在肾，实在经络，初痛宜疏邪滞、理经脉，久痛宜补真气、养血气。科室治疗腰腿痛注重补肝肾、强腰脊、疏邪滞、通经络。在治疗上除常规针药治疗外，还善于用针刀、滞动针松解粘连，减轻局部张力，缓解神经血管等压迫，从而改善症状。

（4）过敏性鼻炎：通过针刺人体蝶腭神经节，上行的神经冲动可以激活人体下丘脑鼻部血管中枢的调控点，恢复对鼻黏膜血管的初始调控，从而使患者鼻腔水肿减轻，减少鼻黏膜渗出量。并与穴位贴敷相结合，促进脱敏，提高临床疗效。

（5）穴位贴敷：科室开展的冬病夏治穴位贴敷，以自制咳喘膏穴位贴敷治疗呼吸系统疾病、过敏性鼻炎等，骨痛膏穴位贴敷治疗颈肩腰腿痛、软组织损伤等慢性疼痛性疾病，温补膏穴位贴敷治疗消化系统疾病及妇科宫寒，在春季顺应季节生长开展小儿"助长贴"等，均取得良好的社会反应。

（6）穴位埋线：穴位埋线是在针灸治疗的基础上发展而来的，将羊肠线埋入相应的穴位，产生较长时间的刺激，延长了对机体经络及腧穴的刺激时间，从而起到治疗作用。整个过程不仅包含了西医的羊肠线液化吸收过程中产生的化学刺激，而且包括了中医的刺血、留针（埋线）、穴位封闭、针刺及机体组织损伤等多种刺激效应。此法创伤较小，不良反应少，患者易于接受，依从性好。对于治疗消化系统疾病、内分泌失调等均有良好的疗效。

科室承担了多项国家级及省部级课题，已申请专利6项，已完成临海市级课题4项，台州市级课题4项，省级课题1项，现承担临海市级课题3项，台州市级课题2项，省级课题1项。近5年发表论文15篇。

（三）肿瘤科

1.概述

临海市中医院肿瘤科成立于2010年，科室以中医治疗肿瘤为特色，2020年10月被列入台州市中医重点学科。现拥有床位40张。科室医疗设施完备，环境舒适，开展包括中医药内治、外治、化疗、分子靶向治疗、内分泌治疗、免疫治疗、心理治疗、营养干预等在内的多学科综合治疗。科室突出中医特色，努力构建完整的肿瘤治疗体系，同时，充分发挥中医药特色优势，强调肿瘤的中医药全程管理，覆盖防、筛、诊、治、康各个阶段，通过中医药内调外治，减毒增效，改善患者生存质量，延长患者生存时间。

2.优势病种与特色

（1）肺癌：目前科室开展了支气管镜、经皮肺穿刺、体表肿块及浅表淋巴结穿刺活检等项目。在肺癌的靶向治疗方面，积累了较为成熟的经验。在癌痛治疗方面，遵循世界卫生组织三阶梯镇痛疗法，有效镇痛。研制的"癌痛宁"贴剂能有效缓解癌性疼痛，"胸水消"贴剂能有效治疗癌性胸水，"止汗散"贴剂能有效治疗汗出异常。另外，中药雾化吸入、离子导入、穴位注射、中药灌肠、中药塌渍、针刺、艾灸、耳穴压豆等多种治法都在肿瘤治疗中得到广泛应用。在肺癌的中医治疗方面，内服与外治相结合，形成中医治疗肺癌的全周期管理。

（2）胃癌：在中医学整体观念指导下采取综合治疗的方法。早期以攻邪为主，中期攻补兼施，晚期以扶正为主。健脾和胃理气贯穿始终，同时联合动脉灌注化疗等现代医学技术。强调扶正为先、整体平衡、标本兼顾，扶正培本应贯穿肿瘤治疗全过程，健运脾气以充后天之本，补肾益精以护先天之源；并结合药物寒、热、温、凉四性调节机体阴阳盛衰，同时兼顾急则治其本、缓则治其标，最大程度改善临床症状，提高患者生存质量，延长生存时间。

（3）肠癌：肠癌近年来发病率明显增高，多数患者手术治疗后还须进行化疗和抗血管生成治疗等，部分直肠癌患者还需要放疗，包括新辅助化疗，即使经过各种治疗后，仍存在复发转移的风险。中医药辨证论治有助于调节机体免疫功能，调整胃肠功能，可减轻化疗药物等引起的不良反应，促进患者的康复。

科室还承担了多项省市级课题。

（四）肛肠科

临海市中医院肛肠科是台州地区规模最大、医技力量最强、设备最齐全的中医肛肠病诊疗专科，拥有中华中医药学会肛肠分会颁发的"全国中医肛肠学科名医工作室（站）李美英名医工作室"，学科带头人为李美英。科室现有主任医师1人，副主任医师4人、住院医师2人，专科护士10余人。台州府路院区肛肠科（位于台州府路190号）拥有两个楼层的独立专科病区，共有54张床位，环境整洁舒适。科室擅长运用中西医结合的方法诊治肛门、结直肠常见病和多发病，包括混合痔、肛瘘、肛裂、肛门狭窄、便秘、结直肠息肉（腺瘤）、炎症性肠病和结直肠肿瘤等，并开展了微创手术和内痔注射术等治疗混合痔，熟练开展结肠镜检查、无痛肠镜及结肠镜下结直肠息肉（腺瘤）的微创手术，其中中西医结合治疗重度混合痔、复杂性肛瘘、顽固性便秘等有独特的疗效，积累了丰富的经验，在临海乃至整个台州地区拥有较高的知名度。

四、黄岩区中医院

（一）医院概况

黄岩区中医院前身系澄江人民公社医院。1958年11月，澄江第一、二、三联合诊所与城关联合诊所合并，成立集体所有制的澄江人民公社医院，院址在天长街福民医院旧址。1961年11月，医院改建为全民所有制的澄江区卫生院，1965年1月迁至青年西路72号。1981年1月更名为黄岩县中医院，1989年黄岩撤县建市，更名为黄岩市中医院，1994年台州撤地建市，更名台州市黄岩区中医院。2007年被确定为第一批浙江省中医名院建设单位。2013年通过二级甲等中医医院等级评定。2019年医院与7个基层卫生院组成区中医院医联体。2021年黄岩区中医院成为中医助理全科医师培训基地。

目前，黄岩区中医院是一家集医疗、教学、科研、预防、保健于一体，中医药特色鲜明的国家二级甲等中医医院，是浙江大学附属第二医院、浙江中医药大学附属第二医院、杭州师范大学附属医院、杭州市第三人民医院等的协作医院，同时也是浙江中医药大学实习基地、台州市"120"急救中心分站，担负着黄岩及周边地区约60万人民群众的医疗、急救、保健、公共卫生、中西医适宜技术培训等医疗卫生任务。

经过60余年的发展，目前医院占地17483平方米，医疗用房面积14353

平方米，核定床位 250 张，开放 8 个病区，近 30 个临床二级学科。现有技术人员 453 人，高级职称 68 人，中级职称 132 人，硕士学历 33 人。开展 60 余项中医治疗技术，年门诊量近 70 万人次。年手术量近 4000 台次，手术人次占比约 42%，三四级手术占比约 33%。

医院坚持初心，遵循中医药发展规律，秉承传承精华、守正创新的方针，坚定不移走中医药特色发展道路，坚持资源共享、多方共赢的原则，在培养扶持本地中医人才的基础上，积极吸收外地优秀名医的学术思想，成立名医工作室。在中医学术传承交流、人才培养、惠及群众方面做出了成绩。

医院现有中医产科、康复科、骨伤科、治未病中心、口腔科、针灸推拿科、肛肠科、皮肤科、肾病穴位埋植科等特色优势专科，2017 年中西医结合骨伤科被评为浙江省"十三五"中医药（中西医结合）重点学科，并在 2021 年顺利通过检查验收，获得优秀等次。2021 年正式成立中医经典科，以中医经典理论为基础，学习本地各家流派特色、遴选中医民间特色技法（如铃医），结合名老中医的临证经验和医院临床实践基础，探索并完善诊治思路，通过临床实践，优化形成以中医为主的中医经典病房主攻病种诊疗方案并推广应用至基层各中医诊疗机构，从上而下全面提高中医优势病种的诊疗能力。

设有黄煌、王三虎、汤一新、熊维美、何庆勇、唐礼江、许荣正、周礼伯等名医工作室，设立胡希恕经方医学传承基地、陈建国脉证经方黄岩传承基地、台州市传统针灸传承基地、黄煌经方浙江台州培训基地等，大力推广经方。开设经方特色门诊，邀请省内外名中医及中医骨干坐诊，并成立经方研究室，结合国内多名经方大家在医院授课坐诊的优势，建立起一支"学经方、用经方、讲经方"的经方学科团队，对医联体单位的疑难病例开展专家团队会诊制度。

2017 年 11 月，浙江中医药大学附属第二医院与黄岩区中医院正式签订医疗合作协议，黄岩区中医院挂牌"浙江中医药大学附属第二医院重点合作医院"，并开设"庞德湘省级名中医工作室黄岩站"。

2017 年 12 月，黄煌经方台州工作室成立，后成功举办多届台州市经方研修班、经方妈妈健康万家行活动，取得了良好的社会反响，由此开启了黄岩的"经方热"风潮，于 2019 年成立医联体经方联盟。2018 年广西省名中医王三虎"经方抗癌"工作室在黄岩区中医院成立。此工作室是王三虎教授成立的国内首家经方抗癌工作室。经王三虎教授同意，与沈王明、俞琦、张萍萍、曹彬彬、牟晶晶、杨春景、魏博洋、匡振坤、张安琪、张滨滨、毛舒麟建立了师徒传承关系。2019 年，国家级名中医汤一新、四川省名中医熊维美在黄岩区中医院成立名医工作室，传承中医流派及学术思想——嘉州脾阴派临床辨证体系（四川省非物质文化遗产）并建立嘉州脾阴派浙东南基地。2020 年 1 月，在医院设立中国中医科学院广安门医院何庆勇教授经方传承工作室。2020 年 11 月，成立胡希恕经方医学黄岩传承基地，组长为沈王明，副组长为俞琦、罗畅。2020 年 12 月，仲景国医导师陈建国成立脉证经方黄岩传承基地，组长为沈王明，副组长为俞琦、张安琪。2021 年 12 月成立台州市针灸学会传统针灸传承基地，由浙江省针灸学会理事、首届台州市名中医许荣正为指导老师，沈王明担任主任，孙星标、钟自辉担任副主任，张滨佳担任秘书，成员包括本院针推科医师及医联体医师。

中医药适宜技术的推广。2012 年，医院设立黄岩区基层常见病、多发病中医药适宜技术推广基地。2014 年，医院并评为浙江省基层中医药适宜技术示范基地。2021 年，医院获台州市中医药适宜技术推广应用技能竞赛二等奖。

中药炮制技术的继承。1995 年，医院中药炮制大楼竣工，中药科主任、全国中药特色技术传承人培养对象陈斌斐带领 20 人的团队建设中药炮制技术传承基地，通过挖掘整理具有浙派特色的炮制品种和炮制方法、搜集老药师的特色炮制技术、总结整理名老中医临床应用炮制品的文献资料、举办老药师经验与技术传习班、建设数据库和特色炮制展览馆等，竭尽全力把中药炮制技术保护好、继承好、发展好。

在区政府的支持下，医院新院区坐落于新前街道双丰村，总占地 71.61 亩，总投资 4.62 亿元，核定床位 500 张，建设标准为三级乙等中医院。黄岩区中医院将在新院区开启全新的篇章，为中医药事业的发展作出更大的贡献。

（二）骨伤科

1. 概述

黄岩区中医院骨伤科是浙江省中医药重点建设学科、台州市中西医结合骨伤重点学科。目前已有 4 个病区，共 140 张床位，29 名医师，其中中高级职称占 76%，硕士学历以上人员占学科队伍的 31%。近 3 年年平均门诊量达 11 万人次，年平均住院量达 5500 余人次，年手术量达 3300 余台次，为医院重点科室。学科带头人喻勤军主任中医师为浙江中医药大学兼职教授、台州市名中医，同时兼任中华中医药学会骨伤科分会委员、整脊分会委员，中国中医药研究促进会外治分会常务理事，浙江省中医药学会骨伤分会常委、整脊分会委员，台州市中医药学会骨伤分会主任委员。

2. 优势病种与特色

（1）自制各类铅丝架外固定治疗掌指骨骨折，具有简便廉验的特点，在省级科研项目立项，并在国家级期刊发表论文1篇。

（2）自制药枕防治颈椎病，用稻杆做支撑垫，再结合个性化的中药配方打磨成药粉，装入布袋，敷贴于稻杆上，垫于枕部，具有良好的疏经活络、疏通气血、安神助眠的功效。

（3）自制腰痛膏Ⅰ号膏、腰痛膏Ⅱ号膏分别治疗急慢性腰腿痛，获浙江省卫生厅科研立项。

（4）自制外洗2号方，以祛风除湿、活血化瘀药物为主，治疗风湿性关节炎及各类关节外伤导致的僵硬粘连，获浙江省药监局批准。

（5）运用三黄汤冷敷治疗急性膝关节滑膜炎、早期外伤等原因引起的四肢关节红肿热痛。处方以三黄汤为基础，加山栀、蒲公英、白花蛇舌草、龙胆草，有良好的清热解毒、消肿止痛的作用。

（6）自拟风湿腰痛消经验方，药物组成：防己8g，独活12g，五加皮15g，威灵仙15g，桑寄生15g，细辛5g，制草乌6g，当归10g，红花5g，川牛膝10g，秦艽8g，木瓜15g。

（7）夹板外固定治疗小儿肱骨髁上骨折及预防肘内翻外固定法：强调三点加垫法，早期伸直位固定，2周后改屈曲位固定，能有效保持正常肘关节携带角，避免肘内翻畸形。

（8）自创五人复位法复位单纯屈曲型腰椎骨折：通过4位助手分别牵引四肢，使患者腹部离床面一拳高，术者手掌相叠用力向下按压病椎，有安全有效的复位效果。

（9）"8"字绷带加硬纸板压力垫法治疗锁骨骨折及肩锁关节半脱位：先利用棉垫加硬纸板、阔胶布交叉粘贴，再加"8"字绷带包扎外固定，效果良好。

（10）低温射频消融结合整脊手法及针刀治疗颈腰椎间盘突出症：以射频技术消融突出的椎间盘，从而缓解神经根压迫症状，结合整脊手法（按压、摇晃、斜搬、拉伸、蹬腿）复位紊乱的小关节，松解粘连，小针刀取华佗夹脊穴、阿是穴等经验穴，降低肌间及小关节囊的压力，释放炎症因子，从而缓解局部疼痛。

（11）开展单侧双通道内镜技术、单通道内镜技术、椎间孔镜治疗颈腰椎间盘突出症及椎管狭窄症，在台州市县区级中医院中处于领先地位。

科室承担国家级、省部级和市局级科研项目多项，其中浙江省中医药科技计划项目 1 项，市级课题 3 项，区级课题 4 项。发表 SCI 论文 2 篇，中文核心期刊论文 16 篇，编写著作 4 部，实用新型专利 4 项。

五、天台县中医院

（一）医院概况

天台县中医院成立于 1992 年，是一家集医疗、教学、科研、康复于一体的国家二级甲等综合性中医医院。2023 年 3 月医院完成整体搬迁，院区占地面积 23.6 亩，建筑面积 40953 平方米，编制床位 450 张。现有职工 535 人，其中卫技人员 461 名，中高级职称 254 人，硕士学历 13 人，省级基层中青年名中医培养对象 1 人、天台县名中医 5 人，县级高层次人才 1 人。设置临床医技科室 38 个、病区 12 个，县名医工作室 5 个。其中，骨伤科是浙江省"十三五"中医药重点专科培育项目，肝病科、神经内科护理学是台州市中西医结合重点学科和扶持学科，康复医学科、肛肠科、内分泌科（糖尿病）是天台县中西医结合专科诊疗中心。

医院硬件设施完善，拥有 1.5T 磁共振、16 排螺旋 CT、电子内窥镜、腹腔镜、超声刀、彩色 B 超、脉冲光治疗仪、EMS 碎石系统、各类中医诊疗仪等先进医疗设备。

医院现有县级名医工作室 5 个，是天台县中医、康复、肛肠、糖尿病的诊疗中心。医院以"以人为本，优质服务，综合发展"为办院方针，积极发挥公立医院公益性，常态化开展下乡义诊、志愿服务、健康宣教等，努力营造尊老、敬老、助老的良好社会氛围。医院现为浙江省文明单位、浙江省健康促进医院、浙江省平安医院、浙江省首批中医药健康服务基地示范点建设单位、浙江省肿瘤医院协作医院、湖南中医药大学教学医院。医院秉持以人民健康为中心的发展理念，坚持中医药特色办院方向，弘扬"崇德、博爱、仁医、创新"的精神，竭诚为广大群众提供高质量、多元化的中医药医疗服务。

（二）中西医结合肝病科

1. 概述

天台县中医院中西医结合肝病科是台州市中医（中西医结合）重点学科，陈衍秋名医工作室建设单位。现有医师 8 名，其中主任医师 3 人，副主任医师 1 人，主治医师 2 人，住院医师 2 人，硕士学历 1 人，核定床位 37 张。学科带头人陈衍秋，主任医师，中国中医药信息学会全科医学分会理事，浙江省中西医结合学会热带病与寄生虫病专业委员会委员，台州市中医药学会肝病与感染病专业委员会副主任委员，台州市医学会理事，台州市医学微生物与免疫学学会委员，台州市医学会肝病分会常委。

中西医结合肝病科成立于1999年8月，2004年由天台县卫生局设立肝病诊治中心，2013年被评为台州市中西医结合肝病重点扶持学科，2014年被评为省级癌痛示范病房，2020年被评为台州市中医（中西医结合）重点学科。

2. 优势病种与特色

（1）非酒精性脂肪肝：水湿内停、积聚为痰为病机，中医以清热化湿、调和肝脾为治法，科室在三仁汤基础上加减，个体化开取处方，临床上取得了较好疗效。

（2）慢性乙型病毒性肝炎及肝硬化腹水：坚持辨证论治和辨病论治相结合，在总治疗原则指导下，个体化开取处方，取得较好的疗效。

（3）芒硝外敷治疗肝硬化腹水：自制布袋，内装芒硝外敷腹部，协助消退腹水，此法无创，可反复使用，成本小，无痛苦，更易被患者接受。

（4）黄疸方联合肝病治疗仪治疗黄疸：科室自拟黄疸方研粉末外敷肝区，联合肝病治疗仪，协助退黄疸，此操作无创，安全有效，广受患者喜爱。

（5）艾灸治疗顽固性腹水：艾灸神阙穴治疗顽固性腹水，此方法经济实惠，操作简便易行，安全舒适且无不良反应，患者易于接受，值得在临床推广使用。

（6）中药灌肠治疗肝性脑病：个体化开具药方，通过灌肠的方法，降低肠道中氨的含量，疗效颇佳。

科室中西医并重，临床、科研、教学多方面协调发展。承担了国家科技重大专项课题"艾滋病被病毒性肝炎等重大传染病防治"子课题"慢性乙型病毒携带者中医综合干预方案研究"的研究任务，多次承办省市级继续教育项目，主持国家级继续育项目数项。主持或参与省市级课题多项，科室人员申报浙江省中医药管理局课题4项，2项顺利立项并成功验收。市级课题2项，1项已完成验收，另外1项结题中。发表核心期刊论文数篇。

（三）骨伤科

1. 概述

骨伤科成立于1996年，设有1个病区，床位数42张。现有医生10人，其中副主任医师以上人员、硕士学历各占50%。学科带头人许金樱主任中医师是台州市医学会中医骨伤分会秘书。

2. 优势病种与特色

（1）医疗设备及专科门诊：科室有颈腰椎牵引室、针刀治疗室、中医治疗室、中药熏洗室、PRP治疗室；拥有双能骨密度检测仪、关节镜系统、新型C臂手术透视机、多功能手术牵引床等先进骨科手术治疗设备。设有足踝专科门诊、骨质疏松专科门诊、骨关节病专科门诊、颈肩腰腿痛专科门诊。

（2）颈肩腰腿痛中西医结合治疗：根据中医理论，颈肩腰腿痛属于"项痹""漏肩风""腰痛"等范畴，科室采用中西医结合的方法，坚持辨证论治和辨病论治相结合。应用祛风湿、补肝肾、活血通络止痛之法治疗颈肩腰腿痛，取得了良好的疗效。

（3）四肢创伤中西医结合治疗：四肢创伤主要表现为气滞血瘀，病机为暴力作用于机体，致脉络受损，恶血留内，气滞血瘀，阻塞经络，不通则痛，早期治以行气活血为要。通过手术将原骨、软组织尽可能恢复如初，再配以中药行气活血止痛，标本同治，疗效显著。

（4）老年骨病中西医规范化防治：老年骨病属"骨痿"范畴，病机以肝肾不足为要，治宜补肝肾、强筋骨、益气养血，通过外科手术法与内治法结合，疏通气血，肝肾同补，痛则不通。科室开展骨痿的中西医诊治及骨质疏松性骨折微创手术，胸腰椎骨折复位内固定术及经皮穿刺椎体成形术。

（5）关节外科中西医结合技术：科室已开展髋关节置换手术、肩关节镜下肩峰成形术及肩袖修补术、膝关节镜下滑膜清理、半月板成形修补及韧带重建等手术，术后根据辨证施治，早期使用中医内服及外敷以活血化瘀、消肿止痛。

（6）膝关节骨性关节炎阶梯治疗：科室采用中医药治疗、关节腔药物注射、PRP治疗、腓骨高位截骨、胫骨内侧高位截骨、膝关节表面置换术、全膝关节置换术等方法治疗该病。

（7）足踝部疾病矫形术及术后中医康复：术前根据患者病情，制定个体化手术治疗方案，术后第2天开始中医康复师进行辅助功能锻炼。

（8）小针刀及微针刀技术：吸收了中医针灸的理念，既不需要切开皮肤就能够进入人体进行治疗，又吸收了西医外科手术刀的作用原理，对人体的病变组织器官能够恰当地切开、剥离、松解、切除，从而达到治疗急慢性骨与软组织疾病、颈肩腰腿痛及骨关节病等的目的。

（9）中医适宜技术：科室采用中药熏洗、中医定向透药治疗、竹罐、艾灸、火龙罐、固本熏蒸、中药热罨包等外治法治疗颈肩腰腿痛、软组织劳损、骨关节疾病、急慢性软组织损伤等疾病。

科室承担了多项厅局级课题，每年主办省、市级中医继续教育项目，在国家级及省级医学期刊发表学术论文 30 余篇。

六、玉环市中医院

（一）医院概况

玉环市中医院前身为城关镇卫生院。1987 年，改为中医门诊部。1989 年初，设临床科室 12 个，临时观察病床 4 张。同年被批准为中医院（筹）。1990 年 7 月，玉环市中医院正式成立，院址设在珠港镇东城路 5 号。1996 年，设台州市胆石病治疗中心。1999 年，通过国家二级乙等中医院评审，并被浙江省中医药管理局授予"示范文明中医院"称号。2000 年，接管城关镇卫生院，有床位 100 张，设内科、外科、妇产科、手外科 4 个病区。2002 年 8 月，迁至玉城街道西城路 138 号（现院址），占地 21 亩，建筑面积 20080 平方米。2006 年，通过国家二级甲等中医院评审。

2000 年，医院开展脾胃病、咳喘病、肝病等特色专病诊疗业务。门诊中医治疗率达 51.7%，病房中医参与治疗率达 60.46%。全市农村中医三级网络建设加快，初步形成以市中医院为龙头，乡镇卫生院为基础，村卫生室、个体诊所为补充的市、镇乡、村三级服务网络。2004 年，医院与上海曙光医院肝病研究所合作成立肝病治疗中心。2002 年，医院开展机械通气技术（包括有创和无创）配合三子养亲汤治疗慢性阻塞性肺疾病业务，提高了危重患者抢救成功率。2003 年医院采用理气活血养心汤联合低分子肝素治疗不稳定型心绞痛，明显改善了冠心病患者的生存质量与预后。2005 年 4 月，医院肝病专科被列入省级中医重点建设项目。2006 年，医院肝病专科被国家中医药管理局列为国家级农村医疗机构中医特色专科建设项目。2006 年，医院肝病专科被列为国家级中医重点建设项目。2007 年，医院开展小针刀治疗肱二头肌肌腱炎、屈指肌腱狭窄性腱鞘炎业务。

2008 年 7 月，医院联手浙江大学医学院附属第二医院，成立"名医可视远程会诊中心"，正式推出名医可视远程会诊服务，拓展传统的四诊就诊服务和诊断服务。2010 年，玉环市开展名中医下基层帮扶乡镇卫生院进行中医药诊疗技术工作。同年，玉环市获"浙江省农村中医工作先进市"荣誉称号。2011 年，医院针灸理疗康复专科被国家中医药管理局列为国家级农村医疗机构中医特色专科建设项目，该科室是以传统针、灸、推拿与现代康复医学治疗手段相结合为特色，集针灸、推拿等传统康复和现代康复于一体的针推康复专科。充分利用针灸、推拿、中药内服外用及各种类型的传统锻炼等治疗方法和手段对伤残患者进行康复治疗，达到有效维持或改善患者肢体功能的目的。同年10月，医院联合龙溪卫生院成立的适宜技术示范基地通过浙江省中医药管理局项目验收。

截至2016年底，医院已拥有中医内科、中医肝病科、中西医结合骨伤科、中西医结合妇产科、针灸推拿康复科、中西医结合肿瘤科、中西医结合胃肠病科等特色专科，拥有X线计算机体层摄影装置、医用X线摄影系统、彩色超声诊断仪、全自动生化分析仪、电子胃镜、内镜超声胃镜诊断仪、超声高频外科集成系统主机等仪器设备，设内一科、内二科、外科、骨科、妇科、肝病、康复7个病区，挂牌成立郑琦省级名医工作室。是浙江中医药大学附属杭州西溪医院、浙江省中医院、浙江省中西医结合医院、浙江省立同德医院和浙江省中山医院协作医院，杭州市中医院对口扶持单位和国家级爱婴医院。

（二）肝病科

1. 概述

玉环市中医院肝病科2006年被评为国家级农村医疗机构中医特色专科，2020年被评为玉环市医学重点学科支撑学科，杭州肝病感染专科联盟单位，是玉环地区唯一的肝病专科。现有医生8人，其中主任中医师1人，副主任中医师1人，副主任医师1人，主治医师4人，台州市青年名中医1人，玉环市名中医2人。科室有病区1个，总床位数36张，中医、西医门诊各1个。学科带头人王治宇主任中医师为首届玉环市名中医，现任浙江省中医药学会肝病分会委员、中国中医药研究促进会肝胆病分会理事、台州市中医药学会理事、台州市中医药学会肝病与感染专业委员会常委、玉环市中医药学会秘书长。

2. 优势病种与特色

（1）运用清解、疏调、固本三步法治疗慢性乙型病毒性肝炎：科室制定了"青春饮子"系列协定方，联合抗病毒药物用于不同阶段的慢性乙肝患者，达到减毒增效的目的，该协定方能极大提高乙肝E抗原转阴率，降低病毒变异率。

（2）以中药复方化纤散为主方的抗肝纤维化治疗：在慢性乙肝治疗过程中，科室一直强调"双抗"（抗病毒＋抗肝纤维化）的治疗策略，自拟协定处方复方化纤散，辨病与辨证相结合用于临床，极大延缓了慢性乙肝在内的多种慢性肝病患者的肝纤维化进程。

（3）温肾利水法合禹功散外敷神阙治疗肝硬化腹水：基于"益火之原，以消阴翳"的理论，科室对顽固性肝硬化腹水患者采用温补肾阳的辨证论治方法，并加中药外敷神阙穴，取得了较好疗效，现已作为医院的适宜技术在全院长期推广使用。

（4）从脾肾入手治疗代谢相关性脂肪肝：基于"肥人多湿"理论，科室将温补肾阳、健脾化湿和脾肾双调相结合，拟出协定方清脂复肝散，对证加减治疗各类代谢相关性脂肪肝，能有效降低患者体重、减轻肝脏炎症、消除胰岛素抵抗。

（5）基于治未病思想对酒精依赖综合征和酒精戒断综合征的干预治疗：针对海岛地区酒精性肝病高发的地域特点和本地区人群体质特点，制订葛花解酒汤、葛花养心汤，从健脾除湿、化痰养心等角度纠正酒精性肝病患者对酒精的生理和心理依赖，达到标本兼治的目的。并创造性的开发出灌肠制剂，用于酒精戒断综合征的干预治疗。

（6）探索证候标准化模式在慢性肝病中的运用：结合本地域人群证候特点，对慢性乙肝、脂肪肝、肝硬化三个科室的优势病种建立了标准化的证候模型，探索对中医证候进行标准化分型在临床诊疗活动中的可行性。

（7）阻断乙肝母婴传播途径：联合医院妇产科，长期承担乙肝孕妇母婴阻断科普宣传和处置工作，使在本院生产的乙肝孕妇基本做到了乙肝母婴零传播。

科室在挖掘医院名老中医肝病诊疗经验，并用于临床方面做了较多的工作并取得了一定的成效，但科研能力相对薄弱。近年来随着科室的发展，也开始由专科向学科进行了转型升级，科研上取得了较大突破。2022年获得2项厅局级以上科研项目，2023年成功申报玉环市中医院首个浙江省西医继续教育项目。

七、仙居县中医院

（一）医院概况

仙居县中医院成立于1988年，当时有职工25人，设中医内科、骨伤科、五官科、草药科、痔疮科、针灸推拿科、小儿科、西医内科、外科9个临床科室，另设有放射、化验、内镜、心电图、超声、中药房、西药房7个辅助科室。

1989年开设一个综合住院病区，设立床位40张。1996年，医院住院楼建成并投入使用，开设床位80张，设立外科（综合外科）、大内科等病区。同年申报并通过国家二级乙等中医医院评审。1999年，新增妇产科病区，开设床位24张。2000年设立肝病科，开设床位10张。2006年医院通过二级乙等中医医院复评。2008年，肝病科经评审被台州市卫生局确立为台州市首批中医（中西医结合）重点专科，2010年升级为台州市中医（中西医结合）重点学科。2010年7月，开设仙居县首个针灸推拿康复病区，开设床位22张。2010年，总建筑面积为3284平方米的急诊综合楼完成改建并投入使用。2012年6月，经浙江省卫生厅批复，医院新增床位70张，总核定床位250张。2013年，医院通过二级甲等中医医院评审。2015年，根据浙江省委省政府统一部署，仙居县人民政府与浙江省立同德医院签署"双下沉，两提升"合作协议，医院成为"浙江省立同德医院仙居分院"。2016年，医院设立重症医学科，开设床位5张。2018年根据仙居县委县政府统一部署，医院成为县域医共体牵头单位之一，建立仙居县中医院医共体，涵盖白塔院区、安洲院区、皤滩院区、淡竹院区、田市院区、官路院区。2019年医院针灸推拿科入选浙江省"十三五"中医药重点专科建设项目，2020年被台州市卫生健康委员会评为第三轮台州市中医（中西医结合）重点学科。2023年4月，仙居县人民政府与浙江中医药大学附属第二医院（浙江省新华医院）签署合作协议，医院成为"浙江中医药大学附属第二医院（浙江省新华医院）仙居分院"。

目前，仙居县中医院是一所中医特色鲜明、基本功能齐全，集医疗、保健、康复、教学、科研于一体的二级甲等中医医院，浙江中医药大学附属第二医院（浙江省新华医院）仙居分院，省级平安医院，浙江省健康促进医院，基层常见病、多发病中医药适宜技术推广基地，全国"乙肝免费抗病毒治疗工程"示范医院，国家医改专项"上消化道癌早诊早治"定点单位，仙居县中医学会、中西医结合学会挂靠单位。医院占地面积6670平方米，总建筑面积11029平方米，核定床位250张，实际开放床位245张，开设有外科、内一科、内二科（中西医结合肝病肿瘤科）、骨伤科、妇产五官科、针推康复科、重症医学科7个病区，拥有省级中医药重点专科（针灸推拿科）1个。现有职工358名，高级职称67名。院内有浙江中医药大学附属第二医院（浙江省新华医院）王峰勇普外科名医工作室、李立红名中医针灸工作室、王小勇皮肤科名医工作室、刘勇攀消化内科名医工作室，以及县级名医工作室"张智勤名医工作室"；拥有市级名中医1名，市级中青年名中医1名，县级名医1名，县级名中医4名。

医院配备有GE新型超导1.49T磁共振、Optima CT540、奥林巴斯电子支气管镜、奥林巴斯 NBI 高清电子胃镜、数字化 X 线摄影系统（DR）、全自动生化仪、腹腔镜、彩色多普勒 B 超、海斯凯尔 FibroTouch（肝脏弹性测定仪）等诊疗仪器，还配备有红外热成像仪、中医四诊仪、中医经络检测仪、高能红光灸疗仪等中医特色诊疗仪器。

医院一直坚持以中医为特色、中西医并重的发展理念，大力拓展学科服务领域，提升学科服务能力，开展特色、优质诊疗服务，在中医及中西医结合治疗常见病、多发病及疑难病等方面具有显著优势，针推康复科、骨伤科、中西医结合肝病科、中医妇科、中医儿科、脾胃病科等学科在当地及周边地区均有较高声誉。常态化开展内镜微创治疗技术，如食管支架植入术、内镜下黏膜切除术、内镜下黏膜剥离术等手术治疗消化道息肉、早期癌变。

医院以"中医兴院、人才强院、特色办院、品质立院，竭力打造中医特色医共体模板"的发展战略，践行"精诚厚德、严谨求实"的院训，以群众医疗需求为导向，以满足群众多元化、多层次的健康服务需求为目标，不断完善医院管理体系，加强特色学科建设，提升医院文化内涵，充分发挥中医药特色优势，以"云上中医"项目为契机，重点推进基层中医药服务能力的提升，拓宽中医药服务范围，深入推广中医治未病理念，推进中医药服务体系向纵深发展，不断扩大基层中医药服务的覆盖面，提升服务能力，逐步建立覆盖全生命周期的中医药健康服务体系，让中医药服务更好地惠及百姓。

（二）肝病科

1. 概述

仙居县中医院肝病科于 2000 年 2 月 12 日成立，是台州市首批中医（中西医结合）重点学科，仙居县中西医结合肝病诊疗中心，由张智勤担任科主任，设有 1 个病区，42 张床位。现有医生 9 人，其中副主任医师以上职称 4 人，硕士 2 人，在职研究生 5 人。学科带头人张智勤主任中医师是台州市名中医，仙居县首届"十大名医"，浙江省中医药学会肝病专业委员会常委，台州市中医药学会主任委员，台州市中医药学会肿瘤分会常委。

2. 优势病种与特色

（1）慢性乙型病毒性肝炎：其病机特点是湿热疫毒隐伏血分，导致湿热蕴结，以调整阴阳、气血、脏腑功能为基本治疗原则，常用清热利湿解毒法，加用健脾益肾药物，能显著提高疗效。

（2）肝硬化：气滞血瘀、痰结毒蕴为该病基本病机，科室制定了理气活血、软坚散结、化痰解毒的治疗原则，拟方"芪丹灵鳖汤"，由黄芪、丹参、灵芝、鳖甲组成，临床应用多年，在此方基础上加减疗效良好。

（3）肝癌：瘀、毒、虚是肝癌的主要病机，扶正与祛邪相结合是重要治疗原则。扶正重在健脾益气、补益肝肾，祛邪重在活血化瘀、清热解毒、行气化湿，健脾理气、化瘀软坚、清热解毒为肝癌辨证治疗的主要治法。

（4）脂肪肝：该病病机特点是痰、湿、瘀互结，壅滞肝络，体内肥浊之气蓄积于肝脏，涉及肝、脾、肾三脏，治疗重在利湿化痰逐瘀，兼顾补益脾肾。

（5）腹腔灌洗引流术：为科室首创技术，主要用于感染性腹水的治疗，能显著提高疗效，缩短疗程。

（6）肝脏活组织穿刺检查：科室于2003年开展了此项技术，主要用于不明原因的肝损害，确诊了多例肝小静脉闭塞病。

科室参与了多项国家级及省部级课题，独立完成了多项市级和县级课题。发表多篇中文核心期刊论文，培养了一批在职研究生。

（三）针推康复科

1. 概述

仙居县中医院针推康复科是浙江省中医药管理局"十三五"重点专科，台州市重点学科。1988年仙居县中医院成立时就开设了针灸推拿科，2001年1月开设了康复门诊。2010年7月，针灸、推拿、康复合并成立针推康复科，设立中医针灸、推拿、康复门诊，总床位32张，俞光平为科主任。科室现有医生11名，其中副主任医师3名，主治医师3名，住院医师5名，护士9名，康复治疗师3名。学科带头人俞光平副主任医师是第一届仙居县名中医，中华中医药学会养生康复分会委员，浙江省中医药学会中医基础理论分会委员、养生康复分会委员，浙江省康复医学会康复机构管理专业委员会委员、中西医结合专业委员会委员，台州市针灸学会理事。擅长中医药、针灸推拿结合治疗中风偏瘫、脾胃病、睡眠障碍、颈肩腰腿痛、妇科病、亚健康人群调理等，在改善肿瘤患者生存质量方面亦有较深造诣。

2. 优势病种与特色

（1）脑卒中：气、血、风、火、痰、虚六者结合为该病基本病机，多为本虚标实，上盛下虚，在本为肝肾阴虚，气血衰少，在标为风火相煽，痰湿壅盛，瘀血阻滞，气血逆乱，上犯于脑。治疗采用针药结合，补虚泻实，活血通络，调畅气机，醒脑开窍，息风化痰，扶正固本，临床获得较好疗效。

（2）颈痹：该病是由急慢性损伤加风、寒、湿三气痹阻经络，中药祛风散寒除湿以除外邪，针灸疏经活络，推拿正骨以纠正偏移的解剖结构，症状改善后教以功能锻炼，预防或减少复发。

（3）腰痛：包括急性腰扭伤、慢性腰肌劳损、腰椎间盘突出等。多由平时生活、工作姿势不正确，用力不当造成腰部肌肉损伤，或小关节过度牵拉、扭伤，导致气滞血瘀，经脉受阻，不通则痛。治疗采用中药祛风湿、止痹痛、益肝肾、补气血，手法理筋正骨，针灸舒筋活血，症状改善后加强腰背肌功能锻炼，以防复发。

（4）不寐：主要病位在心脑，与肾、肝、胆、脾、胃等脏腑相关。情志失调、阴阳失交为该病基本病机，治疗以补其不足、泻其有余、调其虚实为总则，以安神定志为基本治法，注重精神调理。针药结合在不寐的治疗中有独特疗效和一定优势。既达到了治病求本、调整人体阴阳的目的，又避免了许多患者对西药安眠药的恐惧心理和药物的不良反应。

（5）面瘫：西医学认为风寒、病毒感染和自主神经不稳引起局部的神经营养血管痉挛，导致神经缺血水肿，受压而致病。中医学认为本病多为人体正气不足，络脉空虚，风邪乘虚入头面脉络，使颜面一侧营卫不和，气血痹阻，经脉失养而发病。虚、风、痰、瘀互结，本虚标实为本病病理基础，治疗根据"治风先治血，血行风自灭"的理论，首重祛风，后期正气损宜加补法，针药结合，大多治疗几周即可基本恢复正常。

（6）膝痹：是一种常见的慢性、进展性关节疾病，其病理特点为关节软骨变性、破坏、软骨下骨硬化、关节边缘和软骨下骨反应性增生、骨赘形成。本病属中医学"痹证"范畴。膝关节骨性关节炎称"膝痹"。治疗采用中药祛风湿、止痹痛、益肝肾、补气血，手法理筋正骨，针灸舒筋活血，针刀松解粘连，纠正由周围筋脉挛缩或松弛不稳而致的不平衡状态，减轻病痛，防止膝关节疼痛加重。

科室承担了2项省部级课题，市、县级课题各1项，发表多篇中文核心期刊论文及2篇SCI论文，承担县域内中医适宜技术培训。

八、路桥区中医院

（一）医院概况

路桥区中医院前身为桐屿区卫生所，始建于1955年，位于桐屿下街头陈士观家，时有工作人员7人，设内科、外科、妇产科。1961年10月，更名为黄岩县路桥区卫生院，有工作人员23人，其中卫技人员20人。1983年8月，迁址路桥镇新大街3号。1992年9月，更名为黄岩市路桥中心卫生院。1995

年1月，更名为路桥中心卫生院。1997年7月路桥区中医院正式成立。2013年4月，医院被浙江省卫生厅评为二级乙等中医医院。2016年6月，医院整体搬迁至路桥区东迎宾大道88号。2017年12月，路桥区中医院医共体成立，由医院与路桥、路南、路北、桐屿、螺洋、峰江6家街道社区卫生服务中心（分院）共同组成。2023年4月，被浙江省卫健委评为二级甲等中医医院。

医院现有工作人员473人，卫技人员占80%以上。研究生学历13人，本科学历281人。正高职称10人，副高职称39人，中级职称126人。门诊设有急诊、内、外、妇、儿、乳腺、骨伤、针灸、推拿、耳鼻喉、口腔、皮肤、康复等20个临床科室，乳腺科、儿科、康复医学科为医院中西医特色科室。

（二）中西医结合乳腺病专科

1998年，医院成立台州地区首个独立建制的中西医结合乳腺病专科。2008年购置了路桥区首台乳腺钼靶高频X光机。2016年成立中西医结合乳腺病区，具有中医特色优势，集手术、化疗、内分泌治疗、生物靶向治疗、中医药辨证治疗及乳腺保健为一体，运用中西医疗法诊疗乳腺病，疗效显著。特色疗法有：①中医周期疗法治疗乳腺增生病，将中医辨证与"子午流注"理论结合，应用中医药补肾健脾生髓法择时用药预防与治疗乳腺癌化疗后骨髓抑制，乳腺癌分期辨证论治。②运用健脾培土法治疗乳腺癌雌激素受体阴性者。③官氏辨证揉抓排乳法治疗急性乳腺炎瘀滞期。2020年4月，科室被浙江省中医药管理局确定为"十三五"重点培育专科，同年6月获国家级首批"中华中医药乳腺病科学传播团队"称号。

学科带头人官卓娅，出身中医世家，现任台州市路桥区中医院副院长、中西医结合乳腺科负责人，路桥区肿瘤防治办公室副主任。同时是中华中医药学会乳腺病分会委员，浙江省"十三五"中西医结合乳腺病重点培育项目负责人，路桥区乳腺病重点学科带头人，路桥区"官卓娅名医工作室"负责人，2020年获首批国家级"中华中医药乳腺病科学传播专家"称号，2018年获首届路桥区"十佳优秀医师"。先后师从乳腺病知名专家陈前军教授、国医大师林毅教授、刘嘉湘教授等名医。2006年10月创建全市首家乳腺病专科，2012年，负责路桥区妇女"两癌（乳腺癌、宫颈癌）筛查"工作。2016年6月，创立全市唯一的中西医结合乳腺专科独立建制病区。作为乳腺学科带头人，官卓娅坚持在哺乳期乳腺炎瘀滞期治疗上采用"官氏辨证揉抓排乳法"，实现母乳喂养率100%；其创立的溃后期"提脓药捻引流术"、纯中医"乳腺癌分期分线治疗"等特色疗法，使中医药在癌症治疗中的优势得到充分发挥。2018年4月起，她推出集健康科普、中医文化、养生为一体的互联网医患交流平台"一网五栏"，在全市率先启动乳腺癌防治宣教活动，深受女性朋友的欢迎，得到了中华中医药学会的肯定。

九、三门县中医院

（一）医院概况

三门县中医院成立于1955年，前身是海游镇卫生院，在养和堂、益寿堂基础上成立的海游中医联合诊所，后改为海游卫生院。1988年4月，省卫生厅批准成立三门中医院，同年，县中医院筹建组成立。1997年确定县中医院选址新兴街287号，规划用地26.2亩。1998年12月，建筑面积3642平方米的中医院综合门诊楼竣工。2000年1月，三门县编制委员会确定县中医院为全民事业单位，核定人员120人，床位80张，同时撤销海游镇卫生院，其人员、资产全部并入县中医院。2000年6月29日医院试营业，8月8日正式开诊，当时在编职工105人。到2008年，医院开设有中西医内、外、妇、儿、骨伤、口腔、五官、皮肤等20多个科室，住院部设综合病区，床位36张；妇产病区，床位20张；急诊观察区，床位6张；肝病病区，床位12张。代管上叶、葛岙（含晏站分院）、悬渚、头岙、马婪卫生院。2010年，新住院大楼启用，可容纳病床200张。医院先后增设体外碎石机、电子胃肠镜、血细胞分析仪、螺旋CT、CR、彩超、胎儿监护仪、全自动免疫发光仪、骨密度仪、动态心电图及工作站等医疗设备。2010年5月，县中医院与县人民医院实现资源整合，使用"三门县人民医院（中医院）"的名称，实行统一管理，保留中医院机构，实际停止运行。

（二）肝病肿瘤科

肝病肿瘤科是原中医院唯一成建制保留的科室。原中医院肝病科于2001年5月由婪万爽负责筹建，与宁波市传染病医院（肝病医院）联合设立肝病专科，开设病床12张，以中西医结合诊疗急慢性肝炎、脂肪肝、肝硬化、肝癌等各类肝病为特色。2010年5月，县人民医院与县中医院医疗资源整合后，在中医院区设立肝病科门诊，并在住院楼开设肝病科病区，开放床位28张。2012年开展肝脏穿刺活检术、肝癌微波消融术。2012年，科室兼顾主攻中西医结合恶性肿瘤内科诊治方向。2013年4月，改称中西医结合科（肝病肿瘤科）病区，开放床位40张。

科室为三门县医学重点扶持学科，秉承"中西结合，精中医，强西医，突出专科特色，增强综合实力"的建科宗旨。现为浙江省癌痛规范化治疗示范病房，疑难肝病协作组成员单位，长三角一体化中西医结合肿瘤学科联盟成员单位。

技术特色：中医治未病理念在肿瘤诊治领域的全程参与，实体恶性肿瘤的现代系统内科规范化诊治如化疗、靶向、免疫治疗等；晚期肿瘤患者的姑息治疗；急慢性肝炎、脂肪肝、肝硬化肝癌的中西医结合规范化诊治。

近年来，科室主持并承担省科技厅公益研究计划 1 项，省医药卫生科技计划 1 项，县级课题 2 项，省医学会临床科研基金项目 3 项，获得发明专利 1 项。

学科带头人娄万爽，三门县人民医院（中医院）副院长兼科室主任，主任中医师，县名医工作室负责人。浙江省中西医结合学会肿瘤专业委员会委员，浙江省中医药学会姑息治疗分会委员，台州市中医药学会肿瘤专业委员会副主任委员、肝病专业委员会副主任委员，台州市抗癌协会肿瘤内科专业委员会副主任委员，三门县中医药学会会长。

十、台州市中西医结合医院

台州市中西医结合医院成立于 1951 年，前身为泽国联合诊所。1954 年 8 月，谢康中医师开设中医科。1968 年 10 月，浙江省名中医陶鸿潮入职中医科，中医科在医院业务中的中坚地位逐渐显现。1966 年 8 月入职的外科医生张士行，在工作中协同中医科同人，自创"排石汤 1 号方""排石汤 2 号方"，经过几十年传承创新，已发展成"排石汤"系列方，开启了至今仍广泛应用的泌尿系统结石中西医结合治疗新篇章。1973 年 3 月，台州市第一个泌尿外科在医院成立，也是国内最早成立的县级医院泌尿外科，被《中国泌尿外科学史》记载。1981 年 1 月，毕业于浙江医科大学台州分校中医专业的罗克勤加入中医科。1981 年 5 月，中华全国中医学会温岭县分会成立，陶鸿潮任副会长，第一届理事 11 人。1982 年 3 月，中医科陶鸿潮任职副院长。1986 年，医院升级为县（市）级医院。2009 年，成为上海交通大学医学院附属第一人民医院台州分院。2013 年，医院性质从综合性医院改为中西医结合医院，并正式更名为台州市中西医结合医院。2016 年，成为浙江省中医院温岭分院。2018 年 2 月，医院引进首位中医学博士盛桂琴，她也是温岭市卫生健康系统引进的首位中医博士。2020 年 12 月，浙江省中医院和温岭市人民政府签约，台州市中西医结合医院成为浙江省中医院台州分院，同时成立盛丽先、黄琦、宣丽华 3 个浙江省中医院名中医工作室台州工作站，重点打造治未病科、针灸科、推拿科、中医儿科等科室。2021年4月，医院成为台州市中西医结合医院医共体牵头单位，下辖大溪中心卫生院、泽国镇卫生院。2023年3月，医院圆满完成浙江省第4周期三级乙等中西医结合医院现场评审。2023年8月，医院正式获批成为浙江中医药大学教学医院。

医院占地面积67亩，建筑面积8万多平方米，核定床位499张，可开放床位760张，设置临床科室30个，医技科室11个，病区13个。现有职工650余名，其中高级职称104人，博士3人，硕士40人（含在读）。

医院重视内涵提升和学科建设，积极优化中西医结合诊疗模式，在医院"十四五"规划中，制定了以发挥中医药特色优势、提升中医药服务能力和中医临床疗效为目标的实施计划，大力推进中医药"攀登工程"。现有温岭市重点学科4个，即重症医学（西医类）、中西医结合神经病学、康复医学（中医类）、中西医结合呼吸病学（中医类）；温岭市重点扶植学科2个，即中西医结合骨科学、妇产科学（中医类）。

第二节 公立医疗机构中医科

一、台州医院中医科

台州医院中医科成立于1956年。当时主要由谢天心、童道元、卢立庚三位中医师组成。谢天心在医疗实践中刻意求新，治病得心应手，治学无门户之见，研读百家医籍，讲课深入浅出，明理动听，学术颇有造诣。著有《伤寒论方药研究》《四诊辨证与治疗》《最新麻疹实验精华录》等书籍，发表学术论文数十篇。童道元医术精湛，毕生酷爱中医事业，精通内、外、妇、儿各科，特别在治疗儿科疾病方面，如麻疹、水痘、小儿腹泻等，有独特的方法，用药灵巧，平素积累了大量的临床心得、治病笔记和验方，并传于后人。他的女儿童明明继承家传，亦精于儿科，在台州、临海享有盛誉，她80岁高龄仍在台州医院中医儿科坐诊。卢立庚研习《内经》《难经》《脉经》《伤寒论》，背诵《证治准绳》《本草纲目》，精研《滋阴纲目》《傅青主女科》《医门法律》《证治汇补》《叶天士医案》等书。以杂病、妇科见长。他以理想的治疗效果和良好的服务态度在患者中享有盛誉，就诊者踵足相接。其治学观点为重视脾胃、气血、六气，用药轻灵。从事临床70余年，经验丰富，深受群众爱戴，带有弟子数名。

1962年，洪德华毕业于浙江大学医学院，分配来院工作。他非常热爱中医，1968年在上海中医学院附属龙华医院、中国中医研究院等地进修，师从名中医黄文东、方药中、徐嵩年、王琦等，与本院老中医童道元、卢立庚等整理儿科、妇科验方，共有楤木合剂、抗副鼻窦炎合剂、肝利平、平春合剂等近十种，其中"楤木合剂"参加了中国中药博览会，并入选《中国中草药汇编》。在中西医结合治疗泌尿系统、消化系统及老年慢性呼吸系统疾病等方面有一定建树。洪德华为台州市中医药学会第一、第二届副理事长，《实用中西医结合

《临床》杂志编委。多次被评为先进工作者，先后担任临海市政协第七届委员、第八届常委，浙江省政协第六届、第七届委员。

1996年，时任台州卫生学校校长的柯干调任台州医院中医科工作。2001年，柯干被评为省级名中医。2002年，被评为第三批全国老中医药专家学术经验继承工作指导老师。柯干治学严谨，医术精湛，临证思路开阔，对常见病和疑难病的中医治疗有丰富的经验，特别对慢性病毒性肝炎、肝硬化、慢性胃炎的中医治疗有深入研究，在台州中医界享有盛誉。曾在国内医学期刊发表多篇学术论文，1998年主编的《中医学概论》，被作为农村社区医学教材。柯干被聘任为台州医院终身主任。在恩泽，"王氏健康卫士"是一项至高无上的荣誉，成立于2008年的奖励基金，至今已颁发给了20位老专家，柯干2014年获得"王氏健康卫士"称号，2019年获浙江省中医药学会"终身荣誉奖"。

进入21世纪，中医科进入快速发展阶段。2003年组建中医康复病房（50张床位）。2007年被浙江省卫生厅、浙江省中医药管理局授予"浙江省示范中医科建设单位"，后在马群力、李小军等几任科主任带领下，科室队伍不断壮大。2013年，邱夏桑担任中医科主任，此时国家及医院对中医药事业高度重视，在柯干、邱夏桑带领下中医科得到了全面快速的发展。肿瘤科、脾胃病科、肾病科、风湿病科、内分泌科、呼吸科、骨伤科、妇科、儿科等中医科室陆续成立。2017年，台州医院成为浙江中医药大学附属第二医院、浙江省中西医结合、中医风湿病专科联盟成员。2018年，中医科由老院区搬迁至独立的国医馆，并推出"中西医联合查房"新模式，各专科进行中西医深度融合发展，综合性医院中医参与度进一步提高，同时中医护理门诊成立。2019年，科室申报并获批台州市首个全国名老中医药专家传承工作室，经过3年的努力，2022年7月顺利通过了工作室建设项目验收。科室连续5年承担医院"西学中"培训班，每期参加学习人数100余人。近2年来科室承担台州市全科医生培训班中医课程。2022年，科室作为中医肿瘤亚专科成员成功申报并获批省级重点（培育）专科（肿瘤学）。近10年，科室累计引进硕士、博士等高学历人才18名。目前，科室共有医生28人，其中省级名中医1人，台州市名中医2人，青年名中医2人。年门诊量超过12万人次，病区年服务人次达1.5万，并每年承担留学生的中医科目实习带教工作。近5年来，科室承担厅级及以上科研项目5项，出版《柯干中医传承集》等著作。

二、台州市第一人民医院中医科

台州市第一人民医院中医科始建于 1954 年 7 月，当时在县级人民医院设中医科黄岩是首个，已有近 70 年历史。科室从只有牟允方中医师一人，发展到今天成为全国综合性医院中医药工作示范单位、浙江省示范中医科、浙江省"十三五"中医药重点专科、台州市中医重点学科。目前，科室拥有床位 49 张，年门诊量达 12 万人次。中医治疗肿瘤、肝胆病、脾胃病、妇科病、儿科病、老年病，以及康复、针灸、推拿等各具特色。

1954 年，在努力挖掘祖国中医药宝库的时代背景下，医院积极响应国家号召组建中医科，请原杭州铁路局医院中医师牟允方来院坐诊，吸收沈宝山"二刀"药工周良法负责中药加工炮制和调剂，日均接诊 40 余人次。随着医院规模扩大，为满足百姓需求，1956 年至 1958 年又陆续吸收陈弼臣、夏德尧、陈子成、张志柏（针灸）等一批民间名老中医充实中医科。其间，为发扬光大中医学，由牟允方执教，开办中医学习班，遴选全县高年资中西医师参加学习。1959 年 8 月，县卫生局招收傅学锋、陆晓江、章小郎、王昌林 4 名中医学徒进院，分别师从牟允方、陈子成、陈弼臣、夏德尧。1960 年至 1961 年先后吸收章道泉（针灸）、叶熙昭、徐德珍为学徒。1962 年，陈弼臣被省卫生厅确定为温州地区著名中医师，陈子成被确定为县级著名中医师。1964 年，医院又调入蔡松涛、叶开友两位中医。1965 年，中医学徒经省卫生厅统一考试全部毕业，进入临床独立工作，科室传承梯队日趋成熟。同年，郑世岳从浙江中医学院毕业并分配入院，渐成师承派和学院派的融合。其间，牟允方被抽调到黄岩中医专修班任教，黄岩中医专修班成为全市中医人才成长的摇篮。

科室于 1958 年设针灸室，1975 年设伤科（夏永璜坐诊），1980 年设推拿室，1984 年设中西医结合病房，中医学科分支设置逐渐完善。

1978 年陈弼臣、陈子成被列入省老中医名单。此后，陈弼臣等 6 名老中医退休，傅学峰、陆晓江、章小郎、章道泉、徐德珍、郑世岳等成为承前启后的新一代骨干力量，并招收了卫生学校中医班毕业的沈丹、胡炜、池敏等新生派一代，带徒授课，薪火相传。20 世纪 70 年代有董灵江、80 年代有谢激扬等一批中医学院的本科毕业生分配入科。

20 世纪 90 年代以后，中医药事业发展迅速，医院业务也有了长足进步。陈彩国、朱怀远、牟重临等一批经验丰富的实力派医生相继调入科室，使中医科整体业务水平又有了新的提升，特别是浙江省名中医牟重临主任中医师为牟允方之子，家学渊博，从小耳濡目染，得父亲心典，名声远播，经验丰富，连续出版 6 部著作，带教的年轻医生陆续成才，成杏林一代领军人物。

进入 21 世纪，中医科进入高速发展阶段。2007 年被浙江省卫生厅评为浙江省示范中医科，2012 年被卫生部、国家中医药管理局、中国人民解放军总后勤部卫生部评为全国综合医院中医药工作示范单位。目前中医门诊设中医内科、中医妇科、中医肿瘤科、针灸推拿科。中医肿瘤学科特色优势凸显，3 次被评为台州市中医重点学科，并于 2019 年被评为浙江省"十三五"中医药重点专科。牟重临是第六批全国老中医药专家学术经验继承工作指导老师，他作为负责人，2011 年获批台州市首批名医工作室，2012 年获批浙江省名老中医传承工作室，2022 年又获批全国名老中医药专家传承工作室。沈丹于 2014 年成为台州市名中医，2020 年成为浙江省名中医，为浙江省名老中医传承工作室指导老师。朱怀远、戴雨虹为浙江省基层名中医，鲍建敏为浙江省中青年临床名中医培养对象，吕萍为台州市首届中青年名中医，谢激扬、顾文跃为黄岩区名中医。目前，鲍建敏为科主任。

近年来，科室共承担省厅级课题 8 项、市级课题 6 项，发表论文 80 余篇，出版著作 6 部。获浙江省中医药科学技术奖三等奖 1 项，台州市科技进步奖三等奖 1 项，台州市自然科学学术奖二等奖 1 项、三等奖 2 项。主办国家级中医药继续教育项目 1 项，浙江省中医药继续教育项目 3 项。

附：中医肿瘤科

中医肿瘤科隶属于中医科，作为中医科的特色申报市级中医（中西医结合）重点学科和浙江省"十三五"中医药重点专科并立项建设。现设有中医肿瘤门诊、中医肿瘤病区、针灸治疗室、肿瘤康复活动室、中医特色护理门诊。科室学术带头人为牟重临、沈丹。

科室紧紧抓住中医治疗肿瘤的优势和特色，根据中医肿瘤学的特点，结合现代医学技术，注重多学科协作，应用多种治疗手段，通过不断的探索，以中医药为主综合治疗肿瘤，提出了"整体调节、综合疗法贯穿肿瘤治疗全过程"的观点。以肿瘤中西医维持治疗为特色，主张晚期患者坚持以人为本、带瘤生存，采用中药内服、外用、熏洗、针灸、推拿、按摩、理疗、食疗等多种方法综合治疗，取得了显著疗效。在中医特色疗法方面，目前已开展针灸、耳穴压豆、放血疗法、拔罐疗法、穴位敷贴、穴位注射、中药熏蒸、推拿等传统特色疗法。

学科坚持鲜明的中医特色和优势，深入挖掘中医基础理论的内涵，结合古今中医药治疗癌症取得的成果，根据已往临床上取得的资料积累，对癌症的中医药治疗进行了系统性研究。认为癌症是一种老年病，发生的机理与衰老相似，是由于机体抗病能力衰退，细胞基因改变而导致的，对癌症的治疗可以借助抗衰老和治疗老年病的方法，拓宽临床思路，以扶正培本为原则，明显降低了肿瘤对机体的损伤程度，对癌症提出系统性规律性认识。与西医在技术上相互融合交叉，使中医药贯穿手术、化疗过程的始终，起到解毒增效、提高患者生活质量、延长生存时间的作用，取得了显著效果。这既发挥了中医的优势，又弥补了西医的不足，并为终末期肿瘤患者提供了有效的维持治疗方法。

三、台州市中心医院中医科

2000 年，台州市中心医院开诊初期，中西医结合科、中医科同时成立，当时科主任分别为朱红、马群力。目前，病房核定床位数 20 张，共有医护人员 30 人，其中主任医师 3 人，副主任医师 2 人，主治医师 3 人，住院医师 2 人，其中硕士研究生 5 人，在职硕士研究生 1 人。台州市名中医 1 人，浙江省中青年名中医培养人才 1 人，台州市中青年名中医 1 人。朱红为学科带头人，卢薇为科主任。

2000 年，科室开诊时下设中医妇科，以中西医结合治疗月经病、慢性盆腔炎、不孕症、子宫内膜异位症、多囊卵巢综合征等为主攻方向。2003 年增设中医脾胃病科，以胃肠功能紊乱、慢性胃炎、肥胖、糖尿病、高血压、高脂血症、代谢综合征等疾病的中西医结合治疗为主攻方向。在团队的努力下，2008 年，中西医结合脑血管病专科获得台州市中医（中西医结合）重点学科称号，同年中西医病区获台州市"巾帼文明示范岗"称号。2010 年，病区荣获浙江省"巾帼文明示范岗"称号。2014 年，中西医结合脑血管病专科继续获得台州市中医（中西医结合）重点（扶持）学科称号。中医科同时下设针灸推拿科，以针灸、推拿、微针刀、拔罐等治疗颈椎病、腰椎间盘突出症、肩周炎、脑卒中后偏瘫、言语障碍、吞咽障碍、面神经麻痹、尿潴留、颈肩腰腿痛等为主攻方向。2011 年医院荣获"省级医院中医示范基地"称号；2012 年荣获"全国综合医院中医药工作示范单位"称号。2015 年起中医科、中西医结合科合并为中医／中西医结合内科。学科增加中医肿瘤专科，以中西医结合治疗肺癌、肝癌、胃癌、肠癌、乳腺癌术后、放化疗后的症状改善及康复、恶性肿瘤的姑息治疗等为主攻方向。2018 年，中西医结合脑血管病专科获得台州市中医（中西医结合）重点（扶持）学科称号。2020 年，科室参与台州市中医（中西医结合）重点学科——中西医结合老年医学的建设，继续投入到老年脑血管疾病、血管性痴呆、老年多系统疾病的研究当中。

附：**中西医结合老年医学科**

1. 概述

台州市中心医院（台州学院附属医院）中西医结合老年医学科是台州地区最早成立的老年病专科，是集临床、教学、科研于一体的以中西医结合防治老年慢性病、多发病为特色的临床学科。2004 年入选浙江省第三批医学重点（扶植）学科——老年医学（中西医结合），2020 年 8 月入选台州市中医（中西医结合）重点学科——中西医结合老年医学。学科建立了集老年人医疗服务、保健康复、临终关怀于一体的中西医结合医学模式，其临床、科研、教学的综合实力、学科规模、辐射范围在台州地区居领先地位。核定床位 50 张，分两个病区，现有医生 16 人，其中拥有博士、硕士学历者 12 人，高级职称 7 人，中级职称 4 人，硕士研究生导师 1 人，台州市名医工作室负责人 1 人，台州市名中医 2 人，台州市拔尖人才 1 人。

2. 优势病种与特色

科室以老年病的治疗及预防为主，着重研究老年综合评估、老年人合理用药、老年多系统共病的综合诊治、老年急危重症的诊治等，不断完善慢病管理模式与流程，探索医养结合方法，为老年患者制定中西医综合诊疗方案，提供老年患者个体化诊疗服务。科室现开设专科门诊及中医特色门诊 10 个，中医药诊疗技术应用率达 95% 以上，开展中医药特色技术新项目近 20 种。

（1）心血管疾病：临床治疗以活血化痰、抗氧化应激反应为立法处方的核心，防止心肌缺血及再灌注损伤的发生，辅助抗凝及防止血栓等，发挥中西医结合特色优势。

（2）心血管病相关的多系统疾病（如高血压病、心功能不全、房颤、更年期综合征等）的中医特色技术：四季穴位贴敷改善患者免疫功能，提高生活质量；针刺及督灸改善心肌缺血及运动耐受性降低。

（3）脑血管疾病：采用益气活血化痰法治疗脑动脉供血不足，肝肾同源、益肾疏肝活血法论治中风。

（4）脑血管病相关的多系统疾病（如代谢综合征、高血压病、糖尿病等）的中医特色技术：经络推拿及吴茱萸贴敷涌泉穴改善睡眠障碍，针刺天枢穴加穴位贴敷、腹部推拿治疗老年相关便秘等。

（5）心脑血管疾病的康复：精准康复评定技术、关节松动术、牵伸技术、神经发育促进技术、生物反馈技术、有氧训练技术、气道廓清技术、言语吞咽训练技术、神经肌肉注射技术、悬吊技术、步态分析和训练技术等。

科室获国家发明专利2项，承担省、厅、市各类科研项目30余项，发表学术论文60余篇。

四、台州市立医院中医科

台州市立医院中医科开设于1956年。当时由蔡迪全、张鼎臣两位中医师坐诊，同时设中药房及中药加工部，有中药工2人。1961年，黄岩县卫生局招收中医学徒，医院分配陈彩照、陈正初2人，陈彩照师从蔡迪全，陈正初参军复员后转外科。1963年陈俊生调入，陈彩娟进院从师学习。1965年，中医学徒通过浙江省卫生厅统一考试毕业，开始独立工作。1966年，时任中国道教协会副会长的蒋宗瀚医师到科室工作。1968年，何启俊从浙江中医学院毕业分配到科室，加强了中医科的力量。1975年，陶云卿、戴冬生相继调入，1981年至1983年，王海宝、徐海燕由浙江大学医学院台州分校毕业，卢伟、卢建明由黄岩卫生进修学校毕业分配到科室，后严国云、张茂信等相继调入科室。以后随着时代的发展，不断有新生代加入，中医科整体业务水平又有了新的提升。科室历任负责人为陈彩娟、何启俊、陶云卿、卢伟，现任主任为谢红东。科室现有医生12人，其中主任医师5人，副主任医师2人，博士1人，硕士5人。浙江省中青年临床名中医培养对象1人，浙江省基层名中医1人。治疗范围包括各种中医内科杂症，另外单独设立了中医男科、中医妇科、中医儿科、中医肿瘤四个亚专科门诊。通过对经典再学习，不断提高科室中医经典素养，夯实中医理论基础，拓宽年轻医生的临床思维和视野，提高医疗技术水平。

中西医结合科于1997年10月成立独立病区，朱红、徐海燕、谢红东、程茹先后为负责人，程茹为现主任。现有医生9人，其中高级职称4人，开放床位24张。成立之初设定为中西医结合老年病科，采用中西医结合治疗方法，在中医整体观念、辨证论治理论的指导下，主要收治各种内科综合性疾病、老年内科病患者，治疗范围涉及心脑血管、呼吸系统、消化系统、内分泌系统、风湿免疫性疾病等领域。近年收治病种中排在前五位的是后循环缺血、腔隙性脑梗死、糖尿病、心功能不全、胃肠功能紊乱。科室还设有咳嗽、脾胃病、皮肤病等专病门诊。

针灸推拿科成立于1961年，前身是理疗科。历任主任为林育冬、缪仙凤、李培宜、郎伯旭。目前科室是浙江省"十二五"中医药重点学科（中医脊柱病学），是台州学院中西医脊柱病研究所所长单位、浙江省微针刀培训基地（国内第一家）挂靠单位。科室有员工42人，其中医师19人（正高职称2人、副高职称9人、硕士学历12人），门诊有床位72张，病区床位36张。学科带头人郎伯旭是浙江省名中医、硕士研究生导师，浙江省针灸学会脑病专业委员会主任委员、微针刀专业委员会常务副主任委员，台州市针灸学会会长。

优势病种与特色：

（1）儿童抽动障碍及多动症：从颈椎入手，采用项八穴为主配合颈椎定位正骨治疗，自2016年至今共吸引全国28个省份的1.6万多名患者前来治疗，疗效较好。

（2）颈源性眩晕：科室提出用内外因学说解释该病的发病机理，认为该病的主要病变部位是寰枢段，主要的致病因素是寰枢段的软组织及枕寰枢关节解剖位置改变，采用针刺项八穴配合精准定位正骨治疗。据此提出精准诊断、靶向治疗的理念。

（3）腰椎间盘突出症：创立"三步十法检查法"作为本病的物理检查方法，临床阳性结果预示率高达93.98%。临床采用微针刀配合定点斜板正骨法治疗，或采用硬膜外麻醉下一次性手法正骨治疗。

（4）腰骶关节滑膜嵌顿：此病伤后腰部剧痛，活动严重受阻。由于疼痛导致周围软组织水肿，进而加重滑膜的嵌顿，因此松弛肌肉配合正骨手法是关键技术，采用微针刀松弛肌肉配合屈髋屈膝抖腰法，可迅速而有效地解除滑膜嵌顿。

（5）儿童寰枢关节半脱位：骨伤科常用牵引治疗本病，轻度的可用颌枕带牵引，重度的用颅骨牵引，损伤大，疗程长。科室采用徒手牵引配合精准定位正骨治疗，治疗后可基本恢复正常。

（6）神经根型颈椎病：患病节段的椎间孔变窄是引起本病的重要原因，科室采用微针刀松解椎间孔周边的软组织，配合精准定位正骨法进行治疗。

（7）屈指肌腱腱鞘炎：本病的发病是由于腱鞘的狭窄导致手指屈伸时肌腱无法通过，骨科常用局部封闭疗法治疗，若无效则采用手术治疗（属三类手术）。科室采用局部麻醉下钩针一次性松解治疗，绝大部分患者治疗时间仅须数秒钟。

（8）颞颌关节紊乱：本病发病与颞颌关节周围的软组织有直接关系，采用微针刀精准松解配合颈椎精准定位正骨治疗。

（9）青少年脊柱侧弯：采用龙氏手法及施罗德手法等综合治疗。

（10）脑卒中及其并发症：脑卒中及其并发症的本质问题是相应脑区缺血，因此恢复脑部血供是治本之法。采用头针针刺及微针刀结合现代康复手法等综合治疗 。

（11）微针刀技术的应用：广泛应用于各种颈肩腰腿痛、急慢性软组织损伤、各种疼痛的治疗，同时拓展应当到内、外、妇、儿、五官等各科疾病的治疗当中，收效显著。

科室承担省部级、厅局级课题 20 余项，主办国家级继续教育项目 4 项、省级继续教育项目 7 项，发表论文 100 余篇。

五、温岭市第一人民医院中医科

温岭市第一人民医院中医科成立于 1956 年，赵立民为首任中医师。发展到今天，科室已成为全国基层中医药工作先进单位。科室有床位 40 张，年门诊量达 6 万余人次。下设的肝胆病、脾胃病、肺病、妇科病、老年病、亚健康等专科各具特色。

随着医院规模的扩大，为不断满足群众日益增长的需求，科室人员不断增加，相继开设了中医内科、中医妇科等门诊。

进入 21 世纪，科室进入快速发展阶段，遵循中医药学发展规律，秉承"传承精华、守正创新"精神，利用名老中医师承带教模式，发挥传帮带优势，培养中青年中医人才。招收新生力量的学历层次不断提高，一大批年富力强的年轻人在时代的感召下勇担重任，使科室具有了多种学科特色，逐渐形成了专家门诊、普通门诊、中西医内科门诊、中西医结合病区四大系统。2017 年，科室搬入新院区门诊第一诊区。目前，科室人才建设合理，形成了老、中、青三代的中医药传承梯队。其中陈新俊为浙江省基层名中医，林珍莲为温岭市名中医，侯正军、郭菊清为温岭市名中医培养对象，朱新红为医院"125 人才"培养对象。

科室重视中医药文化的传播，举办健康宣教活动、中医科普讲座、下基层、进社区，并通过温岭融媒体中心进行网络直播。科室还承担医共体建设任务，每周派中医专家下沉到箬横镇、坞根镇及城东街道卫生院坐诊，指导提升基层医生的中医诊疗水平。科室还承担全院临床科室的中医会诊工作，年会诊量达 1000 余人次。

近年来，科室共承担地市级课题 5 项，发表论文 30 余篇，主办浙江省继续教育项目 1 项、台州中医药继续教育项目 1 项，获浙江省中医药科学技术创新奖二等奖 1 项、浙江省科学技术成果奖 1 项。

六、临海市第一人民医院中医科

临海市第一人民医院中医科成立于 1973 年，当时只有叶宝贵、王爱珍两位浙江中医学院本科毕业的中医师。开诊时还没有中药房，医生开好处方，由患者自行去临海方一仁药店取药。后来叶明远、王仙荷两位金华中药学校毕业生分配到医院，设立了中药房。后陆续调入江再保、竺开英、文珏、宋来红、朱贤文、段菊清、李婴等中医师，科室力量得到加强。进入 20 世纪 80 年代，中医科与医院共同发展，科室整体业务水平有了新的提升，设立了中西医结合病房，床位 10 张，主要开展各种慢性病、老年病及癌症术后的中西医结合治疗。1983 年至 1985 年，医院安排王爱珍到浙江省中医院进修学习，师从浙江省名老中医魏长春，王爱珍内、妇、儿各科疾病均能辨证施治，准确对证处方，特别擅长脾胃病的诊治，深受患者信任和赞扬，曾被评为"临海市先进工作者"。

2004 年，中医科随医院搬迁到大洋西路 375 号新址。2022 年 6 月，为了推动临海市中医药事业的发展，提升医院综合服务能力，让传统中医药更好地造福人民群众，医院整合本院中医药资源，成立临海市第一人民医院大洋中医馆，中医药服务能力得到全面提升。大洋中医馆是一所集中医诊疗、中医养生、健康管理、康复治疗、健康教育等于一体的人文便民中医馆，日门诊量达 300 余人次。现有医护人员 20 人，其中高级职称 5 人，硕士学历 2 人。大洋中医馆建筑面积 1040 平方米，分上下两层。一楼设有中医内科、中医妇科、中医儿科、针灸推拿科、中药房和候诊大厅。二楼设有理疗科、治未病科。在一楼大厅设有临海中医药文物展柜。根据国家相关规定，配套建有煎药室，建筑面积 73 平方米，现有全自动煎药机 11 台，包装机 5 台。秉承中医学辨证论治、整体观念之精华，依托现代医学诊疗技术设备，坚持中医辨证与西医辨病相结合的诊疗方法，擅长治疗脾胃病、妇科病、肿瘤、风湿免疫病、皮肤病、儿科病、糖尿病及疑难杂症等。不断丰富中医治疗项目，开展中药、针灸、推拿、艾灸、火罐、刮痧、耳穴压豆、埋线、穴位贴敷、中医体质辨识等中医药服务项目。根据节气，开展春季儿童助长贴贴敷、冬病夏治、膏方节等活动，定期开展健康讲座、义诊、培训等服务。积极参与医院多学科综合治疗工作，充分发挥传统医学特色治疗优势，并发挥重要作用。

七、天台县人民医院中医科

天台县人民医院中医科始建于 1956 年 7 月,当时县级人民医院设中医科在天台县是首倡。科室设立之初只有余焕文、赵鹏燕 2 位医师,另有 1 名针灸医师金庆生。1959 年杭州市中医院中医师陈元德下派至天台县,调入科室工作。

1970 年至 1980 年,先后被分配或调入科室的有陈彪、叶宝贵、陈进、赵立基等浙江中医学院毕业生。特别是时任科主任的叶宝贵,系全国著名中医妇科专家裘笑梅的嫡传弟子,专长于妇科,曾任浙江省中医药学会妇科分会理事,在当地颇有知名度。20 世纪 70 年代末至 80 年代初,在中医辨证论治各种常见病的基础上,科室与天台县医药公司的老中医张先判合作,开展了应用金锦香、马尾黄连治疗慢性肝炎、肝硬化的临床观察,在护肝降酶、消退腹水方面取得一定疗效。中医病房成立前,中医科一直承担各病区的中医会诊工作。

1983 年 8 月,陈伟民分配到医院工作。1984 年 8 月汤优民分配到医院工作。1984 年 10 月,医院正式开设中医(中西医结合)病房,由陈伟民医师主管、汤优民医师协管。虽然当时只有 10 张床位,但收治病种比较广泛。当时天台县是流行性出血热的重点疫区之一,医院床位十分紧张,因此当时中医病房还曾收治过流行性出血热、钩端螺旋体病轻症的患者。1985 年医院开设针灸科。陈伟民开展对肾与输尿管结石的临床研究,自拟"四金排石汤"与"肾石溶化方",疗效显著。据此撰写的论文"140 例上尿路结石排石疗效对比分析"获得 1990 年 11 月台州地区首届中青年中医论文大奖赛第一名,并于 1991 年 10 月在中国中西医结合大会上宣讲,1994 年全文发表于《中国医刊》杂志。之后又开展了对胆囊结石中西医排溶石疗效对比的临床研究,成果论文于 2001 年发表于《中医杂志》。以上 2 篇论文先后获浙江省自然科学优秀论文奖三等奖。1987 年至 1989 年,陈伟民作为中国中医研究院国家级课题"痰湿型体质与高脂血症形成机理的研究"的参与者,为课题组提供了有效临床资料 100 余份。

20 世纪 90 年代以后,中医科整体业务水平又有了新的提升。1990 年朱玮华医师从外院调入中医科,长期主管中医病房工作。1991 年,浙江中医学院针灸推拿系首届本科毕业生施敏飞分配到医院,牵头设立针灸推拿科。1994 年,本科毕业生崔火仙分配到中医科,后又在职研究生毕业,加强了中医力量。

进入 21 世纪,随着医院的发展壮大,中医科的业务也有了长足进步。2008 年,陈伟民主任中医师评选为首届"台州市名中医"。2009 年初,医院开设中医康复科，由施鸣飞负责，同时扩大中医（中西医结合）病房，与中医康复科合并为一个完整病区，共设 45 张床位。在管理体制上，打通门诊与病房，人员灵活安排。由朱玮华任中医与康复科主任，施敏飞为副主任（分管康复）。随着康复医学的发展，2016 年中医康复科病区单独设立。

近 10 年来，为提高医务人员整体素质，招收的新生力量的学历层次不断提高，如院长亲自赴浙江中医药大学招收的硕士毕业生谷英敏，后来她又在职攻读博士研究生并毕业。而后，医院又相继招收或调入了一批年富力强的硕士毕业生，这些年轻人在时代的感召下勇担重任，建立了中医多学科体系，逐渐形成专家门诊、普通门诊、针灸推拿、康复四大系统，下设有内科、妇科、儿科、肿瘤、老年病等中医专科。科室现有台州市"500 精英计划"人才 1 人、天台县名中医 1 人。承担省市级科研项目多项，发表学术论文多篇。

八、仙居县人民医院中医科

1954 年，仙居县人民医院开始设立中医门诊，1958 年正式成立中医科。由顾兆其医师坐诊，配中药工一名。1972 年至 1985 年，先后调入浙江中医学院毕业的吴美云、徐卫、范公正、王光属、张文明、王建红、王杏仙、郑敏、徐胜美等人。1997 年、1998 年，张捍国、王宇展相继调入科室。

20 世纪 60 年代，科室主攻中医辨证论治咳嗽、哮喘、胃肠炎、溃疡病、黄疸型肝炎、月经不调等疾病。采用四逆散合黄芪建中汤治疗虚寒性骨痛，玉屏风散加牡蛎治盗汗，桂枝汤加减治自汗，枯痔散治外痔等，疗效显著。1970 年，医院用蛇足草麻醉进行外科手术 30 多例，发现蛇足草有一定麻醉镇痛效果，并用于治疗少数蛔虫病及精神分裂症，发现有镇静止痛作用，后发现该药有一定毒性，于 1971 年起终止使用。

20 世纪 70 年代，科室在中医辨证论治各种常见病的基础上又开展了中药单方验方治疗上消化道疾病的研究。自制楤木合剂治疗胃脘痛，乌梅丸汤剂治疗胆道蛔虫症，肝炎 1 号、肝炎 2 号治疗流行性甲型肝炎，红木香治疗烫伤等均有一定疗效。1975 年，科室成立中西医结合病房，有床位 13 张。

20 世纪 80 年代，科室运用中医辨证，内外并治法诊治各种疾病。如治疗急性乳腺炎，内服蒲公英、白芷，局部外敷仙人掌；治疗阑尾脓肿，内服大黄牡丹汤加减，局部外敷大黄芒硝散以消肿散结，均取得了满意的疗效。

20 世纪 90 年代，科室运用益气强心、活血化瘀法，中西医结合治疗冠心病、中风后遗症、高血压病等，疗效显著。

2000 年至 2004 年，科室在中医内科的基础上，开始探索中医妇科病的诊治。如用龙麦安神汤加味滋阴补肾、养心安神、调节内分泌，治疗妇女更年期综合征、经前期紧张、月经失调等疾病，取得了一定疗效。门诊就诊人数逐年增加，年门诊量超过 1 万人次。

1975 年以来，中医科一直承担着各病区的中医会诊工作。

针灸科是中医科分支，成立于 1965 年，设置针灸室，开展针灸门诊。1971 年，由陈培福坐诊，2 张床位。1976 年，进修回来的顾月琴医师坐诊针灸门诊。治疗以体针为主，拔火罐、艾灸法为辅，主要治疗急慢性腰腿痛、外伤性疼痛等。1980 年，王焕淼分配针灸科。1989 年后，顾艳明、林菲、吴闻天等相继分配到针灸科。开展冬病夏治、三伏贴等，治疗哮喘、老年慢性支气管炎等。

1985 年，中医科又设立推拿科，由潘中其坐诊。1990 年，王公财、徐依群相继分配到推拿科，以推拿为主，辅以中药透入疗法，治疗骨质增生、颈椎病、肩周炎、腰椎间盘突出症、软组织挫伤、中风后遗症、四肢功能障碍等疾病。1995 年，潘中其到浙江省中医院进修回科后即开展小针刀治疗各种软组织损伤引起的疼痛。2002 年，潘中其等又开展了青少年假性近视穴位手法按摩恢复治疗，深受社会欢迎。

九、三门县人民医院中医科、针灸推拿科

（一）中医科

三门县人民医院中医科始建于 1956 年 11 月，由县人民政府报请宁波专署批准，邀请名中医郑渭滨坐诊，郑渭滨学识渊博，辛亥革命后在宁海桥头湖开设存德堂中药店坐堂行医，有"指下明死生，一帖起沉疴"的美誉。中医科开诊后，求诊者络绎不绝，日均诊疗 40 余人次。1957 年，郑渭滨带徒童志华。1992 年，科室成立中西医结合治疗肝炎专业组。2001 年 5 月，开设中医肿瘤门诊。

（二）针灸推拿科

1. 概述

1963 年，童志华在医院开展针灸推拿业务，1974 年他调离后，针灸业务一度停顿。至 1978 年设立理疗科，1989 年中医、针灸、中医骨伤 3 个科室合并，新增紫外线治疗灯和神灯用于临床治疗。2019 年 7 月，组建三门县人民医院（中医院）针灸推拿专科，周贤华为主任，病区开设床位 30 张，目前针灸

推拿科是台州市中医（中西医结合）重点学科、三门县医学重点学科、县名医工作室建设单位。学科带头人周贤华主任中医师是台州市名中医、三门县名中医、浙江省针灸学会理事、浙江省针灸学会微针刀专业委员会副主任委员、浙江省针灸学会脑病专业委员会副主任委员、台州市针灸学会副会长。

2. 优势病种和特色

（1）颈源性疾病：颈椎解剖结构、生理功能复杂，病理变化多样，运用中医经络气血理论，结合西医的筋膜、软组织退变有关知识，采用包括针灸、针刀、微针刀及手法整复治疗颈源性疾病，疗效确切。

（2）脊柱疾病：基于脊柱调衡理论，采用龙氏整脊手法，结合针刺、针刀、微针刀软组织松解治疗该病。

（3）过敏性鼻炎：根据中医学脏腑功能失调、西医学内分泌及神经调节紊乱，运用针刺调理脏腑、升阳固表、宣通鼻窍，微针刀松解局部软组织，改善和调节植物神经功能，具有显著的临床疗效。

（4）亚健康体质调理：基于中医学治未病理念和"督为阳脉之海，总督诸阳"理论，采用督脉温灸法温阳通络，调理脏腑，提升阳气。

（5）小儿推拿：广泛应用于小儿感冒咳嗽、便秘积食等的治疗。

（6）穴位埋线疗法：根据中医经络理论，采用穴位埋线的方法调理脏腑，疏通经络，化瘀除湿，用于包括肥胖症、脾胃病、腰腿痛等的治疗。

（7）压力性尿失禁：倡导"脑-心-肾轴"理念，认为本病主因肾气亏虚，膀胱失约导致，肾藏精，主骨生髓通于脑，与脑联系密切，结合西医学盆底松弛的概念，运用针刺结合微针刀松解治疗本病。

（8）膝骨关节病：看局部，观整体，认为关节局部退变是标，整体气血亏虚、外周肌肉韧带失稳、支配神经失调是本，应注重标本同治。

十、玉环市人民医院中医科

玉环市人民医院中医科创建于 1956 年，聘请名老中医陈愚亭坐诊并任副院长。后陈可君（上海中医学院毕业）、陈孟唐（西学中）、刘清顺、陈一静、童炜烽、钱泽民、张慧芳、郭崇秋、蔡行平、黄陈招、黄亚丽等相继分配到中医科工作，并陆续聘任王崇光、郭世钊等玉环市名老中医坐诊，中医科进入了蓬勃发展的时期。

历届科室主任为钱泽民、郭世钊、陈一静、管善庶、蒋卫芳、蔡行平、郭崇秋（针灸推拿）。中医科又分为中医肾内科、中医妇科、中医肿瘤科、中医呼吸内科、中医脾胃病专科、中医阳康门诊，其中中医肾内科是玉环市创新专科。

中医科目前有医生10人，玉环市名中医2人，主任医师2人、副主任医师2人、主治医师1人、住院医师5人，其中研究生学历5人，形成了良好的人才梯队。中医科病房2021年2月正式启用并开始收治住院患者，将中医辨证论治和专病专方相结合，形成了一套行之有效的临床诊疗方法，尤其在肿瘤术后、老年慢性病等方面形成了自己的治疗特色。

现任中医科主任蔡行平主任中医师为玉环市终身名中医、玉环市领军人才、台州市基层中医药特色优势专科"脾胃病重点专科"指导老师，玉环市中医药学会理事，擅长治疗肝胆、脾胃、呼吸系统疾病，辨证使用中医经方治疗肺癌、结直肠癌、乳腺癌、卵巢癌、肝癌及癌性疲乏、癌性发热等疾病。科室骨干黄陈招2018年被确定为浙江省基层名中医培养对象，青年中医师洪清风年门诊量后来居上，达2万以上。

近年来，由于针灸推拿业务的快速增长，2020年3月，经医院研究决定正式从中医科独立，成立针灸推拿科，郭崇秋为第一任科主任。科室重视人才培养、科研提升和学科发展。以针灸推拿专科技术为特色，整合本院骨科医疗资源，成立中西医结合骨伤科，并于2020年9月获评台州市重点（扶持）学科，科主任郭崇秋担任学术带头人。2020年11月，成立玉环市郭崇秋名医工作室，黄亚丽的论文"针刺与针药结合治疗面神经磁共振检查正常的周围性面瘫患者疗效对照研究"获2020年台州市第五届自然科学学术奖三等奖，黄亚丽2021年被评为"玉环市名中医"。2022年9月，郭崇秋主持的科研项目"丹栀逍遥散对crhr2缺失引起的焦虑样行为的神经作用机制研究"获浙江省中医药传承创新立项。科室秉承中医药传承创新，坚持中西医结合，临床上运用冯氏脊椎定点复位正骨手法、小针刀、针灸、推拿、穴位贴敷等疗法，治疗颈肩腰腿痛、颈源性疾病（头痛、头晕、睡眠障碍）及内科、妇科、儿科相关疾病，在玉环市范围内有良好的口碑和社会影响。目前科室有在编人员7人，其中玉环市名中医2人，有针灸科、正骨推拿科、小儿推拿门诊、小针刀门诊、冲击波门诊、治未病门诊。

第三节　名中医

本节分为"现代名中医选介""当代名中医""市外工作台州籍名中医"三部分。

一、现代名中医选介

1. 周子序

周子序（1893—1955年），又名子叙，谱名理伦，学名敬敷，台州黄岩直下街人。清宣统二年（1909年）考入浙江省官立两级师范学堂初级师范完全科（浙江省第一师范学校前身），1915年修业期满毕业于浙江省第一师范学校高师图画手工专修科，先后任教杭州五中、杭州女子中学，其间潜心研读医书，自修英文、日文，并嗜好书画善本。周子序学医源于1917年的一次家庭变故，他曾在《皇汉医学》译者序中言："余以疾病人所时有而良医不常见，遂感愤而学医。"他于1922年春获中医开业执照，1923年起在杭州女子师范任教并兼职校医，同时兼任杭州慈善机构同善堂名誉医师。1929年起于杭州竹杆巷广兴里开诊所行医，同时兼任杭州清波中学、女子中学卫生课。他与社会名流交往频繁，如国学大师马一浮，在多个领域开中华灿烂文化艺术之先河的李叔同（弘一法师），文艺大师丰子恺，中国近代教育家和政治活动家马君武等。1928年周子序在弘一法师和马一浮先生的支持下，成功翻译日本人汤本求真的伤寒论研究专著《皇汉医学》，并由中华书局出版。1933年又翻译出版了日本人原志免太郎的《灸法医学研究》。抗日战争爆发后，他返回黄岩故里，受邀在"沈宝山国药号"坐堂，并被黄岩中学聘为卫生课教师，后因病于1955年1月12日逝世。周子序先生主张中西医结合，认为中医、西医都是从医者多年经验的积累，各有所长，但也有所短，中西医结合正好取长补短，并认为针灸能解决当时社会贫困缺药的情况，通过针灸治病也是一个好方法。

2. 蒋宗瀚

蒋宗瀚（1900—1979年），字宣富，号得舒。黄岩北洋前蒋村人。少时家境贫寒，8岁丧父，始入长谭茅恩道观当烧火，9岁正式拜师束发做道人。12岁以斗米换《本草纲目》，边通经边自学医学。17岁入委羽山大有宫，始行医。24岁到海门南门山修道，伐茅启宇，坐关3年，除潜心修道外，还专攻《内经》《难经》《伤寒论》《金匮要略》《针灸甲乙经》等医书，医技日精，声誉大噪。29岁在武汉考戒，得中道教天仙状元。33岁以律师身份设坛演戒，全国12个省87名道徒赴委羽山大有宫，聆听律法。35岁任大有宫方丈，后回海门，专攻医学，开始宗教行医生涯。1956年4月，响应政府号召，组建海门第一中医联合诊所。次年，任海门中医院副院长，精通内、外、妇、儿各科，尤其擅长脾胃病、痹证（痛风）的治疗。他治痹证，能在药所不及时，配合针灸治疗，疗效既好又快。1962年，任中国道教协会副会长兼北京白云观方丈。在京期间以精湛的医术，为中央领导人治病。1965年，老母骨折，申请回籍。次年3月起，任海门人民医院中医科医师。1978年12月卒，终年80岁。

蒋宗瀚从事医务工作50余年间，潜心研究中医各种典籍，博采各家之长，积有长期临床经验，其治病重视调理脾胃，主张针灸配合药物治疗，常以五帖药治愈疑难杂症。惜生前诊务繁忙，未有著作。2009年，椒江区地方志编纂委员会办公室编辑出版的《蒋宗瀚》一书，辑存了其所遗部分针灸讲义手稿及医案笔录。蒋宗瀚不仅医术高明，而且为人正直，给人治病不论贫富贵贱，一视同仁，从不计酬之厚薄，态度和蔼。遇有经济困难者，施医施药，不取分文，直至病愈。得病急邀诊，不论深更半夜、寒冬腊月，从不迟疑。每遇疑难病证，他都会认真研究，仔细诊断，不顾个人名利得失。故医名卓著，求医者络绎不绝。曾任黄岩县第三、第六届人大代表和第四届政协委员，浙江省第二、第四届政协委员。

3. 陈梦赉

陈梦赉（1906—1991年），原名梦，字尘梦，晚号海滨病叟。台州椒江下陈街道人，17岁小学毕业，因经济困难而辍学，刻苦自学文史，后任小学教员、主任、校长、中学文史教员。任教期间兼学中医，并参加武进恽铁樵、上海秦伯未、盐山张锡纯举办的中医函授学习。1935年弃教从医，并致力于医史研究，积累颇丰，每有卓见。行医以治病救人为旨，不分贫富贵贱，一视同仁。诊费多寡，素不计较，对贫病交加者，常免收诊费。出门诊治，不分昼夜寒暑，有请必应。1957年参加三甲区沙北联合诊所。1979年，受聘于浙江大学医学院台州分校任教中国医学史。1981 年因病退休，1991 年病逝。著作有《中国历代名医传纪》《中华医史丛考》《中国历代名医诗选》《台州医学流派简介》《浙江医学源流述略》等。

陈梦赉在志学之年，辄喜购藏书籍。竭尽财力，到处选购，及收藏明清木版书籍及珍本、绝本、抄本、稿本约数千册，于是编成《海滨书屋藏书目录》两册，计 10 万余卷，8 万余部。他治医史有年，凡史传地志及百家笔记中之有关名医资料，苟有著述传世，而影响医界者，无不搜采。中华人民共和国成立以后，开始整理，稿经三易，历六七年辑成《中国历代名医传记》一书，列入正传者 200 余人，附见者有百余人。上自周秦，下迄清末，晚近名医，间亦附人，以已逝世者为限，掇拾鳞爪，排比成篇。医家师弟之传授，宗派之差别，学说之殊，技术之巧，或志趣之相同，或时代之接近，同编附列，以便观览，一一为之分条标目，详细叙述。其虽有著述而影响不大，或史志失载，事迹欠详者，则列入补遗之中，总计约 2000 余人，谓之《中国历代名医传记续编》。

《中国历代名医传记》编纂成书后，其中有关医事文物之资料，有分类整理，排比成篇，另为一书，名为《中华医史丛考》。内容有易学源流与历代医政，举凡儒家、道教、佛教、基督教及东西欧亚之交通，苟有涉及我国医学者，一一为之提纲挈领，分类编纂。诊疗阅读之暇，间有一隙微明，专篇讨论，发表于报章杂志中者，为之汇集誊录，而历年所扎记录存关于医药事物之文献资料，亦分类次第编排，计有《艺林佳话》《本草故事》《形体掌故》《疾病小史》《医药琐记》《医史存疑》《术语考据》《病名释义》《医经汇考》等。

4. 牟允方

牟允方（1915—2005 年），浙江台州黄岩人。16 岁从其岳父池祥学画、学医，少长觉医之前途宽广，而弃画学医，在其岳父指导下，每日诵读《伤寒论》，继则《金匮要略》及各家学说，后赴杭求学。1937 年毕业于浙江中医专科学校，同年参加由杭州市政府组织的开业中医师考试，以第 5 名的成绩获杭州市执业中医师资格，在杭州保民诊所坐诊。抗日战争爆发后，辗转各地行医，曾任台州国医学校训育主任。1941 年组织创立黄岩县首届中医公会，并担任常务理事（负责人），入会者均为当地有名中医。此后又相继任教于中央国医馆嵊县国医训练班，后担任省中医公会联合会理事。抗日战争胜利后，返杭行医，兼任《浙江日报》社会服务专栏医药顾问，主要负责每天撰写医药常识和解答群众疑难问题等，后又担任浙闽考诠处中医考试委员会顾问，此时在杭医名渐起。1947 年任职于浙赣铁路局医院公益课中医医师，在此期间，中西医之间倾轧严重，牟允方为了维护中医，接连写了"中医要科学化""中医不要西医化"等文章，在《新中华医药月刊》《中国医药月刊》《新中医药》《现代医药杂志》等杂志上发表，希望改变歧视中医现象。中华人民共和国成立后回到台州，1953年去杭州参加浙江中医进修学校第一期学习，1954年到黄岩县人民医院（台州市第一人民医院前身）开设中医科。随着医院规模扩大，中医科人员增加，开始招收学徒，由牟允方兼授课并在黄岩县卫生学校教中医课，后来他又兼任浙江中医学院中医函授教师。1964年黄岩中医专修班创办，牟允方任教师。1974年3月开始被借调到台州地区卫生学校担任中医的多学科教师达12年之久。其间曾去温岭教学点、台州卫生干校、台州医院西学中班等担任中医课教师。1979年起担任台州地区卫生中医类主任医师职称评定专家多年。历任黄岩县政协委员、人大代表等。牟允方从事中医医疗、教学工作76年，一生经历浙江近代中医发展历史的重要时期，与何任、詹启逊、杨继荪、吴士元、楼百层、朱承汉、何子淮、吴颂康等，或为同学，或为同事，或为老友。他治学业医严谨，通晓经典与各家学说，尤精于脾胃学说，毕生致力于中医临床、教学，尽力为振兴中医及中医现代化建言献策，发表论文百余篇，曾在1943年7月出版《霍乱新论》，于2005年8月出版《中医证治的根结》（学苑出版社）。其家学薪火相传，子女中有多人从医，长子牟重临为浙江省名中医、第六批全国老中医药专家学术经验继承工作指导老师。

5. 蔡自然

蔡自然（1869—1952年），谱名启培，道号理问，路桥区中桥人。身世孤贫，洞察民隐方物，顾怜身世凋零，悲悯民间疾苦，遂矢志攻研医药，冀以术售豪富，得济劳苦，自他两利。而立之年，尚未成家，遂萌弃俗脱尘信念，于1900年潜去杭州玉皇山道观为修士，遂涉居玄坛观，平生笃信黄老和性理，喜好幽静。医道有成后，徙居玄坛观，悬壶济众，不久颇著盛誉，旋被省广慈医院（现浙江大学医学院附属第二医院）聘为客座医生，辗转栖息宁波天潼寺执业，抗日战争爆发后回梓，先后卜居天台县赤城山、黄岩县双江学舍、海门大圣殿、路桥前蔡等处开业，一度应聘在路桥中心药店坐堂。

蔡自然学有本源，上溯《内经》《难经》《伤寒论》《金匮要略》诸经及《千金要方》《外台秘要》《诸病源候论》等古籍，中取金元四大家，近法明清各大家，尤究心于温热学家叶、薛、吴、王诸说，根底扎实，复受业于湖北武当山名道长余长腿，得其真传，医理渊博，悉心探索内儿诸科，善治水肿、鼓胀、麻疹、臁疮等证。尤擅针灸、外科、眼科（源于羽山洞一脉）。治病着眼于整体，诊断敏捷，立法灵活，守方不拘，投药中肯，有胆有识，赏用大方大剂，效如桴鼓。如治菌痢自拟涤荡清肠法的"葵郁方"，可奏积滞立消之效；治小儿麻疹，其立法为"早透、中清、晚凉滋"，早期投以"升葛桔杏方"宣肺透疹。用针灸治疗水肿、鼓胀（如慢性肾炎、肝硬化腹水等）屡起沉疴。外科疗法，部分取法于《石室秘录》痈疽门方，以20世纪50年代沧州某僧介绍之四妙勇安汤为主，常收良效。治疗臁疮（慢性下肢营养性溃疡），更为得心应手，被誉为烂脚仙师。治眼疾尤负盛名，定居天台赤城山时曾传受眼科、外科一脉，在双江学舍曾授眼科予严宗达道徒，门诊若市，惜乎严君早夭，医者失承。蔡自然带徒，有教无类，授课尽心，要求严谨，学者必须限期熟练答题，不容少懈，致使受业者大多畏难中辍。尝训曰："学贵在勤，循序猛进，思辨质疑，明理筑基，此为学子之本。"又说："医为性命之学，人体生机妙蕴难以尽述，只有基厚理明，则思维条理，如其能够领悟道学园融，始能审奥抉微，而病机瞬息多变，临证犹如率军应敌，必兼娴熟棋艺，以裨益慧思，始可决诊于仓卒，舍此，加以多认症识证，则治合圣度。"

6. 於达望

於达望（1886—1956年），别号禅定，又号线定，路桥镇后於人。我国药学界的先驱者和奠基人之一，是取得我国第一号药师证书的药师。早年留学日本，于东京帝国大学攻读药学。一战期间，任协约国组织卫生学校教练官。1912年任教于浙江医药专门学校，担任制药化学教师。1929年受南京政府卫生署聘请为技正，与孟目的共同主编《中华药典》，该书是我国第一部兼收中西药品之国家药典。於达望在编纂药典工作完成之后，回浙江医药专门学校任教。抗日战争时期，学校辗转后方办学。抗日战争胜利后，学校迁回杭州，改称浙江医学院。1949年杭州解放，他继续任教于浙江医学院。

中华人民共和国成立后，卫生部成立药典编纂委员会，聘请於达望为委员会委员。

於达望曾撰《国药提要》一书，志在沟通中西医药两界。该书收药1200种，按科属分类，采表解形式，列成分、产地、效用诸项。晚年设想编纂《现代本草丛书》，曾就命名、产地、药图、生药鉴定、成分、药理、药效等拟订方案。另著有《制药化学》《药学名词命名原则》等。

7. 赵立民

赵立民（1900—1968年），原名赵乾，字立民，号意禅，以字行，居温岭县太平镇小南门。随晚清举人佩莊（兰丞）攻读四书五经，学习中医。深读精研《内经》《伤寒论》《金匮要略》等诸家医学经典，承其父辨证施治之理念，发扬光大，独到见解。认为人与自然是统一的关系，是一个整体，存在着邪正斗争的关系。人体确有自然疗能，即"元气"，以维持脏腑之活动，抵御外邪之侵袭。而药物的作用只是辅助人体抵御外邪，以达到治疗之目的。因此，用药必须遵循人体自然疗能，因势利导，利用药物调理固有的自然修复能力，去除病邪。赵立民擅长中医内、妇、儿等科，处方以轻灵为主，注重药物之间的相互配合，轻重相宜，忌重浊滞板。如治小儿疝气腹痛，用巴豆导下，是以巴豆与金铃子合炒后，去巴豆，只取其气，不取其味，发挥药物之合性，辅助人体功能，得以取效。临床中之重病、奇病，亦遵轻可去实之原则，往往一二剂得效。

赵立民先期曾执教于玉环市玉海学校、温岭师范学校，后在温岭中学任国文教师兼校医，受聘于方同仁、大同、岑庆和等药房坐诊。其间，还在《温岭新闻报》担任"微言"专栏编辑，发起组建花山诗派"梅社"。中华人民共和国成立后，参加城关中医联合诊所，担任负责人。1956年，到县人民医院任中医师。历任温岭县第一至第五届政协委员、常委，温岭县第一至第六届人大代表、人民委员会委员。从医40余年，总结治病312法，汇为《医学一家言》，其他遗著还有《女科治疗法》《伤寒批注》《医案偶存》《楝花庐诗词集》等。

8. 缪天纬

缪天纬（1880—1964年），字宏仁，晚号苏园居士，黄岩大马巷人，清光绪诸生，工诗能文，精通医药，兼习西洋医学，沟通新旧，著有《伤寒金匮汇方》《中西医药熔贯》《苏园临床手册》《舌诊学》《雁荡普陀天台游草》《中华古今百美新咏》，后三书均已出版。以疑难疾求医者，颇不乏人。

9. 朱寿朋

朱寿朋（1895—1961年），字沛然，号洛英。仙居城关水茫巷口人，著有《中国麻痘学》。

朱寿朋自幼家境贫寒，1912年，考取浙江第一师范学校，受教于经亨颐、李叔同（弘一法师）、夏丏尊等学界巨擘。1917年毕业后，先后在仙居、奉化、定海、海门、孝丰等地任教。1928年，经张任天先生推荐，被任命为仙居县教育局局长，1930年调任天台县教育局局长。

1918年2月，朱寿朋妻子生病时，请距离他家近在咫尺的一位医生看病，这位医生却要求用大轿来抬才会出门，朱寿朋手头拮据，雇不起大轿，妻子因没有及时治疗而去世。此事让朱寿朋悲愤至极，萌生学医之念，发誓如果当上医生，不管是谁，不管何时，随叫随到。从此，他一面教书，一面勤读中医书籍，搜集民间秘方，通过实践，不断整理，写成论文投寄上海《医界春秋》杂志发表。由于他发表的论文量多质高，《医界春秋》社长、喉科专家张赞臣对他非常欣赏，多次来函聘他去上海。1933 年朱寿朋去上海任《医界春秋》编辑。不久，又受上海中医医院院长薛文元之聘请，任该院传染病科、伤科、妇科教授。他在上海期间，边行医边著书立说，编辑了《中国麻痘学》等著作问世。他还协助黄炎培先生开展平民职业教育，兼任中华职业教育社和一些杂志的医药顾问。

1937 年上半年，朱寿朋父亲病逝，他回家奔丧。不久，抗日战争爆发，他就滞留在仙居一面行医，一面执教于安洲小学和仙居中学。在上海、杭州、宁波等地相继沦陷后，由于外来药物奇缺，他就以中药替代。

仙居解放后，他被推选为仙居县医界协会负责人。上海中医学院和贵阳中医学院都曾聘请，他因年高辞谢。后全身心投入到中药的研究当中，陆续在《浙江中医》《新中医药》《广东中医》等杂志上发表关于半边莲、霜里红治蛇伤、六棱草治小儿疳积、肠胃炎，黄光南、鱼腥草治肺结核等的论文。特别是对六棱草的深入研究，他从临床实践中发现该药对当时流行的肝炎有显著疗效。《广东中医》聘他为中药特约顾问。

1960 年下半年，他在治疗一位生命垂危的结核病患者时被感染，临终之际，他为自己没有完成曾想把中国各地的中药进行研究，编成一部系统性著作，把没有明确记载的药物加以鉴别而遗憾。

10. 陈弼臣

陈弼臣（1900—1979 年），字吕佐，台州市路桥区横街人。少时师从温岭名中医韩渐逵，孜孜不倦，潜心专研，深得韩师赏识，择其为婿。韩师逝世后，陈弼臣深叹学不如师，更加潜心攻读，穷究古典名著，兼学各家学说，30 岁时医术大进，医名日渐远播。40 多岁时找其就诊者日不下百人，平生对李东垣、朱丹溪、叶天士诸家学说所下功夫尤深，并能融会贯通，取其所长。对脾胃病、肝病、妇科病均有独到经验，尤擅长温病及内伤杂症，对内伤杂症的治疗，注重调肝一法，加减变化，曲尽其妙。注重中药的配伍和炮制，临床处方，以药轻方灵著称。每遇疑难杂病，能精心医治，妙手回春。行医 50 余年，经验丰富，深受患者信赖，在黄岩、路桥、温岭等地享有盛名。

1956 年 8 月，陈弼臣到黄岩县人民医院工作，诊务更忙。诊余手不释卷，老而弥笃。先后为医院带教中医学徒 6 名和浙江中医学院实习生 2 批。他医德高尚，对工作有高度的责任心，全心全意为患者服务。性格温谆谦让、和蔼近人，乐于赞人之长，从不自炫其能。晚年抱病休养，犹为求诊者服务，应接不暇。

1959年2月，陈弼臣被评为温州地区社会主义建设积极分子。1962年，被列为专区名中医师。1978年2月，被省卫生厅列入省老中医（药）人员名单。连任四届县卫生工作者协会执行委员，县政协第一届常委，第二至第六届县人大代表，第三至第六届县人民委员会委员。1979年1月卒。生平所存医案，系临床随录，由门人整理10万余字，有《陈弼臣学术经验简介》等著作。

11. 李士才

李士才（1894—1984年），字安涛，下梁沥北人。1916年12月，于台州旧制中学毕业后，聘师攻读文学1年。1919年，师从岳父韩渐逯学医6年，后在路桥、金清、新桥等地的药店坐诊。1953年至1955年，先后任金清新桥区卫生协会主任、副主任。1956年9月，被吸纳为新桥区卫生所医生。1962年，被列为县著名中医师。1978年，被省卫生厅列入省老中医名单。为黄岩县第五、第六届人大代表。

李士才生平攻读《内经》《伤寒论》《金匮要略》《医宗金鉴》等古典医著，兼及诸家学说，对李东垣学说所下功夫尤深。擅长内科杂症，精于脾胃病的治疗。行医近60年，临床经验丰富。年过花甲，仍积极参加巡回医疗和救护工作，常冒雨步行出诊。一生好学不倦，至暮年仍手不释卷，老而弥笃。

12. 陈子成

陈子成（1910—1988年），黄岩城关小梅梨巷人。1923年毕业于扶雅中学，任教小学多年。后因目睹家中两兄弟先后卒于顽疾，愤而弃教习医。1932年1月，开设诊所行医，后在县城元康等国药店坐诊。他刻苦攻读中医学，对中医经典著作《内经》《伤寒论》《金匮要略》《温病条辨》《温热经纬》等潜心研究，撷取精华。被当时的县长汤日新及社会名流誉以"博学精医，精于伤寒，理于时邪，学冠医林"之称谓，并以"学冠医林"匾授之。1957年6月，应聘到黄岩县人民医院中医科工作，任科室负责人。

陈子成临证以中医内科见长，精于伤寒、温病。擅用经方，专克疑难病，对流行性脑脊髓膜炎、流行性乙型脑炎、麻疹、鼓胀、咳喘等病证，匠心独运，颇有见地。对外感疑难重症，有独特辨治经验；对峻烈药物的运用经验丰富，使不少重危患者起死回生。其用药处方特点为组方严谨，主次分明，药少力足，疗效独特。

1959 年，陈子成被评为浙江省文教战线社会主义建设先进工作者。1962 年，被列为县著名中医师。1978 年，被省卫生厅评为省名老中医。历任黄岩县中医师协会主任、委员，县卫生局顾问，连任三届县医学会名誉理事长。

13. 管性海

管性海（1897—1979 年），路桥新桥人。1912 年 12 月于扶雅旧制中学毕业后，随父学古文，后师从温岭名医韩渐逵学医 5 年。1930 年至 1939 年，先后任新桥小学校长、扶雅中学文史教师，兼在药店坐诊。1940 年 2 月，弃教从医，在路桥阜大等药店坐诊。1956 年 9 月，到路桥卫生院工作。1955 年和 1962 年，分别被评为县优秀卫生工作者、二等先进工作者。1959 年 3 月，县人民委员会授予其"在发扬祖国医学遗产有显著成绩"的奖状。1962 年，被列为县著名中医师。1978 年，被省卫生厅列入省老中医（药）名单，他还是黄岩县第二至第五届人大代表。

管性海少时天资聪慧，博通经史，擅长文学，为研习中医打下了坚实的基础。平生博览诸家学说，取其所长，摒弃门户之见，临床以内科为主，兼及妇、儿两科，擅长温病，对吴鞠通《温病条辨》钻研尤深。由于医术高明，在同行中享有较高的威望，遇有疑难杂症，常应邀会诊。常与西医医生切磋医学，提倡中西医结合，先后带教 7 名中医学徒。常以唐代名医孙思邈的话教育晚辈——为医者宜胆大、心细、智圆、行方。1964 年，年近古稀，欣然接受县中医专修班的教学任务，担任医古文、内经等课程的教学任务。撰有《医学讲稿》《内妇科证治表》2 册、《治验回忆录》及医案各 1 册，经学生整理，有"支气管肺炎（风温型）""治疗温热病的经验"等论文发表。

14. 谢天心

谢天心（1910—1978 年），又名恰华，字中其，双港双娄店溪村人。中学毕业后，自学医著六七年，1936 年考入国医专科学校学习 5 年，毕业后回原籍，于白水洋镇开设天心诊所。后受邀于台州府城遂生源药店坐诊，后又转方一仁药店坐诊，又到临海县中医院门诊任医师。临海县中医院并入临海医院（今台州医院）后，谢天心任中医科主任兼台州卫生学校教员，还曾任县中医师公会及中西医联合会监察委员。

谢天心在医疗实践中刻意求新，治病得心应手，治学无门户之见，研读百家医籍；讲课深入浅出，明理动听，深受学生欢迎。他有很高的学术造诣，学术专著《中医四诊辨证与诸病治疗》和《伤寒论方药研究》由华龄出版社出版，《麻疹实验精华录》由郑州大学出版社出版，并在全国各级中医类杂志上发表学术论文数十篇。

15. 童道元

童道元（1905—1988年），临海涌泉西洋村人。13岁进临海城关方一仁药店学习，15岁开始在药店配制中药兼学中医，后又在多家药店任坐堂医生。中华人民共和国成立后，任县中医院医师及台州医院中医师。童道元医术精湛，毕生酷爱中医事业，有非常丰富的临床经验，精通内、外、妇、儿各科，特别在治疗麻疹、水痘、小儿腹泻等儿科病方面有独特经验，用药灵巧，平素积累了大量的临证心得、医案笔记和验方，并传于后人。童道元历任临海县第二至第五届人大代表，1956年被推选为临海县政协委员。其女童明明继承家学，耕耘不辍，在中医妇科、儿科领域颇有建树，在患者中享有盛誉。

16. 卢立庚

卢立庚（1890—1980年），字良干，原籍黄岩。年幼攻读私塾，18岁习业于黄岩立正泰药店。在精于方药及中药加工炮制的基础上，振奋勤学，研究《内经》《难经》《伤寒论》《脉经》，背诵《证治准绳》《本草纲目》，尤精习《济阴纲目》《傅青主女科》《医门法律》《证治汇补》《叶天士医案》等书。临证以杂病、妇科病尤为见长。25岁定居临海，旋聘于同德仁、成泰、方一仁等药店坐诊，并任县中西医联合会执行委员。卢立庚以理想的治疗效果及良好的服务态度，在患者中享有盛誉。他重视脾胃、气血、六气，用药轻灵。中华人民共和国成立后，任临海县中医院医师及台州医院中医师。从事临床工作70余年，经验丰富，深受群众爱戴。历任第三至六届县人大代表，县政协第二届常委和第三至第六届委员。

17. 江若桎

江若桎（1902—1971年），温岭箬横白水田村人。7岁患小儿麻痹，左腿残疾。少年勤奋好学，先在县城模范小学读书，后入梅花庵鹤鸣书院，受读于赵兰丞先生门下，兼习中医知识。毕业后以教书为业，任教之余钻研医学，兼给人治病。其间，甚得名医杨吉人器重，传授医术。1932年，霍乱流行，江若桎救人心切，遂辞去教职，专心从医救世。1956年10月家迁城关，同年加入联合诊所，后转城关医院，直到病逝。生平博览医家经典，撷采诸长，尤擅长脉诊，以善治疑难杂症闻名。诊余之暇，精研单方，独具一格，特为灵验。为掌握针灸技术，常在自身穴位上针刺，体会手法反应，练就娴熟之手法，取穴准确，补泻进退颇有心得。临床随症施针，常有独到之处，如治霍乱，针刺委中、曲池、少商等穴，施"烧山火"之针法，配食盐填脐中，覆盖生附片、艾叶，效果甚佳。

其徒陆合春，1958年加入温岭城关中医牙科联合诊所，初任会计，因酷嗜中医，好问阙疑，颇得江若桎器重，并收入门下，兼修中医五载，博采古今学术精华，不掺杂门户之见，擅治杂症，每遇疑难重症，辗辗转筹思，查古考典，立方不拘成法，善法古参今，融会贯通，投药每有奇效。

江若桎之子江延辉，年仅17岁即进温岭城关镇医院，师从父亲学习中医。1978年6月温岭市中医院成立后，在温岭及周边地区已经享有盛名的江延辉被调回温岭市中医院并出任中医科副主任。

18. 吴伟业

吴伟业（1911—1991年），字宇生，浙江台州临海人。自幼随伯父吴湘轩习文学医，1932年就读于针灸名家承淡安的江苏针灸研究社，1936年于中国针灸讲习所二期毕业。后留校于附属针灸疗养院从事临床工作。抗日战争时学校遭兵焚内迁，吴伟业返回原籍悬壶乡里，抗战胜利后在上海南市设诊所行医，中华人民共和国成立后返乡行医，1953年创建联合诊所，后发展为临海城关医院、临海市中医院。他开办了省内第一所针灸病房，历任针灸科主任，致力于针灸临床60余年，誉满台州，引领推动针灸事业在台州获得了空前的发展。他还积极参加各中医院校、各级医疗单位的针灸教学及带徒培训工作，培养了一大批针灸人才，遍及省内外。他一生谦和正直，勤勉钻研学问，淡泊名利，一生清贫。通过几十年的临床实践，他以家学为基础，又博采众长，不执于一家之说，注重临床实践，不为古人所囿，并吸收结合现代知识不断创新，逐步形成了自己独特的临床经验和学术思想。发表相关学术论文25篇，曾获多次奖励。历任浙江省针灸学会委员、台州市中医药学会理事、临海市中医药学会理事等。曾任省人大代表、政协委员。

19. 潘梅月

潘梅月（1920—2000年），温岭大间长沙人。少时染天花，几近夭折，幸得民间一位老中医用一剂汤药，起死回生，遂矢志习医。青年时，在石桥头一所中药铺当学徒，边习中药加工炮制，边挑灯攻读医籍。对《内经》《伤寒论》《金匮要略》《本草纲目》等经典著作深钻熟读，博学强记，练就了背诵如流的基本功，为之后临床打下了坚实的基础。潘梅月注重平时的经验积累，善博采诸家之长，不遗余力探索医道，融会理、法、方、药于实践，造诣独到，擅长治疗疑难杂症，疗效卓著。

1954年，潘梅月响应国家号召，与金子儒先生创建石桥头中医联合诊所，下乡访病救疾，巡回医疗。1956 年起在县人民医院任中医师、中医科主任。1957 年，为表彰其勤业厚德，授予"浙江省爱国卫生先进工作者"荣誉称号。20 世纪 60 年代初期，因生活物资短缺，浮肿病、妇科病等多发，潘梅月不避昼夜寒暑，不顾饥渴疲劳，与群众同食同宿、一同劳动，为当时浮肿病、妇科病的防治作出了巨大贡献。1981 年 9 月，潘梅月任县中医院院长，直至 1984 年退休。退休后，仍发挥余热，为民施医，并潜心著作，多篇论文在省级以上中医刊物发表，遗著有《潘梅月老中医临床经验选编》，集医论、医案、方剂为一体，包括内、外、妇、儿、五官各科，被誉为"医家宝筏"。

20. 杨国松

杨国松（1923—2009 年），字林柏，号始丰溪人，祖籍天台。自幼就对医学产生了极大的兴趣，勤奋好学，谙学家传，苦读岐黄，博览百家。15 岁时师从祖父学习中医眼科，1947 年，定居临海城关，自设眼科诊所于河头直街。1952 年，组织成立中医联合诊所（即县中医院前身）。曾任临海县中医院副院长、浙江省中医药学会眼科分会常务理事，台州市中医药学会理事、临海县中医药学会副理事长，还是县政协第五、第六届委员。还曾兼任台州卫生学校教职。

杨国松对学术无门户之见，宗古而不泥，不仅继承家传，而且从师多人，深研朱震亨《丹溪心法》、李中梓《医宗必读》、张介宾《景岳全书》、傅仁宇《审视瑶函》、汪琦石《理虚元鉴》等医籍，创立益阴祛瘀法，在临床用药上效法冉雪峰、蒲辅周之精、轻、廉，深得患者信赖。

杨国松重视理论研究，提出目疾多由火、虚、瘀所致的观点，发表了"目疾火虚瘀之刍见""滋阴降火法对虹膜睫状体的临床应用"等论文 10 余篇，对治疗急重、疑难的目疾，如青光眼等疗效较显著，常使患者免于手术之苦，同时他还运用中药治疗中心性浆液性脉络膜视网膜病变，使患者重见光明。他运用祖传的"光明散"结合外治法治疗目疾，疗效灵验。

1982 年，杨国松被浙江省卫生厅定为全省 43 位名老中医之一。

21. 洪德华

洪德华（1937—1994 年），1962 年毕业于浙江大学医学院医疗系。洪德华非常热爱中医，1968 年在上海中医学院附属龙华医院、中国中医研究院进修，师从名中医黄文东、方药中、徐嵩年、王琦等，与本院老中医童道元、卢立庚等整理儿科、妇科验方，有楤木合剂、抗副鼻窦炎合剂、肝利平、平春合剂等，其中"楤木合剂治疗胃病"参加了中国中药博览会，并入选《中国中草药汇编》。洪德华在中西医结合治疗泌尿系统、消化系统及老年慢性呼吸系统疾病等方面有一定建树，其中"台州八味方针刺疗法"治疗白血病参加全国白血病会议交流并作现场手法表演，1986年获省级科技论文三等奖。1970年洪德华负责组建台州医院中西医结合病房（25张床位），1980年第二次负责成立中西医结合病房（内三科）并任科主任。为浙江省中医药学会第一届理事，台州市中医药学会第一、第二届副理事长，《实用中西医结合临床》杂志编委，多次被评为台州市先进工作者，先后担任临海市政协第七届委员、第八届常委，浙江省政协第六届、第七届委员。

22. 刘普希

刘普希（1933—2023年），字炯明，黄岩人，主任中医师。1949年7月高中肄业，同年8月师从外祖父叶逸韶学中医。1954年8月起开设诊所，独立行医。1956年4月，相继为洪家区联合诊所、海门区中医院和大陈镇卫生院中医师。其间，获得浙江大学医学院（函授部）医疗系毕业证书。1979年调入海门区中医院中医内科，1982年2月至1993年10月任医院副院长，1986年牵头成立肾病专科，兼任科主任。1994年2月退休后受医院返聘，工作至1996年2月。曾在黄岩县西学中班、黄岩卫生进修学校中医班、台州医院西学中班任教4年。从事中医内科临床工作42年，在国内率先开始对"脾阴"的研究，"麻疹口颊红斑"的发现和用于诊断早期麻疹可以比科氏斑提前12～36小时。刘普希还首先提出了肾炎发病与节气的关系。发表学术论文28篇，参编《肾炎临床治疗学》等著作。曾任浙江省中医药学会第一、第三届理事，台州市中医药学会副会长。

23. 黄奉辛

黄奉辛（1922—2001年），路桥人，副主任中医师。1934年至1940年，随路桥区名中医蔡自然学医。每天诊病处方，均随师见习，闲暇之时自学岐黄，苦心跟学6年。其学有本源，远溯《内经》《伤寒论》，博取《千金要方》《外台秘要》及金元四大家，近采明清名医，深究温热学说。1941年开始独立行医。1956年4月负责参与组建海门区第一中医联合诊所，主管中医肝炎病房16年，善用经方治疗各类肝炎。1966年，海门区暴发流行性乙型脑炎，他对患者施以中药配合针灸治疗，疗效显著。20世纪60年代后期，参与编著《黄岩县中草药汇编》，为海门区举办的针灸学习班主编《简易针灸讲义》，并授课2期。曾任中国中西医结合学会台州分会顾问。"析《素问·热论》诸疑症""漫谈热、厥、痛、血症的治疗""治疗101例慢性下肢溃疡病"等论文发表于《南方医话》《浙江中医杂志》等杂志。

24. 余德风

余德风（1921—2011 年），湖北房县西关人，中西医结合内科医师。1938 年至 1941 年从欧阳宝亭医师学中医。1949 年 4 月，在葭沚镇开办德风诊所。1951 年 8 月，参与筹建葭沚镇联合诊所，并任内科医师。1957 年 2 月，调入海门区第一中医联合诊所（台州市中医院前身），1959 年主持组建海门区中医院西医内科，开展多发病、常见病的西医治疗工作。1959 年荣获"黄岩县先进工作者"称号。1962 年被聘为黄岩县政协委员。1983 年 7 月退休。余德风行医 40 余年，以门诊为主，临床经验丰富，擅长西医内科，亦研究常用中药的药理，积极推行中西医结合。对待患者热情和气，一视同仁，深受患者信赖。退休后，坚持以民间方药为当地群众义务治病。曾任椒江市第一届人大代表，第一、第二届政协委员。

25. 章显法

章显法（1928—1986 年），台州黄岩人，章氏骨伤科第五代传人，12 岁师从祖父章玉堂学医，15 岁独立行医。章显法在章氏祖传药方的基础上，独创了多种药膏或膏药，很多一直沿用至今。还总结出章氏骨伤的理论基础、手法要诀，形成了完整的骨伤体系。

章显法强调要与时俱进，不能固步自封。除了让弟子进修西医外，20 世纪 60 年代，他还吸收现代科技来提高传统中医骨伤的疗效，在当地率先引进了静电摄片 X 光机。由于当时还没有通电，他请来浙江大学物理系的专家因地制宜改进 X 光机，创造性地利用拖拉机头发电为机器提供电力，来弥补农村地区放射检查条件不足的缺陷。除了家传杉树皮固定法，他还引进西医骨科里的石膏固定法，与传统手法相结合，取长补短，大大弥补了传统手法的不足。章显法从医 40 余年，医名远播，1963 年被评为黄岩县名中医，还被推选为黄岩县第八、第九届人大代表和第二、第六届政协常委。

26. 王启福

王启福（1901—1992 年），1956 年在海门第一中医联合诊所骨伤科门诊任医师，他临床上对骨折患者均用中医整复术治疗，以小夹板外固定为主。其徒阮孔华 1958 年 2 月到海门第一中医联合诊所中医骨伤科当学徒，5 年后成为中医骨伤科医生，师徒二人主诊的中医骨科在当地颇有名声，为日后台州市中医院骨科的建立发展打下了良好的基础。克痢痧胶囊由阮孔华创制，他根据古方，自采中药，精心制作"痧药丸"，主要成分为白芷、苍术、石菖蒲、细辛、荜茇、鹅不食草、猪牙皂、丁香、硝石、白矾、雄黄、冰片，功效健脾理气、散寒除湿、解毒辟秽、芳香开窍。1981年，将该药投放于玉环市制药厂生产。1984年，通过浙江省卫生厅和浙江省医药总公司的鉴定，更名为"克痢痧"。

27. 金子儒

金子儒（1914—2009年），原名祖鞭，温岭县横峰人，温岭县温西区卫生院中医师。自幼随父金佩箴攻读四书五经。1926年在路桥石曲杏人药店当学徒，1930年出师。1934年至1938年师从路桥名中医戴全行，攻读医籍经典，出师后独立行医。1944年在江厦开办正大药铺，坐堂诊病。1953年改正大药铺为江厦中医诊所。1956年加入温西区中西医联合诊所。1961年至1979年，先后4次担任温岭县首期中医学徒进修班、温岭县西医离职学习中医班教师。金子儒为温岭县政协第一至第四届委员，曾任温岭县卫生工作者协会副会长。1980年9月退休后，仍在温西区卫生院服务患者。他临床经验丰富，擅长中医妇科，并擅长治头痛、头晕等病。

28. 林希伦

林希伦（1936—2020年），台州黄岩人。1959年，从部队卫生队转业至海门中医联合诊所，从事内科工作。1979年，赴上海仁济医院进修心血管内科。1983年，赴温州医学院参加浙江省主治医师提高班培训。1986年，赴杭州参加为期半年的浙江省西医学习中医提高班，擅长治疗心血管疾病和内科急难危重病，曾发表"从瘀论治肺性脑病并发上消化道出血"等论文。1984年任内科主任，中西医结合副主任医师，负责内科病区的临床教学工作，直至1996年退休。重视下级医师的临床思维训练和技能培养，鼓励开展新技术、新项目，夯实了医院中西医结合救治内科各种疑难急重症的基础。对肿瘤的化疗及中西医结合防治化疗引起的各种不良反应等有深入研究，在台州较早开展了规范的中西医结合治疗肿瘤的实践。

29. 黄新民

黄新民（1938—1999年），东阳市人。1956年3月毕业于杭州卫生学校。1960年5月被选送到温州医学院中西医结合班学习，1963年5月毕业。1972年先后在浙江大学医学院附属第一医院、浙江省首届中医主治医师提高班进修学习。曾任松门区卫生所医师、箬横区卫生院副院长。1986年8月，任温岭县中医院副主任医师、中医科主任。系县第七、第八届人大代表，第六、第七、第八届政协委员。1960年、1989年被评为温岭县先进工作者，1965年被评为台州地区先进卫生工作者。黄新民治学严谨，攻读中医古籍，学习临床医学和中医各家临床医案，1986年到温岭县中医院工作，挑起了抢救急症患者的重担。1991年组织指导中医参加急诊室工作，改变了中医"只能治慢性病，不能治急病、大病"的状况。

30. 李文浩

李文浩（1944—2018年），黄岩区人，主任中医师。1965年从中医学徒班毕业后分配到海门中医院从事针灸兼保健工作。1981年2月至1991年2月，先后到上海中医学院附属龙华医院、上海瑞金医院进修中医内科和中西医结合心血管科。擅长运用中医、中西医结合方法治疗中风、甲状腺功能亢进症、冠心病、肾病、气管炎等疾病，发表学术论文20余篇，1994年，论文"益气化瘀法治疗心脏早搏的疗效观察"发表于《中国中西医结合杂志》。1997年，由李文浩为学科带头人的中医心血管专科被台州市卫生局批准为第一批中医专科专病建设单位，冠名"台州市中医、中西医结合冠心病治疗中心"。

31. 谢娟娟

谢娟娟（1942—），谢天心之女，副主任中医师，从小对中医药耳濡目染，早年师承名中医王韵鲜，后又得到浙江省中医院妇科名家裘笑梅、盛玉凤的悉心指导。精于妇科，擅长治疗妇女月经病、带下病、妊娠病、产后病、乳房疾病和妇科疑难杂病，在患者中享有盛誉。先后被评为台州市先进女医务工作者、台州市卫生系统"双优"百日竞赛最佳医生、临海市"三八红旗手"、临海市十大杰出女性、台州市首届十佳卫生工作者、台州市百姓心目中的好医生、台州市优秀共产党员、临海市"学习型党员"。2021年获浙江省"仁心仁术奖"。

32. 吴其康

吴其康（1943—），副主任中医师，1960年随父吴伟业学习针灸，1984年至1985年在浙江中医学院进修中医针灸理论结业。曾任临海市中医院针灸科主任，2001年被评为"临海名医"。1991年参加援马里共和国医疗队工作2年，获中马两国卫生部授予的荣誉证书。在国内外杂志发表论文28篇，并多次获奖。曾任中国针灸学会委员、浙江省中医药学会理事、台州市中医药学会理事及针灸学组组长。

33. 何启俊

何启俊（1940—），丽水市人。1966年9月毕业于浙江中医学院。1967年12月分配到海门人民医院中医内科。1979年至1987年从事浙江大学医学院台州分校教学工作，主教中医内科学、温病学和妇科学等科目。1984年至1992

年任椒江市人民医院中医科主任。2002年12月退休。对《伤寒论》钻研尤深，能背诵各病的分型、主证、方药，临证时能熟练运用中医理、法、方、药进行辨证施治，能熟练辨识500多种常用中药。

34. 王锦槐

王锦槐（1941—　）男，台州市路桥区人。高中毕业后自学中医，主攻针灸。1966年10月进入路桥镇医院工作，之后在路桥区卫生院（路桥区中医院前身）工作，直至退休。发表学术论文60余篇。参与编写《子午流注集粹》《针灸撷英》《中国百病非药物疗法》等著作。对于针灸治疗中风、子午流注针法和子午捣臼刺法有独到见解。

35. 邵瑞芳

邵瑞芳（1943—　），三门人，曾任三门县中医院中医科主任，副主任医师，从医50余年。1963年初中毕业后受老中医倪少恒影响，对中医产生了浓厚兴趣。遂师从三门县人民医院江金山，从《内经》《伤寒论》《金匮要略》等经典学起，跟师学习5年，奠定了深厚的中医理论基础。后到沿赤卫生所工作，又师从何省波。1973年到悬渚卫生院工作，因医术高超、医德高尚而名传乡里。1978年到海游卫生所工作，2000年调入三门县中医院，擅长治疗内科和妇科疾病。先后被评为台州市劳动模范、台州市巾帼文明标兵、台州市十佳医务工作者，连续10多年被评为三门县卫生系统先进工作者。

二、当代名中医

（一）詹学斌

1. 名医简介

詹学斌，男，1937年10月出生，台州椒江区人，现任温岭市政府医疗技术顾问，台州德禄堂国医馆馆长。第一届浙江省名中医，浙江省名中医研究院研究员，主任中医师，浙江中医药大学兼职教授。曾任温岭市中医院院长，曾获"浙江省优秀院长"称号。曾任第一至第五届台州市中西结合学会理事长，温岭市中医药学会常务副会长。

2. 学术渊源

詹学斌出身中医世家，父詹朝升是秀才学医，在海门镇詹家开设德禄堂医馆，擅长治疗内外科杂病。但詹学斌2岁时其父不幸去逝，使他幼小的心灵里埋下立志继父业、弘扬中医事业的种子。1958年10月他被录取进入卫生部举办的首期西医离职学习中医班，学制3年，从此步入中医殿堂，得到了史沛棠、何任、潘国贤等名家的教诲，后在浙江省中医院跟随针灸大师金文华、省名老中医黄叔文，以及魏长春、吴士元等名医实习，其间他认真总结老师们丰富的临床经验，尤其在脾胃及肺系疾病的治疗方面造诣颇深。

3. 学术思想

詹学斌把中医学对正气的认知提升为"正气学说"，与阴阳学说相提并论，20世纪80年代就发表了题为"免疫功能与正气学说"的论文，表达了自己的观点，并广泛应用于临床实践。"正气学说"与詹学斌同为浙江省名中医的儿子詹强提出的"平秘学说"作为非遗理论传承。

詹学斌主张把"辨病－辨证－辨症"相结合作为现代中医的诊疗模式，提倡多元思辨模式，打破只辨证的单一模式。主张把中医的整体宏观全息调控思维与西医的局部微观定位对抗思维相结合，建立生命医学的唯一性，创造有中医特色的中国新医学。

詹学斌主张掌握主诉诊断，辨证必先抓主症，再审证求因，明确病因病机，识病本，抓住疾病的主要矛盾，明确诊断，能预判疾病发展和预后，同时精准辨证。治疗以中医为主，西医为辅，能中不西，衷中参西，中西整合，优势互补，取长补短，提高疗效。

痰瘀同源、瘀毒互结是顽疾、怪病、危重病的根结。詹学斌经过60多年的临床实践，通过应用化痰散结、豁痰开窍、活血化瘀、清热解毒、以毒攻毒等治法，使心肌梗死、脑梗死、脑出血、癫痫、肺心病、脉管炎、癌症等难治病获得了较好的疗效。

4. 临证经验

詹学斌一生创制验方15首，作为"非遗"传承的基本方。总结治疗癌症的28字诀，即"固两本贯穿始终，攻邪毒雷打不动，观邪正盛衰变化，攻补法灵活应用"。大大提高了中医治疗癌症的疗效。提出风痰热化是癫痫的根本病因，应用清热豁痰、开窍镇静止痉法，自拟"詹氏抗痫汤"治疗癫痫大发作，并经不断加减优化用于治疗各种类型的癫痫，均取得了较好的疗效，撰写了题为"抗痫汤治疗癫痫104例临床观察"的论文发表于《黑龙江中医药》杂志。抓住脉管炎与手足厥阴寒证的关系，在经方当归四逆汤的基础上自拟脉管炎三方，把握温通两法，对早中期脉管炎疗效非常显著。坏死期应用四妙勇安汤合温通两法，疗效更佳，使许多患者免于高位截肢之苦。

（二）夏永璜

1. 名医简介

夏永璜，男，1936 年 9 月出生，台州市黄岩区人，主任中医师，浙江省名中医。曾任台州市中医院骨伤科主任，浙江省中医药学会骨伤科分会会委员，台州市中医药学会骨伤科学组组长，椒江市第四、第五届人大代表，椒江市科技拔尖人才。1997 年被评为"浙江省名中医"，2002 年被评为浙江省老中医药专家学术经验继承工作指导老师。

2. 学术渊源

夏永璜于 1964 年毕业于河南洛阳平乐正骨学院，长期工作在临床一线，勤于实践，勇于探索，善于总结。

3. 学术思想

重视活血化瘀的运用。夏永璜认为骨与软组织的修复、愈合，要有一定的物质基础，正如植物的苗壮成长，需要合适的水分、养料和温度一样。活血化瘀能改善损伤组织周围的血液循环，为组织修复提供足够的营养，所以临床他常重用活血化瘀药物，收到比较满意的疗效。

4. 临证经验

夏永璜对骨伤科疾病的诊疗积累了丰富的经验，尤其对伸直尺偏型肱骨髁上骨折并发肘内翻、儿童外伤性髋关节半脱位、胸骨骨折、伤科血瘀证的研究颇有造诣。他对儿童伸直尺偏型肱骨髁上骨折并发肘内翻进行了深入的研究，该病发病率很高，除了手法复位不到位、固定不可靠、重力性应力的影响等比较公认的原因外，夏永璜认为该型骨折起始于肱骨髁上前、外、下方，继而向后、内、上方延伸，随着暴力的持续作用，肱骨髁上完全断离，骨折远端向后、内、上方移位，骨折的全过程是拉伸和压缩两种性质不同的载荷共同作用的结果，使肱骨髁上桡侧骨质拉伸而尺侧骨质产生压缩，此种改变是该型骨折的必然结果，仅程度不同而已。由于拉伸侧在后生长修复中较快，而压缩侧则相对缓慢，以致引起两侧生长速度不平衡而有肘内翻的可能，况且这种细微改变，X 线检查易被忽视。因此，临床上手法即使获得解剖复位，且外固定可靠有效，但日后出现肘内翻的病例也是屡见不鲜的。基于以上的分析研究，夏永璜提出了在手法达到解剖复位或近解剖复位的基础上，在屈肘位下，对肱骨内上髁施以桡侧骨折处为轨迹中心的旋转应力，人为造成桡侧骨断端的紧密接触、挤压，降低尺侧骨折的发生率。临床证明这种手法是行之有效的。

夏永璜对儿童外伤性髋关节半脱位的认识有独到的见解，他认为该病须与儿童髋关节一过性滑膜炎鉴别。两者临床表现不同，半脱位以患肢绕行或跛行，患髋活动受限为主要特征，而滑膜炎均以绕行为主，患髋被动活动无明显受限，前者外伤史明确，后者除外伤外，外感也可诱发。就其本质而言，半脱位是滑膜嵌顿所致，由于嵌顿位置的不同，临床可出现前半脱位型（患肢绕行）和后半脱位型（患肢跛行）两种；而滑膜炎则是滑膜非特异性炎症，临床均表现为患肢绕行，患肢相对延长。夏永璜认为争取尽早以手法解脱嵌顿的滑膜是关键，对前后半脱位型可分别行髋关节前后脱位整复手法，常收到满意的效果。

夏永璜还丰富了胸骨骨折的分型，他发现胸骨骨折除了文献记载的脊柱过屈型和直接暴力型外，还有一种脊柱过伸型骨折，他认为此型骨折是因脊柱突然过伸所致，导致胸骨骨折后出现上端向前、下端向后的移位，与脊柱过屈型骨折移位方向刚好相反，复位时应在脊柱屈曲位下进行，复位后患者宜采取半卧位，两肩内收内旋位下制动常能成功。该型骨折虽然罕见，但随着认识的深入，手法复位成功率得以提高，可避免手术对患者的再次损伤。这些研究成果已在 1992 年第 3 期的《中医正骨》上正式发表。

（三）林真寿

1. 名医简介

林真寿，男，1942 年 8 月出生，台州路桥人。主任中医师，浙江中医药大学兼职教授，浙江省名中医研究院研究员，1998 年被评为"浙江省名中医"。曾任台州市中医院业务副院长。2005 年退休后移居上海，受聘于上海中医药大学附属曙光医院、岳阳中西医结合医院和上海市中医医院等多家医院特需门诊，并被聘为"上海岳阳杏林经方工作室导师""岳阳膏方名医大师"，上海市中医医院第一、第二届名师传承导师等。

2. 学术渊源

1967 年，林真寿毕业于黄岩中医专修班，在出色完成学业后，又得到了浙江省名老中医陈弼臣先生的精心指导，后又得到全真龙门派道医、中国道教协会副会长蒋宗瀚的教诲，从而打下了坚实的中医理论基础。1979 年，被破格录取为南京中医药大学首届研究生，1982 年毕业并获医学硕士学位。得到导师陈亦人教授的栽培，私淑丁甘仁、蒲辅周、岳美中、金寿山、裘沛然等名医并汲取他们的学术精华，成为"既有经典学派风范，又有汇通各派特色"的全科型医生。

3. 学术思想

林真寿从事中医临床工作 50 余年，一直专注于中医临床，耄耋之年，仍被上海 5 家医院聘请，发挥余热，每年诊疗患者人次达万人以上。他认为，临床疗效是中医的生命线，立足多看病、看好病，是每个中医人的责任，也是他的终身奋斗目标。如何实现这一目标，林真寿认为应该学经典、用经典、多临床，他擅长诊治各科疑难杂症，不管病情多复杂，都要用经典指导临床。对于经典，林真寿尤为推崇《伤寒论》，他认为《伤寒论》非外感病专著，是临床治疗学的基础，也是内科学、诊断学、方剂学的基础。他用《伤寒论》的辨证方法，脉证合参，着眼整体，抓住主证，以常达变，为治疗提供了依据。对于辨证论治，他又遵循《伤寒论》祛邪扶正、调整阴阳、因势利导和"观其脉证，知犯何逆，随证治之"的原则。对于方药，他首选经方，认为经方配伍严谨，选药确切，疗效神奇。如常用柴胡剂治疗肝胆病、泻心剂治疗脾胃病、苓桂剂治疗水气病等，都有很好的疗效。

林真寿临证强调顾脾肾、重正气，他认为《内经》中"正气存内，邪不可干，邪之所凑，其气必虚"的思想是临床的重要指导。因脾为后天之本，气血生化之源，肾为先天之本，人体一身阴阳之根本，滋补脾肾即补先天与后天之本，能顾护一身之正气。他常采用李东垣、薛己、赵献可、李中梓诸家之说，治病从脾肾入手。治先天根本，则有水火之分，水不足者用六味丸，火不足者用八味丸。治后天根本，则有饮食劳倦之分，饮食伤者用枳术丸、保和丸，劳倦伤者用补中益气汤、参苓白术散。同时主张补肾与理脾并举，滋养本源重在治脾补土，运化不健贵在益火助运。所以不论阴虚阳虚，他用药常选一些较为常见的滋补脾肾药物，以求阴阳平衡。对于老年虚证，尤重视脾肾，滋腻药物酌情使用，治疗无一不是从脾肾入手。

4. 临证经验

林真寿认为，四诊是中医治病的绝技，可以为辨证提供可靠依据，必须重视。另外，辨明体质，分辨阴阳；确立病位，抓住病根；精准立法，方药精灵；选药确切，配伍严谨等，是中医治病的大智慧。

林真寿尤为擅长脾胃病的诊治。他认为诊治脾胃病，首先要了解脾胃特性，如"太阴湿土，得阳始运，阳明燥土，得阴自安"。脾以升为健，胃以降为和。如治疗脾胃虚寒者，常借鉴李东垣健脾升阳之法，运用补中益气汤、理中丸、香砂六君子汤等健脾益胃、温运脾阳。对于胃阴亏虚者，常采用叶天士治胃宜润宜通之法，用甘凉、甘润之品，使胃气通降，如益胃汤。他又强调脾胃与多脏腑有关，认为调肝胆为治脾胃之大法，培土必先制木，制肝木，益胃土，常采用人参、茯苓、半夏通补阳明，黄连、吴茱萸、枳壳、干姜泻肝和胃。为了提高疗效，林真寿还常用黄元御中土回环的圆圈理论，调理脾胃升降。

（四）牟重临

1. 名医简介

牟重临，男，1945年10月出生，台州黄岩人，第三届"浙江省名中医"，浙江省名中医研究院专家学术委员会委员，主任中医师，全国老中医药专家学术经验继承工作指导老师，全国名老中医药专家传承工作室建设项目专家，终身享受"台州市专业技术拔尖人才"荣誉称号。曾任台州黄岩中医院院长、名誉院长，台州市中医药学会副会长。

2. 学术渊源

牟重临高中毕业后随父亲牟允方习医，同年考入父亲任教的黄岩中医专修班，1967年毕业继父业。其父牟允方1937年毕业于浙江中医专科学校，1954年在黄岩人民医院（现台州市第一人民医院）创立中医科，为台州地区名老中医，业医73载，博采众长，尤精于仲景学说及金元四大家。对危重病证，善用附子、人参、大黄、石膏，屡起沉疴。临床治病擅长针药并施，尤尊崇脾胃学说。牟重临继承父亲的学术特色，发扬中医各家学说，对脾胃学说有深入研究，提出"脏腑以脾胃为核心"的观点，临床多有发挥。临床对疑难杂病辨证灵活，善用现代医学理论阐释中医学，拓展临床应用。

3. 学术思想

（1）注重知常达变的临证应用：牟重临认为中医学理论的形成，多种思维起重要作用。在辨证中运用反向思维弥补常规思维的不足，从常规中求变，从疑似中寻真见，从而提高诊治的效果。当前临床许多疾病几经西药治疗证候表现差异较大，难以用常识去解释，特别是对疑难病证的辨识，须"反其道而思之，破定论而新之"。如对舌诊假象的辨识、使用温法与化瘀法止血、温补退热、从"湿热"论治盗汗等都获得成效。

（2）擅用脾胃学说在临床解难：牟重临认为李东垣《内外伤辨惑论》的内外伤辨别实质在于辨虚实，导出外感与内伤的相关性，并运用于临床。如风药助阳与补气健脾药的协同效应，甘温除热法与"阴火"论的临床应用，补中益气汤类方的结构与变化特点及其拓展用法。临床体现了脾胃学说在各科疾病治疗中的广泛使用，以及对外科、妇科等多种疑难病证的治疗，均有理想的疗效。牟重临认为在临床上对寒热、虚实、燥湿等真假病证的辨识，应注重脾胃症状的判别。临床发挥了升降理论的拓展运用，如升清与降浊相互协调的效用，升阳与疏肝相关性的临床运用，左升与右降的实用意义等。

（3）主张中医理论与现代科学的衔接：牟重临在临床上运用"汗尿相关"的效应，认为发汗解表药的深层作用机制，宣通"玄府"能促使肾脏排泄，用于肾病、肾功能不全的治疗，获得应验。重视中医理论的现代化研究，他认为中医古代的哲理思维与现代许多哲学思想有相似之处，如《内经》根据"壮火食气，少火生气"的养生观和李东垣从"火与元气不能两立"的养脾益元气观点，都与现代热力学"熵"定律所说的世界万物发展规律颇为吻合；采用现代数学的几何图解来解释《伤寒论》中六经各方证之间的关系等。

4. 临证经验

牟重临临床诊病精研仲景经方，并且通晓历代著名医家学说，汲取他们的精华。如运用《金匮要略》治疗"水饮"的方剂来治疗心血管疾病，运用刘河间"玄府"学说，指导临床疑难病的治疗。宗丹溪之说，认为临床所见的肿块大多与痰积有关，治疗肿瘤配合祛痰药，能增强疗效。对许多疾病从痰论治，如咳嗽、眩晕、呕吐、腹泻、便秘、失眠、癫痫、小儿疳积、惊风，以及一些表现怪异的病证可出现痰证表现，都可以从痰论治，或配合祛痰法。牟重临善于从历代著作及现代研究中寻求诊治新思路，在实践中破陈规，重识"十八反，十九畏"与剧毒药物的功能，从中找出治疗疑难病的新思路。牟重临对外科治法遣方也深有研究，将外科托法运用于各科顽固性内科病的治疗当中，如治疗支气管扩张、慢性鼻炎等，治肠痈方薏苡附子败酱散（属托法）用于治疗盆腔炎、慢性肝病等，运用外科的消、托、补等法治疗肿瘤等。

（五）柯干

1. 名医简介

柯干，男，1940年5月出生，浙江温州人，主任中医师。全国老中医药专家学术经验继承工作指导老师，浙江省名中医，浙江省中医药学会终身荣誉奖获得者，浙江省名中医研究院研究员，浙江省中医药学会医古文分会副主任委员，浙江省中等职业学校教师高级职务评审委员会委员，浙江省中等卫校校际大组组长。曾任台州卫生学校校长，台州市政协常委、科教文卫体委员会主任。台州市中医药学会第一、第二、第三届副会长，第四届名誉会长。

2. 学术渊源

1965年，柯干作为首届毕业生毕业于浙江中医学院（现浙江中医药大学）。

求学期间，他勤学古训，博采众长。毕业实习期间，跟诊全国名医金子久的大弟子、德清名医金伊叔，金老用药灵活轻灵，对柯干影响巨大。毕业后分配至玉环市楚门卫生院（现玉环市第二人民医院）工作7年，躬行实践，学以致用。后调入浙江省台州卫生学校，从事中医教学和临床工作，在校工作24年，教学相长，知行合一，逐渐构建起完整的理论体系。1997年调入台州医院中医科，历经数十年的沉淀积累，柯干形成了从肝论治、给邪以出路、重视脾胃、用药轻灵等学术思想和临证经验。

3. 学术思想

（1）从肝论治：肝主疏泄，能调理气机，调畅情志，保持全身气机通畅，通而不滞，散而不郁，肝通过主疏泄的功能助五脏气化。现代人生活环境改善，生活水平提高，但工作、生活压力大，忧思、焦虑、紧张等情绪使脏腑气机异常，出现气滞、气结、气逆、气上等变化，气滞、气结可导致血瘀、水停，气逆、气上可夹肝火上炎，致肝阳上亢，损伤肝血、肝阴，症状丛生。利用肝的特性来调理脏腑气机，同时根据个人体质、病程长短治疗，恢复人体内平衡。

（2）四诊合参，重视望诊、问诊的作用：望闻问切，四诊缺一不可。古人云"望而知之谓之神"，望诊是重中之重，尤其是望舌。例如在治疗慢性乙型肝炎时，根据其"气、血、精"的传变规律，制定相应的治疗方案。临证中，柯干问诊详细缜密，既能全面了解病情，于细微处发现病机所在，又能在问诊过程中解答疑问，安抚患者情绪，与患者进行良好有效的沟通。

（3）主张给邪以出路：柯干认为中医学是仁慈的医学，并不以消除邪气和病理产物为主要目的，而是根据病邪所在部位，予以出路。病在表，以汗解之；病在里，以吐下解之；病在半表半里，治以和解，或枢转以外达，或清泻以内消。邪有所出才对正气的损伤最小。

（4）时刻不忘顾护正气，重视调理脾肾：祛邪药物多苦寒辛燥，易伤脾胃、津液，攻伐正气，柯干强调在疾病特别是慢性病的治疗过程中应用祛邪法时，要时刻注意先后天之本的调治。

（5）中医辨证与西医辨病相结合：柯干认为疾病的西医诊断给中医治疗提供了一定的用药依据和预后指导。治疗过程中注重中医辨证的同时也要参考患者的理化检查结果。中医辨证考虑了病程阶段和个人体质，参考西医辨病和理化指标能提高疗效。二者合参，相得益彰。

（6）注重饮食、情志等生活调摄：饮食上，根据患者体质给出相应建议；

情志上，鼓励患者保持乐观舒畅，避免焦虑、紧张等不良情绪。饮食养生、情志调节与药物治疗密不可分，共同作用有利于病情向愈。

4. 临证经验

柯干认为肝硬化由脾风、过食肥甘、嗜酒等原因导致，病机归结于郁结，气郁、火郁、食郁、湿郁等诸郁日久导致血瘀，病深不解，正气耗损，而致正虚不足，为虚实错杂之证。通过疏肝解郁、活血化瘀、养血活血软坚、调补气血阴阳等方法达到软肝缩脾的最终目的，独创治疗肝胆湿热证的经验方柴虎汤。

柯干治疗脾胃病时遵循"辨证论治不可丢，以病为纲更重要"的理念，认为脾胃病的病因不外乎外邪犯胃、饮食失调、情志内伤、体质素虚等，病机多为虚与滞，虚有气虚、阴虚，脾亏虚于阳气，胃亏虚于阴液；滞多为食滞、气滞、湿滞、痰滞、瘀滞，其初在经在气，久在络在血，为本虚标实的虚损病，治以补虚通滞。慢性萎缩性胃炎伴肠化生者在补气养阴通滞的同时还须破毒瘀之结滞。柯干主张治疗脾胃病时药味要精，药量要少，药性轻灵，善用花类药物，独创双花胃灵汤。

（六）陶鸿潮

1. 名医简介

陶鸿潮，男，1945年10月出生，浙江杭州人。主任中医师，全国老中医药专家学术经验继承工作指导老师，浙江省名中医。曾任温岭市中医院院长。

2. 学术渊源

陶鸿潮于1967年毕业于浙江中医学院。求学期间，在名医何任、徐荣斋、吴颂康、罗鸣歧等先生的谆谆教诲下，打下了扎实的中医理论基础。毕业后，响应党和政府号召，扎根基层，默默耕耘50余载。其间，参加浙江省中医主治医师提高班学习，并赴浙江省中医院进修，随名医杨继荪、魏长春、裘笑梅、李学铭等先生应诊，在诸大家耳提面命、言传身教下，获益良多，业务能力和水平有了质的提升，有幸成为"钱塘医派"之后继者。其学术思想扎根于《素问》《灵枢》等经典古籍。治杂病遵奉《金匮要略》，又汲取金元四大家之思想，特别是东垣学说，治外感既遵《伤寒论》之辨证原则，又宗温热学派诸法。对各家学说兼收并蓄，取人之长，补己之短。

3. 学术思想

（1）三因制宜，辨证识病务求精准：人处在自然之中，无时无刻不受天时气候、地理环境的影响，中医学历来强调人与自然的和谐统一。陶鸿潮临证尤为重视三因制宜原则，强调治病必详审地理、时运及人体禀赋等各方面因素进行综合分析，务求辨证精准，治疗恰当。我国幅员辽阔，北方高寒干燥，其人肌肤致密，身体壮实，伤风感冒，常用麻、桂等辛温发散；南方温润潮湿，其人腠理疏松，多汗易泄，伤风感冒宜辛凉轻解，如银翘、桑菊之属。此为常法。然地理、气候加害于人，或因禀赋之异，或因诊治失当，其病亦有常有变，如北方人外感风寒，辛温太过易化燥伤阴，变生他证；南方人外感风寒，若误用辛凉则克伐中土，反成胃病。临证应多加辨识。

（2）知常达变，立法遣方不拘一格：陶鸿潮强调治病贵在审证求因，辨证论治。病有百端，治有常变。知常而达变，始全治病之道。他受清代医家陈士铎之启发，系统研究了"偏治法"，提出偏治的概念：一指临床所见病证与病本在部位上不一致时，当偏治其病本所在；二指脏腑辨治，不治本脏而偏治相关脏腑之法。两者皆属"求本"之治，是为正治之变法。其实质是中医学整体观在治法中的灵活应用。它的形成和发展，为寻求多种治疗方法开拓了思路和视野。运用偏治以治寻常之病，则一病可用多法，以提高疗效。对于那些按常法治疗不能取效的痼疾顽症，偏治又不失为一种"奇谲之法"。临床正确运用偏治法的关键在于明辨巧思和方药的合理搭配，丝毫不能偏离辨证论治和治病求本的原则。

（3）顾护胃气，贯穿疾病诊治始终：脾胃为后天之本，气血生化之源，人之赖以为生者。陶鸿潮临证强调以顾护胃气为本。诊察疾病，必先察脾胃之强弱；处方用药，亦必顾及脾胃之盛衰。谨守"有胃气则生，无胃气则死"之古训。临证不少久治不愈者，多可从脾胃求治，如"补土生金""见肝之病，当先实脾""治痿独取阳明""上下交损，当取其中"等。他认为苦寒攻泄之法，易伤胃气，宜中病即止；滋补黏腻之品，最易碍胃，须补中寓疏；重病沉疴，常以调养胃气为先。诚如《慎斋遗书》所言："诸病不愈，必寻到脾胃之中，方无一失。"在药物剂量上，亦须依胃气强弱而定，脾胃虚弱者，药量宜轻，宁可再剂，不可重剂，重则欲速不达，否则会使虚者愈虚，弱者更弱。

4.临证经验

陶鸿潮善治脾胃病，熔李东垣和叶天士治胃之长于一炉，既取法于东垣而不失于保胃阴，又效法于天士而有助于存脾阳。主张治胃病以和畅为贵。慢性胃炎常按痞证辨治。脾胃气滞为其主要病机，郁热、痰浊、湿阻、食滞等病理因素综合作用，多呈虚实夹杂、寒热互结之证，常采用疏补并进、辛开苦泄之法，方选香砂六君子汤合半夏泻心汤化裁。陶鸿潮治慢性腹泻常取补泻兼施、温清并用法。他认为慢性久泄之人，脾气虚弱，运化失常是其根本。健脾助运乃基本治法。虚实相兼者，常补脾与祛邪并施；脾虚久泄者，用益气升清法治之，常以东垣补中益气汤、升阳益胃汤加减；久泄脾肾两虚、寒热错杂者，常用乌梅丸、连梅饮等加减。治慢性肾炎常以益肾清利为基本治法。陶鸿潮认为肾虚湿热是本病的基本病机。临证常以参芪地黄汤为基础方辨证加减。同时强调清热祛湿应贯穿治疗始终。病久夹瘀者宜在辨证基础上加入活血药以行而消散之。要重视水分与血分的转化，常用泽兰、益母草等药活血与利水兼顾。治夏秋之交的外感热病，活用叶天士温热之法，结合近代名医姜春华的"截断扭转"学说，创制清疏并进的青石汤合万氏牛黄清心丸治疗，收效甚捷。

（七）李伟林

1. 名医简介

李伟林，男，1963年5月出生，浙江台州椒江人。主任中医师，首批全国优秀中医临床人才，浙江省名中医。中华中医药学会感染病分会常委，浙江省中医药学会肝病分会副主任委员、感染病分会副主任委员、肿瘤分会常委、名老中医经验与学术流派传承分会副主任委员，台州市中医药学会副会长、肿瘤专业委员会主任委员。曾任台州市中医院副院长。

2. 学术渊源

1983年，李伟林毕业于浙江中医学院，1986年赴上海龙华医院进修。2004年至2007年，经考试遴选，作为首批"优秀中医临床人才研修项目培养对象"聆听任继学、邓铁涛、张琪、朱良春、张学文等大家授课，并向数位台州当地老一辈省级名中医学习，提升了他用中医药治疗各种复杂疾病的能力。

3. 学术思想

发皇古义，融会新知。李伟林重视理论与实践相结合，治疗时病、热病，善用江南温病学派诸法；对大病、难病，他勤求古训，采经方、千金方、金元医家方，务求效高而治捷。

治病有法不囿法，不拘一格论处方。李伟林认为经方法度井然，示人以规矩；时方、单方、验方虽法度稍逊，但只要有效必有真理蕴含其中。他师经方而不泥于经方，推崇许叔微所云："读仲景之书，用仲景之法，未尝执仲景之方，乃为得仲景之心也。"认为不单要学习井然有序、丝丝入扣的经方名方，还要重视那些貌似杂乱无章的大方，用药如用兵，有几分病机就可有几层用药。

重视调畅气机。遵《素问·至真要大论》"疏其血气，令其条达，而至和平"和《金匮要略》"若五脏元真通畅，人即安和"之语。用药处方灵动活泼，通过宣展肺气、开郁散结、宣通三焦、调畅气血、化痰导滞、通达腠理等法以调畅气机。

重视病位病性辨析。无论外感内伤，首定病位，将治疗外感的思路应用于内伤杂病，或以外感方治内伤，或以内伤方治外感，务使邪有出路，将六经、三焦、卫气营血辨证与八纲、脏腑辨证等有机结合。重视辨识假象，诚如《叶选医衡》所云："病有逆从者，以病有微甚；病有微甚者，以证有真假，不知寒热有真假。真者正治，知者无难，假者反治，乃为难耳。"

善用虫类药。张仲景运用虫类药的方剂，法度严谨，寓意良深，《肘后备急方》《千金要方》《外台秘要》多有记载，清代叶天士、杨栗山等亦多用之。李伟林学习张锡纯、章次公、朱良春等前辈积累的宝贵经验，广泛应用虫类药治疗各种疾病，往往有出奇制胜的疗效。

4. 临证经验

李伟林对慢性乙型肝炎的辨治经过多年临床积淀，总结出了"首辨少阳阳明、次辨虚实、三辨湿热、四辨气血"的四步辨证法。临床运用该法诊治慢性乙型肝炎，化繁为简，层次分明，条理清晰。创加味当归芍药散治疗慢性肝病抗肝纤维化，对肝硬化腹水重用白术，创"实脾通隧除鼓方"治疗。

对外感热病患者，李伟林主张不能墨守成规，按部就班，初起即可卫气同治，表里双解，次必重痰瘀内邪，末须顾正伤之外尚有余邪未清。对急危热证则提倡提前应用清气分与清血分药，早用、重用清热解毒凉血药，截断病之去路。

治疗肺系疾病，对慢性阻塞性肺疾病缓解期重视培补肺、脾、肾，对重度肺心病患者治以温阳通脉化饮。对慢性咳嗽，重视外邪、内邪、机体三者之间的关系，治邪重搜风剔邪、化痰蠲饮，治肺从宽胸与降气两个途径辅助肺之宣降。

治疗脾胃病采孟河医派之法，以通为用，以通降法治胃，以补火生土、脾肾同治法治疗慢性泄泻。

对于恶性肿瘤，李伟林认为是由于各种原因影响到机体的运化，气血失调，阳化气不足而阴成形有余，渐致成积。他将六经学说、标本中气学说应用于肿瘤的治疗当中，善用潜行钻透、开窍通关之品，以解毒祛邪、破结散积之剂，上下左右，穿透攻坚，分势合击。

在青少年护脑益智和预防老年人智力下降等方面，李伟林多从补益精气、升清降浊、化痰通瘀等多角度进行治疗。

（八）李正祥

1. 名医简介

李正祥，1967年4月出生，台州温岭人。现任温岭市中医院党委书记，兼任浙江省针灸学会微针刀专业委员会主任委员、针推结合专业委员会副主任委员，浙江省中医药学会推拿分会副主任委员、中医外治分会副主任委员，台州市中医药学会针灸推拿专业委员会主任委员，温岭市中医药学会会长。1985年，李正祥毕业于台州卫生学校针灸推拿专业（中专）。1994年，毕业于浙江省组织的中医专业自学考试（大专）。2002年，毕业于浙江中医药大学中医专业（专升本）。1988年至1989年，在浙江省中医院进修针灸推拿专业。2010年，晋升主任医师。2017年，担任台州市温岭中医医疗中心（集团）党委书记，2019年，担任温岭市中医院医共体党工委书记、温岭市中医院党委书记。

2. 学术渊源

李正祥就读于台州卫生学校期间，跟师台州针灸界名医吴伟业、王锦槐，推拿师从王安民，学习他们丰富的临床经验和《针灸大成》等古典医著，激发了他对针灸推拿治病的热情和读古书、践临床、悟原理的爱好。在浙江省中医院进修期间跟随沈景允老师，使他对推拿正骨治病及其原理的研究得到了全面提升。自2016年开始对"三小"正骨法、小针刀、刃针、超微针刀、筋针、铍针等中医外治法进行了深入研究，结合现代筋膜链理论，提出以松解浅筋膜为主兼顾深筋膜的微针刀疗法，在治疗软组织急慢性损伤方面有一定造诣。

3. 学术思想

李正祥从事推拿工作30余年，对推拿的临床应用颇有心得，其学术思想可以概括为以下三个方面：一是治病必求其本，《素问·标本病传论》云："知标本者，万举万当，不知标本者，是为妄行。"病证无论大小轻重，他都强调要四诊合参，尤其对触诊的临床应用有丰富的经验，可以说每病必触，在触诊时善于鉴别阳性筋结和阴性筋结，对有些触之难明的患者，进一步运用叩法，务必确定核心病机或病灶，抓住疾病的本质，为下一步推拿施术用药打下坚实的基础。二是治病必求实效，为尽可能满足基层群众看病希望起效快的要求，他勤求古训，博采众长，总结出推拿针灸治痛三步法：第一步为一针疗法，梳理了治疗颈肩腰腿痛的十大穴位；第二步为微针刀疗法，是在古典九针、现代小针刀、超微针刀、刃针、铍针、筋针等基础上创新出来的，根据解剖部位、筋膜链理论的原理，发现微针刀松解治疗作用点主要在浅筋膜上，同时兼顾深筋膜；第三步为扳正法，对颈腰椎小关节错位者通过工具松解治疗不能归位者，运用正骨手法予以纠正。三是治病必求其神，《素问·保命全形论》曰："凡刺之真，必先治神。"治神就是通过医者之治，来激发调动患者机体的神气，使机体各系统的功能得以调整和恢复，现在很多疾病的产生与精神因素有关，尤其一些慢性病和久治难愈之疾，应不忘治神。

4. 临证经验

针对急性腰痛，李正祥总结了有效的三步法：第一步是一针疗三穴，第一穴为王文远平衡针，取位于印堂上的腰痛穴；第二穴为经外奇穴，位于手背的腰痛穴；第三穴即腰痛对侧的外关穴。第二步是微针刀松解术，通过触压、叩击找到与腰痛有因果关系的受损肌肉、筋膜、韧带等组织及压痛点，再运用微针刀等松解。第三步是阳病阴治，主要是针对第二步效果不佳者，转换思路从腹部找原因，有不少是腰大肌损伤引起的，只要对受损的腰大肌予以腹部手法松解，即可缓解症状。

针对慢性腰痛，李正祥认为重点是因虚致瘀、因瘀致虚，其病因为长期劳作导致瘀虚为患，其核心病机为虚和瘀。治疗要掌握"虚瘀交错，必先化瘀，结合补虚，方能止痛"的原则。一是治瘀，在腰部刺络拔罐，在触摸检查找出压痛点即病灶处也是瘀血处后，予以刺络拔罐，刺络时根据压痛点病位，深度要达到要求，拔罐时要有一定的出血量，通过刺络拔罐把瘀血清除，新鲜的血液进入以营养原患处组织。二是治虚，在腹部取天枢、中脘、气海、关元针刺行补法，阴阳结合，标本同治，相得益彰。

（九）郎伯旭

1. 名医简介

郎伯旭，1966年9月出生，台州临海人。现为台州市立医院党委委员、科主任，浙江中医药大学硕士研究生导师。兼任浙江省针灸学会常务理事兼脑病专业委员会主任委员、针刀专业委员会常务副主任委员，台州市针灸学会会长。还是浙江省名中医、台州市拔尖人才、市名医工作室负责人。

2. 学术渊源

郎伯旭先后拜师沈景允、朱汉章、薄智云等名家，擅长触诊诊断及针灸正骨治疗。他长期致力于寰枢段病变的研究，提出"脑病从颈论治"的学术观点，以及"精准诊断、靶向治疗"的诊疗思路，创立"精准定位正骨手法""项八穴"组穴等，牵头创立微针刀疗法，形成了一套独特的诊疗体系。

3. 学术思想

郎伯旭长期致力于各种脑病、脊柱病及脊柱源性疾病等疑难杂症的临床与基础研究。在对颈源性眩晕发病机理的研究中，他认为传统的骨性压迫及椎间盘压迫、血管因素、发育异常等并不是造成颈源性眩晕的根本原因，而只是重要的致病基础，通过保守治疗一般无法解决，是内因。寰枢关节紊乱与寰枢段软组织损伤才是最主要的致病因素，经过保守治疗可以取得明显疗效，是外因。因此他首次提出了内外因学说来解释颈源性眩晕的发病机理，为至今混乱不明的颈源性眩晕病因病机研究提供了一条新的思路。同时他对椎动脉传统的解剖学分段进行了改良，并提出"椎动脉病变节段与致病因素有密切相关性"的学术观点。

根据上述研究成果，郎伯旭提出寰枢段的靶向治疗方案，根据传统经络理论结合现代解剖学，首次总结出"项四花穴"奇穴，创立了"项八穴"组穴（至今已发表相关论文20多篇）及"精准定位正骨手法"，并广泛应用到各种脑源性疾病的治疗中。自2016年起，在各种疗法基础上，郎伯旭牵头创立了一种以浅筋膜松解为主兼顾深部组织松解的新型微创疗法，即微针刀疗法，使各种脑病的疗效得到质的飞跃，同时培养了数千名微针刀人才。

4. 临证经验

郎伯旭治疗的疾病谱很广。比如采用头针额旁二线配合常规取穴治疗婴幼儿腹泻及菌痢、微量激素穴位注射治疗变应性鼻炎、头针额旁三线为主治疗功能性不射精、针灸治疗逆行射精、耳穴埋针治疗单纯性鼻出血、微针刀配合盆底肌训练治疗前列腺癌术后尿失禁等，均有十分显著的疗效。

他总结出了以支沟透内关为主的通腑降气针法，扩展应用到口臭、便秘、食物反流等疾病的治疗中。在对脑源性疾病的研究中，他发现"项四花穴"，总结出"项八穴"组穴，广泛应用到各种脑病的治疗中。还创立精准定位正骨法治疗寰枢关节半脱位、定点斜板法纠正脊柱源性疾病，牵头创立微针刀疗法，广泛应用到各科杂病的治疗中，采用钩针疗法治疗屈指肌腱腱鞘炎，屈髋屈膝抖腰法治疗腰骶关节滑膜嵌顿急性发作等。

（十）沈丹

1. 名医简介

沈丹，女，1962年5月出生，祖籍浙江慈溪，主任中医师，第八届"浙江省名中医"，浙江省名老中医专家传承工作室指导老师，浙江省"十三五"中医重点专科学术带头人，台州市中医药重点学科学术带头人。先后担任台州市第一人民医院康复科主任、中医肿瘤科主任。曾任中华中医药学会综合医院中医药工作委员会委员、仲景学说分会委员，浙江省中医药学会综合医院中医药促进分会副主任委员、肿瘤分会常委等。

2. 学术渊源

自 1982 年起，沈丹从事中医临床工作已 40 多年。毕业初期她师从黄岩名医付学峰，后又师从浙江省著名中医临床大家薛盟、陈尚志，之后拜师于全国老中医药专家学术经验继承工作指导老师牟重临，尽得真传。秉承牟重临对脾胃学说的学术精华，提出脏腑理论以脾胃为核心的学术思想，重视整体观念，突出脏腑经络辨证，临证遣方用药灵动多变，师古法而不泥古方。擅长中西医结合，发挥中医优势，善用中医综合疗法治疗各种常见病及疑难杂症，学验俱丰。特别对肿瘤、老年病、脑血管病、脾胃病颇有研究。

3. 学术思想

（1）恶性肿瘤，内外并举：针对恶性肿瘤，沈丹提出"天人相应"的思维方法和"杂合以治"的治疗原则，注重病证结合，内外并举。以中医学整体观念和辨证论治为指导，采用中药内服、外敷、熏洗、灌肠等治法，针对不同病情，创立分类分期的综合治疗模式。对肿瘤术后出现的各种并发症，认为根本病机是"积之成也，正气不足，而后邪气踞之"，以益气健脾法为基础，使用东垣调理脾胃法等综合治疗。对于癌性疼痛，沈丹常用内服方"蝎蜈胶囊"，并外敷自创效方"镇痛消结散"治疗。

（2）疑难杂病，中西贯通：治疗疑难杂病是中医的优势。在临床实践中，沈丹主张西为中用，衷中参西，善于取中西医之所长，将继承和创新相结合，立足于中医整体观，重点研究西医治疗效果不佳的疑难杂病，摸索出一条中医异病同治或同病异治的规律。如治疗顽固性心力衰竭，西药配合中医通阳利水、化痰逐瘀法能明显增效。针对多种复杂及耐药菌感染，在抗生素的基础上辨证运用清热解毒、行气活血、通络散结等中药，可有效控制病情，提高疗效。

（3）辨治疾病，重视脾胃：沈丹以调理脾胃法治疗各种病证作为研究方向。在临床上注重从脾胃论治，吸纳了《内经》思想、李东垣的脾胃学说，以及历代名医对脾胃学说的思想，结合自身临床经验，认为脾胃为后天之本，水谷精微之源，是气机升降出入的枢纽，在人体脏腑中处于核心作用。任何疾病的发生、发展变化均与脾胃功能密切相关。调理脾胃是治病求本的王道之治，治疗上主张五脏相关，注重脾胃中气。

（4）康复理念，拓展运用：沈丹基于"以人为本，分期而治，带瘤生存"的学术思想，重视肿瘤患者功能障碍、心理障碍、社会障碍等并发症，将中西医结合诊疗特色融入肿瘤康复体系，参与肿瘤各个阶段的治疗，优势互补，充分发挥中医药在改善脏腑功能、抑制肿瘤发展、缓解症状、调节情绪等方面的作用，把"全程康复"理念贯穿始终，明显缩短了患者的康复时间，提高了生存质量。

4. 临证经验

沈丹长期致力于中医临床，善于运用辨证与辨病相结合，对于一些错综复杂的病证，抓主证，辨舌脉，求病本，使方合病机。认为许多慢性病、顽固性疾病、疑难杂症、老年性疾病的发展演变，都与虚、瘀有关，肾虚血瘀是共通的病理机制。她采用异病同治的理念，病证结合，均可灵活应用补肾活血法治疗。如前列腺增生、糖尿病、闭经、慢性肺心病、贫血、强直性脊椎炎、股骨头坏死、帕金森病、痴呆等，临床疗效显著。治疗失眠须从本入手，她认为该病病机主要在于夜晚阳不入阴，造成阴阳不能交通，最为多见的是肝胆怫郁，治疗关键在于平肝祛痰，交合阴阳，根据这个原理，自拟平肝化痰汤，验之效佳。

（十一）朱红

1. 名医简介

朱红，女，1961年2月出生，浙江温岭人。曾任台州市中心医院中医（中西医结合）科主任，台州市重点学科——中西医结合脑血管病专科学科带头人。兼任浙江省中医药学会理事、内科分会委员、科普分会委员，浙江省抗癌协会姑息医学委员会委员，浙江省康复医学会老年病专业委员会委员，台州市中医药学会副秘书长、中医内科专业组副组长。曾荣获台州市优秀共产党员、台州市党代表、台州市道德模范、全国卫生计生系统先进工作者等荣誉称号。

2. 学术渊源

1983年，朱红毕业于浙江中医学院，大学期间，曾聆听名医何任、潘国贤、马莲湘、杨继苏、徐荣斋等先生的教诲，毕业后至长春中医学院参加为期半年的全国《伤寒论》进修班，聆听各位老师讲解《伤寒论》中包含的辨证论治思维方法。

3. 临证经验

正虚是肿瘤发病的根本原因，正气的盛衰直接影响了肿瘤的发生、发展及变化过程。中医治疗肿瘤应遵循"扶正抑瘤"的原则，人体只有正气存内，才能较好地抑制肿瘤的发展或复发，若正气衰败，则预后不佳。此外，在治疗肿瘤的过程中，须秉持"带瘤生存、与瘤共存"的理念，不可一味追求祛邪杀瘤。

本虚标实（气虚、痰阻、血瘀）是导致中风病发病的关键病机，并始终贯穿疾病的整个发生发展阶段。现代人不良的生活习惯导致痰结，生活工作压力过大导致气滞，久病（慢性基础病）成瘀，积损正衰导致气虚。急性期肝阴不足，肝阳有余，恢复期及后遗症期气虚痰瘀互结，中风后抑郁症气郁痰阻血瘀。

内科杂病多因人体气机活动失调而产生。张景岳有"行医不识气，治病从何据"之说。朱红主张以气机理论指导内科杂病的诊疗，善于在复杂的临床症状中抓住主要病机，从而达到执简驭繁、治病求本的目的。

4. 临证经验

朱红在中医治疗恶性肿瘤时，采用扶正抑瘤、养护胃气的方法，重用扶正补虚的药物，扶正包括调阴阳、补脏腑、健脾胃、疏肝气、益气血等方法。在各类肿瘤手术及放化疗前后，晚期癌症患者的治疗中，采取辨证与辨病相结合，通过增强体质、稳定瘤体、改善症状来达到增强抗癌作用，延缓转移及复发，提高生存质量和生存率的目的。

朱红擅长治疗中风病（中经络者），针对中风"气虚、痰阻、血瘀"的病机，急性期治以平肝潜阳，化痰开窍，活血通络，重在祛邪；恢复期治以益气活血，健脾化痰，重用黄芪补气，标本兼顾；后遗症期治以补气养血，培补肝肾，健脾化痰，重在扶正；中风后抑郁症，从气郁痰阻论治，治以疏肝解郁，活血通络，健脾化痰；并配合针灸、推拿、理疗等方法，提高患者生活质量。

（十二）陈伟民

1. 名医简介

陈伟民，男，1957年4月出生，籍贯天台县，主任中医师，在天台县人民医院工作至2017年退休，退休后仍被有关单位返聘，至今从事中医临床工作已40年。2008年被评为"台州市名中医"，2015年被评为金华市名老中医药专家学术经验继承指导老师，2009年受聘为浙江中医药大学兼职教授。现为浙江省中医药学会男科分会副主任委员、中医基础与方剂分会常委。曾任浙江省中西医结合学会肿瘤专业委员会委员。先后兼任《中国医刊》《中国临床医生杂志》《中国民间疗法》《中国医药导报》《中国中西医结合外科杂志》《中国乡村医生》等杂志的特约编委与审稿专家。

2. 学术渊源

1978年，陈伟民考入浙江中医学院中医系，1983年8月毕业分配至天台县人民医院工作，1994 年毕业于中国中医研究院在职中医研究生班，2002 年毕业于浙江大学医学院在职研究生课程班。师从国家级名老中医鲍严钟学习男科疾病与肿瘤的诊疗，又师从中医妇科大家裘笑梅嫡传弟子叶宝贵学习妇科。

3. 学术思想

陈伟民认为黄疸的形成必然经过血液瘀滞这一病理环节，他对黄疸的形成机制作了进一步阐述，1984 年发表了题为"初探黄疸与血郁的关系"的论文。对于恶性肿瘤，他认为中医治疗须以益气固本为主，提高人体抗癌能力，从而防止癌细胞转移。应用自拟经验方"益气固本抗癌方"加减治疗多种癌症，疗效明显。用药注重顾护脾胃，胃气健旺则患者吸收能力好，有利于药物更好地发挥作用。

4. 临证经验

陈伟民早期开展了对肾与输尿管结石的临床研究，自拟"四金排石汤"与"肾石溶化方"，疗效显著。之后开展了对胆囊结石的中西医排溶石疗效对比观察的临床研究。近 20 年来，他将男科、妇科与不孕不育的临床研究作为重点，擅长治疗男科、妇科（对男性前列腺疾病、性功能障碍、不育症与女性月经不调、多囊卵巢综合征、不孕症、子宫肌瘤等疾病颇有心得）、肿瘤（尤其擅长肺癌、消化道癌症、泌尿系统肿瘤、甲状腺癌、乳腺癌与妇科肿瘤）的诊治，以及内科疑难杂症、亚健康的调治。

（十三）潘智伟

1. 名医简介

潘智伟，男，1961 年 5 月出生，浙江仙居人，主任中医师，台州市名中医。台州市中医药学会常务理事、中西结合学组组长，浙江省中医药学会脾胃病分会委员，中国膏方学会常务理事。

2. 学术渊源

1983 年 8 月，潘智伟毕业于浙江中医学院中医专业，在校期间博览群书，打下了扎实的中西医理论基础，尤其在《伤寒论》上下功夫最多，毕业实习时师从台州名医潘梅月弟子阮玉东，深受其学术思想的影响。

3. 学术思想

潘智伟认为医者的医疗行为应始终以患者为中心，尽可能选择最合适的诊疗手段，不应有门户之见，排斥其他有益于患者康复的医疗方法。西医学是在自然科学的基础上发展起来的医学体系，它的优势不容忽视，其发展迅速，前景广阔，作为当代中医人应该乐于接受，必须具备西医学知识，这样才能避免误诊误治，更好地服务患者。潘智伟认为医学的最高境界是预防疾病，防重于治，疾病产生后亦应遵循轻病防重，重病防变，防患于未然的治疗原则。他在临床上主张中西医结合，中西并重，四诊中尤重问诊，在全面详细了解病史的基础上结合现代医学的检测手段，明确中西医疾病诊断，在辨病的基础上辨证施治。

4. 临证经验

潘智伟深耕脾胃病的诊疗，认为脾胃病的发生与饮食不节、起居失宜及情志所伤致脾气不健、胃阴亏损、脾胃气机失调，运化失常，气滞血瘀，痰湿内生，复加外邪入侵，变生诸病，尤以湿邪兼证最多见。因此，治疗上分别以健脾益气、健脾燥湿、养阴和胃、调理气机为基本大法，根据个体病机特点结合芳香化湿、清化湿热、温化寒湿、淡渗利湿、燥湿化痰、温中散寒、活血化瘀、消积导滞、增液润燥等方法，治疗慢性萎缩性胃炎、功能性消化不良、顽固性便秘、胃痞、梅核气、嘈杂、腹痛、腹泻等每获良效。

多年来，潘智伟治疗心力衰竭、慢性肾炎、慢性肾衰竭、心律失常、睡眠障碍、眩晕、湿疹、顽固性咳嗽等疗效较为满意。善于用经方治疗疑难杂症，如麻黄桂枝各半汤治疗变应性亚败血症、过敏性皮炎，取得了药到病除的效果。用苦酒汤治疗放射性咽喉炎，自拟养心安神汤治疗心律失常、失眠，加味百合地黄汤治疗亚健康、抑郁症等均取得较好疗效。他还注意收集民间验方，如应用苦楮治疗腹泻，马勃治疗婴幼儿浸渍性皮炎、拧背法治疗急性腹股沟淋巴结炎等，疗效显著。

（十四）陆维宏

1. 名医简介

陆维宏，男，1957年8月出生，浙江温岭人，主任中医师。台州市名中医，温岭市人民政府医疗技术顾问，浙江省中西医结合学会消化专业委员会委员。曾任上海中医药大学硕士研究生导师、浙江中医药大学兼职教授。历任浙江省中医药学会脾胃病分会副主任委员，台州市中医药学会常务理事，温岭市中医药学会副会长，温岭市陆维宏名医工作室负责人。浙江省脾胃病重点学科学术带头人，台州市中西医结合消化重点专科学术带头人。

2. 学术渊源

陆维宏1980年毕业于浙江中医学院，毕业后参加北京协和医院全国消化系统学习班及浙江中医药大学主治医师提高班，多次赴浙江省中医院进修。师从国医大师葛琳仪、浙江省名中医徐志瑛、国家中医药管理局消化重点学科学术带头人项柏康，得到诸位老师的悉心指导，为他学术思想的形成打下了坚实基础。在项柏康指导下，他熟练掌握了内镜诊断及治疗技术，于1994年开展内镜治疗，从事中医内科、脾胃病科工作40余年，擅长中西医结合治疗消化系统疾病。

3. 学术思想

（1）衷中参西，体用有序：在临床工作中衷中参西，辨证与辨病有机结合。在辨证基础上，借助西医诊断疾病，判断预后，评估疗效，协同治疗增效，减少不良反应。坚持西为中用，始终用中医学理论指导临床实践。

（2）强调辨证，重视四诊：临证中四诊参合，分析证候，综合判断，全面掌握病情，当病情复杂，舌、脉、症不一致时，或舍脉从症，或舍症从脉，以求精准辨证。

（3）古方新用，师古创新：承古而不泥古，创新不离宗，力求发皇古义，融会新知。巧用古方，古方新用，如使用补中益气汤治疗泄泻、便秘、口疮、便血等，灵活应用经方之妙。化裁古方，加减变化，切中病机，疗效确切。变通创新，根据病情，创拟新方，对证用药，屡获良效，如自拟方槟马活汤治疗幽门螺杆菌相关性胃炎，取得满意效果。

4. 临证经验

陆维宏擅长脾胃病的诊治，脾胃病日久不愈，系饮食不节，情志所伤，损伤脾胃，致脾胃虚弱，气机壅滞，通降失常，致夹饮、痰、湿、瘀。其用药特点是善用理气通降药调节气机，宁心镇静药调畅情志，虫类药搜风通络止痛，活血化瘀药推陈致新。脾胃病日久，脾虚气滞为基本病机，贯穿始终。病位在胃，涉及肝脾二脏。本虚标实，虚实夹杂。以脾虚为本，饮、痰、湿、瘀等邪实为标。以健脾理气为基本治法，标本同治。辨证辨病相结合，在辨证施治的同时，根据理化、胃镜等检查结果，针对反流、胃排空障碍等灵活应用通降气机、活血化瘀及虫类药物。

"胃不和则卧不安"，反之宁心亦可和胃，陆维宏常用经验方合夜汤治疗功能性消化不良。合夜汤中，合欢皮安神解郁，夜交藤宁心安神，配香附行气解郁，通调诸气。

（十五）许荣正

1. 名医简介

许荣正，男，1958年3月出生，浙江临海人，主任中医师，首批台州市名中医，现任台州市针灸学会名誉会长、针灸临床与文献专业委员会主任委员。

曾任浙江省中医药学会针灸分会临床专业委员会常委，浙江省针灸学会理事、耳穴专业委员会副主任委员、文献专业委员会副主任委员。

2. 学术渊源

许荣正毕业于浙江省台州卫生学校中医班中医专业，1980 年 7 月分配到台州医院从事针灸临床工作。

3. 学术思想

"针至病所"疗法自古有之，来源于人类早期利用砭石治病的本能行为。在《内经》时期，毫针的产生逐渐代替砭石，针至病所刺法与气至病所针法的理论并存，但"针至病所"刺法仍占主导地位。后世针灸学界偏重于气至病所理论，以循经得气感传为疗效依据，绝少有人提及"针至病所"理论，导致许多经筋病治疗上的困惑。

针至病所的理论核心是建立在辨证辨病、定性定位的基础上，侧重于治疗血、痰、津、液结聚于皮、脉、络、肉、筋、节、骨之疾病，以针尖调气，针尖靠近病灶，直刺病灶，朝向病灶，以针尖直达病所为目的。针至病所主要用于治疗皮部、络脉、经筋层面上的疾病及结聚横络为特点的局灶性疾病，以经筋层面为治疗体系，其治疗的原动力就是这些皮部经筋层面的卫气运行。卫气在皮部经筋中的运行具有隐感性，往往不以显性经穴得气感传为依据，而以隐形感传甚至以疼痛方式起作用。

此理论的提出较好地化解了《内经》时代遗留下来的多种刺法的针灸临床传统理论缺如问题，如经典的"九刺""十二刺""五刺"中的绝大多数针法，以及小针刀、微针刀、刃针、钩针、浮针等针法核心理论问题，均能得到较好的诠释。

4. 临证经验

许荣正在针灸治疗经筋病上具有独到的经验。首先重视经筋病的临床诊查，治疗前必须诊查压痛点、阳性点（挛缩点）条索状挛急状经筋起始点与终结点、高张力区，结聚横络等层面的诊查，指出解结是治疗经筋病的重要原则，并认识到经筋与经脉同病应先解经筋病，筋脉气血通畅后再以经脉刺法。在具体刺法上创新性地提出了双针并刺、集针刺的方法，从而解决了毫针在经筋层面局限性病灶的治疗问题。总结出针灸临床治疗经筋病的六通法，包括顺通法、助通法、温通法、泄通法、温通法、直通法。许荣正不仅在针灸治疗经筋病方面有造诣，在治疗内科杂病方面也有许多成果，比如自创复合补泻手法——调平针法，构建了穴性模块方论等专属配伍处方理论，应用于临床疗效显著。

（十六）喻勤军

1. 名医简介

喻勤军，男，1962年5月生，台州市黄岩区人，主任中医师，浙江中医药大学兼职教授。黄岩区中医院大骨伤科主任。兼任中华中医药学会骨伤科分会委员、整脊分会委员，中国中医药研究促进会外治分会常务理事，浙江省中医药学会骨伤分会常委、整脊分会委员，台州市中医药学会骨伤分会主任委员，浙江省中医药重点学科——中西医结合骨伤学科学术带头人。浙江省基层技术骨干，台州市名中医。第四、第五、第六届黄岩区拔尖人才，黄岩区喻勤军名医工作室负责人。

2. 学术渊源

喻勤军1986年8月毕业于浙江中医学院，师从吕文祥、周林宽、高根德等老师。担任黄岩区中医院骨伤科主任30余年，其间于上海长征医院进修，师从贾连顺、袁文、倪斌、刘祖德、吴海山。在浙江大学医学院附属第二医院进修时，师从袁宗兴、王忠坚、严世贵等教授。在浙江大学医学院附属邵逸夫医院进修时，师从范顺武、方向前。还曾跟随张培祥、韦以宗、杨米雄等名家学习，兼收各家之长，融贯中西。

3. 学术思想

喻勤军重视中西医结合治疗、内外兼治，注重医患沟通，重视早期康复治疗。在开展骨伤科各种骨折、创伤手术及颈腰椎前后路手术、单侧双通道内镜技术、脊柱内镜、椎间孔镜、射频消融等微创技术方面颇有研究，在人工全髋、全膝关节置换术上积累了丰富的临床经验，并率先在台州市中医院开展断指再植术。重视运用中医骨伤治疗手段，在中药辨证施治、自制外治膏药、外洗方、针刀、整脊手法、徒手整复骨折脱位、夹板、杉木皮外固定等中医治法上有独到心得。

4. 临证经验

喻勤军自制各类铅丝架外固定治疗掌指骨骨折，自制药枕防治颈椎病，自制腰痛Ⅰ号膏、Ⅱ号膏分别治疗急慢性腰腿痛，自制舒筋活络汤外洗治疗关节炎及各类外伤导致的关节僵硬粘连，运用三黄汤冷敷治疗急性膝关节滑膜炎、早期四肢关节外伤红肿热痛等疾病，自拟风湿腰痛消药方（组成：防己、独活、五加皮、威灵仙、桑寄生、细辛、制草乌、当归、红花、川牛膝、秦艽、木瓜等），夹板外固定治疗小儿肱骨髁上骨折及预防肘内翻外固定法，自创五人复位法、复位单纯屈曲型腰椎骨折，运用"8"字绷带加硬纸板压力垫法治疗锁骨骨折及肩锁关节半脱位，运用低温射频消融术结合整脊手法及针刀治疗颈椎、腰椎间盘突出症。

（十七）马向明

1. 名医简介

马向明，男，1962年10月出生，浙江省临海市人，主任中医师，台州市名中医，全国基层名老中医药专家传承工作室建设项目专家。曾先后任临海市中医院针灸科、临海市康复医学中心主任，临海市中医院中医外治中心主任。是浙江省第十三届人大代表，台州市第五届人大代表，临海市第十三届、第十四届政协委员。

2. 学术渊源

马向明于1979年9月考入浙江中医学院，系统学习了中医药基础理论，得何任、吴颂康、朱古庭、虞孝贞等众多中医名家的教诲。1984年毕业后一直在临海市中医院潜心临床工作，先跟师临海名医张尊安学习中医内科、妇科、儿科，后师从台州针灸泰斗吴伟业学习针灸。

3. 学术思想

（1）施针之要，适神导气：注重"适神"与"导气"对针刺治疗的影响。用针在于"适神"，《灵枢·本神》云："凡刺之法，必先本于神。"要达到"适神"，则要求患者"必正其神""无外其志"；医者更须"手若擒龙，势如握虎""必一其神，令志在针"。施针在于"导气"，《灵枢·九针十二原》载"刺之要，气至而有效"，医者持针施治时尤须凝神，且意守手指，配合呼吸，结合患者之气，催运针下之邪气去，谷气来。

（2）拓展外治，妙用膏药：擅长以穴位贴敷治未病及相关疾病，将白芥子、甘遂、延胡索、肉桂、麝香等中药按比例研成细末，采用现代生物发酵技术，添加天然透皮与脱敏成分而制成"咳喘膏"。再根据中医辨证论治、经络理论选取对应穴位进行贴敷，将穴位效应与药物有机结合，并顺应时节气候变化发挥其最大优势。此外还研制了助长膏、防感膏、骨痛膏等膏药。

（3）针药结合，内服外治：孙思邈《千金要方》载"若针而不灸，灸而不针，皆非良医。针灸而不药，药而不针灸，尤非良医也"。马向明临证时不拘泥于单一疗法，或针灸并施，或穴位埋线，或电针、外敷，或针药结合等。

4. 临证经验

马向明擅长以针灸疗法为主，灵活运用中医内服外治多种疗法治疗中风、癫痫、各种慢性软组织损伤、脊椎病及各科杂症。在对中风病的针灸治疗中，他善于将分经论治、分期论治及辨证论治有机结合，将头针、体针有机结合。软瘫期、硬瘫期分经取穴，配以醒脑开窍、平肝滋肾之穴。同时及早选用头皮针，将头皮针与体针进行交替刺激，有利于提高针刺的敏感性，帮助疾病向愈。

用电针治疗癫痫伴抑郁症，主穴为百会、印堂、水沟、丰隆、三阴交，配穴为神门、本神，头穴为额中线、颞前线，病程长者加后溪、合谷、太冲，病情较严重者加涌泉。

（十八）应有荣

1. 名医简介

应有荣，1960年出生，台州路桥人，毕业于北京中医药大学，大专学历，主任中医师，首届台州市名中医，中华中医药学会整脊分会常委。

2. 学术渊源

应有荣出身中医武术世家，13岁拜天台山桐柏宫住持谢崇根大师学习道家南宗功法"丹道（武火）动功"（即天台山易筋经），16岁于路桥中学毕业后师从浙东武林名宿王星亮，系统学习中医基础理论及骨伤科技术，兼学少林、太极、形意等传统武术。1978年应征入伍，在延边空军部队医院从事外科工作，1981年转业到台州路桥中医院，先后到浙江省中医院、河南省洛阳正骨医院等地进修骨科，后师从首都国医名师韦以宗教授，成为中医整脊学科传承人。

3. 学术思想

应有荣重视道家功法的锻炼，以此为正骨手法的基石。道家功夫流派以丹道修炼时"练己筑基"中武火（动功）之实训方法，筛选出"开筋、尽肚撑、兜勒绞、六大古劲发放法"四大法门，强调自身修炼，具有易筋、易骨（开骨缝）、易髓（实髓）之效。

针对正骨手法进行针对性的锻炼。功法是手法之母，手法为功法之师，传统的正骨八法都需要机体具备一定的功力才能使施术达到事半功倍的效果，道家功法正骨体系独树一帜。道家功法锻炼方法，可以增加机体内在的相互摩擦，对五脏六腑起自我按摩、疏通经络的作用，可强健四肢及关节，起到未病先防的作用。

手法复位注重减少损伤，贯彻顺原始损伤路径，反损伤过程进行复位的原则，有独特的正骨手法。复位固定要求既要准确牢靠，又要及早进行功能锻炼，减少并发症。

理法方药注意固护脾胃，善用台州道地药材。损伤早中期多有瘀血，治疗须理气行血相结合，使气行则血行，同时顾护脾胃，使脾有所主，筋骨肌肉有所养。

4. 临证经验

应有荣善于运用深厚功力配合娴熟的手法，顺损伤原始通道以反损伤原理来指导骨折、脱位复位手法的实施，该法不但能提高手法复位率，而且能有效降低医源性损伤的发生。如过头直举法治疗肩关节脱位，改良扣压折顶法治疗月骨掌侧脱位，反向挑拨法治疗肩关节脱位伴肱骨上段骨折，侧卧位展牵叩压法治疗距骨下关节内翻脱位等。同时对上下肢双骨折因肌肉收缩或肢体旋转容易引起断端移位的骨折采用杉树皮夹板配合石膏托固定，能有效防止初期固定不牢靠、前臂旋转引起的断端移位，而且并不妨碍患肢的功能锻炼。

针对颈肩腰腿痛等疾病，除常规的整脊治疗外，还要重视功能锻炼，临床上应有荣常指导患者进行道家防病健身三十六式锻炼，不仅能更好地缓解患者的颈腰腿痛，而且能有效降低复发率。

（十九）吴家瑜

1. 名医简介

吴家瑜，男，1957年8月出生，主任中医师。台州市名中医，玉环市名中医，玉环市创新型领军人才，曾任玉环市中医院院长。浙江省中西医结合学会心血管分会常委，台州市中医药学会副会长。他作为学科带头人的中西医结合心血管内科获玉环市第二届重点学科。

2. 学术渊源

吴家瑜自幼就目睹了中医药能为人们解除疾苦，乃有志医学，但感到自己文化基础薄弱，遂刻苦钻研中医古籍，后在浙江中医学院中医专业获专科学历，从事中医临床工作40多年。

3. 学术思想

吴家瑜对肺系疾病的诊治形成了"化痰宜脾肺同治，外感咳嗽应宣肃并用，妊娠咳嗽勿忘安胎"的经验。对肝病的治疗有独特的见解，提出了"治肝以疏为旨"的观点，根据患者不同的病情、不同的症状而用药，灵活地辨证施治，起到了执简驭繁的作用，大大提高了中医对肝病的认识水平和疗效。其撰写的"辨证分型治疗糖尿病肾病58例""治肝以疏为旨"等论文分别在《中医杂志》《中国中医药科技》上发表。

4. 临证经验

吴家瑜对中医经典方药的应用和各脏腑疾病的诊断有丰富的临床经验，善于运用辨证施治、鉴别诊断诊疗疑难杂症，特别是对肝病、脾胃病、中风、肺病的诊治有独特见解。

（二十）朱慧民

1. 名医简介

朱慧民，医学博士，主任中医师、教授，硕士研究生导师，台州市名中医。台州市中心医院老年医学科主任，浙江省医学重点（扶植）学科——老年医学（中西医结合）学科带头人，台州市中医（中西医结合）重点学科——中西医结合老年医学学科带头人。2005 年入选浙江省"新世纪 151 人才工程"第三层次培养人才，2006 年获首届"台州市优秀科技工作者"称号，2012 年获"台州市十大杰出青年"称号，连续入选第五届、第六届、第七届"台州市拔尖人才"，2015 年入选第四批"台州市名医工作室"负责人。兼任浙江省医学会老年医学分会委员、医养结合分会委员，浙江省医师协会老年医学科医师分会常委，台州市医学会老年医学学组顾问。

2. 学术渊源

朱慧民出身中医世家，继承家学，精通中药炮制及鉴定，熟读中医经典，熟悉中医各大流派基本理论及立法方药。大学本科学习西医，后硕博连读 6 年，获中西医结合临床博士学位。

3. 学术思想

朱慧民主要研究老年心血管疾病及老年代谢综合征的中西医结合防治，研究方向紧密结合临床实际，针对冠心病心肌梗死溶栓治疗、经皮冠状动脉内球囊扩张及支架术等术后的心脏缺血再灌注损伤的医学难题，开展了发生机制及寻求心肌保护防治方法的研究，冠心病及代谢综合征中西医结合防治方面已处省内同类研究领先水平。

4. 临证经验

朱慧民以防治老年慢性病、多发病为主攻方向，在心脑血管疾病、糖尿病及其并发症的防治，慢性胃炎、习惯性便秘及顽固性失眠的治疗和调养，肺癌、胃癌、大肠癌及乳腺癌等恶性肿瘤的治疗方面有独到见解。

（二十一）张智勤

1. 名医简介

张智勤，男，1966 年 10 月 3 日出生，浙江仙居人，主任中医师，台州市名中医，首届仙居县"十大名医"，仙居县第一至第三届名医工作室负责人。仙居县中医院肝病肿瘤科主任，浙江省中医药学会肝病分会常委，台州市中医药学会肝病分会主任委员、肿瘤分会常委。

2. 学术渊源

1990 年 7 月，张智勤从浙江中医学院中医专业本科毕业，求学期间受教于何任、裘笑梅、何少山、连建伟等名师。毕业后一直在仙居县中医院从事中西医结合内科临床工作。2000 年创建肝病科并担任科主任至今。2004 年 6 月至 2006 年 6 月在浙江大学医学院临床医学在职研究生班学习。2008 晋升为主任中医师，同年被评为首届台州市"百姓心目中的好医生"。

3. 学术思想

张智勤治学严谨，衷中参西，推崇整体观念和辨证论治，强调调理气机，注重顾护脾胃升降。首先，临证时注意因时、因人、因地制宜，考虑不同的季节、地域及人体的体质、年龄、性别等对疾病的影响，还要考虑脏腑之间的生克制化关系，也就是从整体观念的宏观角度考虑疾病的防治和传变。其次，注重四诊合参，辨证求因，归纳病机，才能同病异治和异病同治。最后，注重辨证与辨病结合，对于有现代医学研究和历代名家甚至民间经验证实行之有效的验方，也能灵活运用于临床。善于调理气血，而非一味清解；善于扶正，而非一味攻伐。尤其重视肝的疏泄和藏血功能在调畅全身气机、血液运行及协调脾胃升清降浊等方面的重要性。重视情志内伤和正气亏虚在肿瘤发病中的重要性，治疗上扶正与祛邪兼顾，强调扶正并非只用补法，还包括对脏腑、气血、阴阳的调理，即李东垣所谓"温之、和之、调之、养之，皆补也"。

4. 临证经验

张智勤善于中西医结合治疗疾病。临床擅长内科和妇科杂病，精于各种肝病和肿瘤的诊断治疗。善用经方，而不拘泥于古方，自拟的治疗肝炎、肝硬化的系列方剂，临床疗效显著。治法上以调理气血为主，清解活血为辅，兼顾先后天之本，多用疏肝健脾之品，适当加用益肾之品，可显著提高乙肝病毒转阴率和 HBeAg 血清转化率。对肝硬化的治疗以活血化瘀、软坚散结为主，加用疏肝健脾之品改善纤维化指标，对脾功能亢进善用补肾养血止血之法。肿瘤的治疗以扶正祛邪为治疗原则，分不同时期，分别采用理气、活血、化痰、祛湿、解毒、扶正等方法，中西医结合，个体化治疗。肿瘤患者大部分都有恐惧焦虑心理，治疗过程中还要关注患者的情绪变化，不忘调畅情志。

（二十二）陈亨平

1. 名医简介

陈亨平，男，1968年3月出生，温岭市人，主任中医师。台州市名中医，浙江省中医临床技术骨干，中华中医药学会脑病分会、仲景学说分会委员，浙江省中医药学会脑病分会、中医基础理论分会副主任委员。

2. 学术渊源

陈亨平1991年毕业于浙江中医学院，1995年在上海中医药大学附属曙光医院进修，跟随肝病科王灵台，中医内科蔡淦、严世芸、蔡冠球等名家。后参加国家中医药管理局跨世纪人才培养理论及临床培训，是第五批全国老中医药专家学术经验继承工作指导老师陶鸿潮的学术经验继承人。

3. 学术思想

陈亨平提出了五大理论见解：一是"形－精－气－神"的医学模式。中医侧重于精、气、神，但没有抛弃整体人的"形"；西医侧重于对人体"形"的研究，但没有抛弃人的"神"。根据该模式，提出中西医结合点在于"精"。通过代谢组学、蛋白组学对"证"的研究，探索到了"异病同证，同病异证"的代谢机制，为中西医结合从分子生物学层面（精的环节）上打开了一扇门。二是"两纲八要"辨证方法。对于中医传统的八纲辨证，陈亨平总结历代名医的观点并结合临床提出了自己的见解，即"两纲八要"，具体为以阴阳为两纲，定性的"寒、热、虚、实"和定位的"表、里、上、下"为"八要"。增加了"上下"定位辨证，提出"病上取下，病下取上，病中旁取，上下交损治其中"的方法，机体"上下"蕴含"升降"调节功能、"表里"蕴藏"聚散"调节功能。三是提出《伤寒论》中柴胡汤证"但见一证便是，不必悉具"体现了"异病同治"的观点，不必拘泥于少阳证。四是提出"细胞中医观""组织学上的中医观""三焦－受体"假说等多个创新观点。倡导应吸收西医或其他自然学科的内容，发展中医理论。五是重视时间医学的治疗理念，治疗疾病要着眼于"平衡稳态"的整体动态观念，而非单一疾病定位的局部观念。

4. 临证经验

一是提出"中风治燥"发展中风病病机学说，针对阴虚津亏生燥，提出滋阴润燥、滋阴潜阳润燥、清热化痰滋阴润燥、养血润燥四法。二是提出气阴两亏致燥，进而发展为糖尿病的病机学说，运用大剂量生黄芪益气加滋阴药治疗糖尿病。三是提出B超、MR、CT等影像学检查应作为中医的望诊范畴。四是应用大剂量金钱草辨证组方代茶饮治疗泌尿系统结石。五是用滋阴潜阳法治疗青年人原发性高血压。六是用虫类药治疗中风、头痛、眩晕、哮喘、痹证等难治性疾病。七是用较大剂量温热药制川乌、附子治疗类风湿关节炎、雷诺病等结缔组织病和肿瘤、冠心病等寒性疾病。八是用活血化瘀法治疗脑出血。九是运用天麻钩藤饮加虫类药、活血止痛药治疗三叉神经痛。

（二十三）洪明飞

1. 名医简介

洪明飞，男，1957年6月出生，浙江省台州市人，主任中医师，台州市名中医。浙江省"十一五"中医药重点学科带头人，浙江省中医药学会骨伤科分会委员，台州市中医药学会骨伤科分会副主任委员，台州市中医院骨伤科原主任。

2. 学术渊源

1981年毕业于浙江医科大学台州分校中医专修班，求学期间，获柯干、夏永璜、牟重临等老师的教诲。毕业后至浙江省台州市中医院中医骨伤科工作，师从浙江省名中医夏永璜，深得其学术精华。1986年9月至1987年9月在上海中医药大学附属龙华医院中医骨伤科进修学习，得吴诚德、石凤珍老师的教诲和祖传骨伤技术。1997年9月至1998年9月又在复旦大学附属华山医院骨科、手外科进修，得到了骨科张志玉、顾湘杰及手外科顾玉东教授的指导。

3. 学术思想

洪明飞是中医科班出身，先后通过中医骨伤科和西医骨科的进修学习，在临床诊治骨伤患者时通过中医手法整骨，遇到高难度的骨折病例，手法复位困难时通过手术治疗，在手术过程中再结合中医手法复位的技巧进行复位，这样有效地缩短了手术时间，减少了术中出血量，同时采用中医骨折早攻、中和、晚补三期辨证施治，促进了骨折的早期愈合。在临床辨证施治过程中，骨折早期以"活血化瘀，消肿止痛"为原则，结合患者个体差异进行虚证、实证、虚实错杂的辨证用药，骨折中期以"和营止痛，接骨续筋"为原则，后期以"益气补血，调补肝肾，强壮筋骨"为原则进行辨证施治。他临证时广纳名家名方及民间的经验用药，结合自己40年的临床实践加以总结升华，以达到诊疗目的。

4. 临证经验

以中西医结合为主导思想，总结出手法治疗腰椎间盘突出症的"新三步、八法"的治疗方法。急性腰扭伤的三步法、俯卧位的推拿按摩、侧卧位的斜扳、仰卧位的屈髋屈膝、直腿抬高、屈膝屈髋、腰部旋转等手法，以及儿童肱骨髁上骨折手法复位小夹板固定法，桡骨远端骨折手法复位小夹板固定法，成人尺骨、桡骨双骨折手法复位小夹板加石膏固定法，在临床上都获得了满意疗效。治疗小儿"髋关节骨错缝"采用问号法复位骨错缝，锁骨骨折采用手法复位"双圈固定"法，疗效立竿见影。

（二十四）周贤华

1. 名医简介

周贤华，男，1965年7月出生，浙江三门人，主任中医师，台州市名中医，台州市针灸学会副会长，台州市中医重点学科带头人。现为浙江省针灸学会理事、微针刀专业委员会副主任委员、脑病专业委员会副主任委员。

2. 学术渊源

1985年毕业于台州卫生学校针灸推拿班，毕业后分配到三门县人民医院从事针推工作，后又就读于浙江中医药大学本科，曾先后赴浙江省中医院和广州军区总医院进修深造，师从推拿大家沈景允教授、浙江省名中医宣丽华教授及国内手法整脊大家龙层花教授，深得三位老师之学术精髓，后又赴北京师从针刀大家朱汉章教授和田纪钧教授。

3. 学术思想

周贤华倡导崇古习今，中西融通，强调治病求本，辨证为先。针灸医师必先精读《内经》《难经》《针灸大成》等古典医籍，《素问·举痛论》云："善言天者，必有验于人；善言古者，必有合与今；善言人者，必有厌于己。如此，则道不惑而要数极，所谓明也。"因此，一名合格的医生，首先是"明医"，即明白疾病机理的医生，之后才有可能是"名医"。

古为今用，西为中用，积极倡导"中西汇通，衷中参西"的思想，周贤华不仅有扎实的中医理论基础，而且熟练掌握西医学知识，特别是肌肉的起止、血管的走行、神经的分布等，他都了然于胸，用心揣摩，融会贯通。

中医治病，不外乎针、灸、药，三者各有所长，应有机结合。周贤华治病多以针灸为基础，针刀、微针刀、手法整复是常用之术。毫针、针刀、微针刀乃利器，入人肌肤，直达病所，效专力宏，然久用易耗阳气。因此，必要以中药调补，方能固本清源。

4. 临证经验

周贤华擅治脊柱与脊柱相关疾病，认为脊柱乃督脉所行，督脉为"阳脉之海，总督诸经"，与之相伴的为足太阳膀胱经，足太阳经是五脏六腑背腧穴所在，针之能内调脏腑，外通四肢百骸；灸之能温督通阳，激发阳气；微针刀刺之，则能松解筋膜，激发和调节神经。周贤华善于治疗颈、肩、腰、腿之疾，常结合西医学知识，崇尚根、丛、干理论，准确定位，精准治疗。遣方用药方面，病初者以辨证施治为基础，结合祛风通络药物；病久者，多久痛入络，善结合虫类之品，搜风通络。治疗筋伤，注重解剖，肌肉韧带等软组织损伤，其特点是循行于皮下肉外的"分肉之间"，治疗时则熟谙解剖结构，尤其是肌肉的循行、神经的分布等，都仔细用手指触摸，寻找"筋结"，或针刺，或微针刀，精准松解。

（二十五）柴晓峰

1. 名医简介

柴晓峰，男，1968年6月出生，祖籍浙江宁海，主任中医师，台州市名中医，仙居县中医院原针灸推拿科主任。现任世界中医药学会联合会针刀专业委员会常务理事，浙江省针灸学会针刀分会常委，浙江省中医药学会针刀分会委员，台州市针灸学会针刀专业委员会主任委员，浙江省针刀医学联盟常务副主席兼秘书长。

2. 学术渊源

1987年毕业于台州卫生学校针灸推拿专业，1992年6月获浙江中医学院成人高校大专学历，2004年获北京中医药大学针灸专业本科学历。获针刀发明人朱汉章教授的教诲与真传，并师承邹立国、崔秀芳等名师，创建北京汉章针刀医学研究院浙江学术部，协助筹办了三届具有国际影响力的世界中医药学会联合会针刀专业委员会国际高峰论坛。

3. 学术思想

柴晓峰擅长针刀、拨针、骨减压针等中医微创术结合针灸推拿、中医药治疗急慢性软组织损伤、颈椎病、股骨头坏死、骨质增生、顽固性偏头痛等疑难杂症，骨减压针治疗顽固性骨内高压症，骶管药物注射及射频消融微创介入术治疗颈腰椎间盘突出症等。主张中西医融合，用西医的解剖学和病理生理学来诊断疾病，用中医的辨病辨证体系来指导疾病的治疗，从而达到精准诊断、精准治疗的目的。在脊柱相关性疾病的诊治上有较深的研究，许多慢性病的病变多数并不是器质性的，其根本病因并不在脏器本身，而是内脏神经或控制内脏神经的大脑皮质等的神经纤维行走路径上的某个部位受到卡压、无菌性炎症刺激等，导致神经元与神经元之间的递质传导异常，使神经的信息传导异常、生物电的传导异常及神经对所支配的组织器官的营养障碍、血管体液调节障碍等。针刀医学紧扣第一位的是发病学机制——神经血管体液调节机制，通过对脊柱与组织器官的神经血管联系方式，尤其是内脏神经与组织器官的各种联系、支配等方式的进一步深入研究，用针刀疏通剥离病变部位的瘢痕、粘连等减少或消除对内脏神经纤维的卡压、无菌性炎症刺激等，从而从根本上抓住了疾病的真正病因及发病机理，获得较好疗效。

4. 临证经验

柴晓峰在脊柱相关疾病的诊治上有独到见解，提出"失眠从颈论"，中风后遗症、抑郁症、抽动症等均从颈部治疗，获得较好疗效。在他参与编写的《膝关节骨性关节炎阶梯治疗》一书中，对主流医学片面强调核磁共振等现代设备检查的结果，对膝关节骨性关节炎的治疗中过分强调半月板磨损、关节腔积液等而导致手术过度选择、误治、过度医疗或无效治疗等问题进行了批判，认为膝关节周围及相关的软组织病变是主要病因，从松解膝关节周围高应力点软组织的粘连、挛缩，调节软组织的力平衡入手进行治疗，疗效显著。

（二十六）陈筱琪

1. 名医简介

陈筱琪，女，1963年12月出生，籍贯浙江临海，主任中医师，台州市名中医，浙江中医药大学兼职教师，台州市中医药学会儿科分会主任委员，台州市中西医结合儿科重点（扶持）学科带头人。

2. 学术渊源

1984年毕业于浙江中医学院，在大学阶段，熟读《内径》《伤寒论》《金匮要略》《温病条辨》等经典著作，尤专心研读《幼科发挥》《小儿药证直诀》《幼幼集成》。毕业后曾赴上海中医药大学附属医院进修，师承上海名老中医徐小洲、唐为勇及浙江省名老中医宣桂琪。从事中医儿科临床工作近40年。

3. 学术思想

陈筱琪在学术上勤求古训，博采众长，结合自己临证心得进行总结和归纳，儿科学又叫"哑科"，她在诊断中强调望、闻、问、切四诊合参，但以望诊为主，小儿为稚阴稚阳之体，肝常有余，脾常不足，心常有余，肺常不足，肾常虚。治疗小儿诸疾，必须重视小儿体质，以辨证为凭，治病求本，用药精简。小儿"脾胃虚弱，百病蜂起"，选方用药始终顾及脾胃，且强调注意饮食调理。治法上衷中参西，内治、外治并用。

4. 临证经验

陈筱琪擅长治疗小儿哮喘、肺炎、咳嗽、紫癜、厌食、脾胃病、生长发育迟缓、性早熟、抽动症及各种时行病。喘咳的病机为肺、脾、肾俱虚，病理因素为伏痰，江南湿热较重，治疗应攻补兼施，多用三拗汤合温胆汤，外治则以天突、肺俞、肾俞、脾俞穴位贴敷。小儿脾常虚，常见脾虚食积的症状，多以异功散、保和汤治之，外治神厥穴位贴敷。小儿性早熟，病变脏腑为肝、肾、脾，病理因素为虚火、湿热、瘀结，治疗应滋阴降火、清热化湿、化瘀散结。

（二十七）朱希法

1. 名医简介

朱希法，男，1960年8月出生，浙江临海人，主任中医师，台州市名中医，江西中医药大学兼职教授，台州市老干部保健会诊治疗专家组成员，台州市朱希法名医工作室负责人，台州市中医院推拿学科带头人。2019年推拿学科被评为浙江省重点专科。

2. 学术渊源

1981年毕业于台州卫生学校中医专业，1984年至1985年到浙江省中医研究所进修学习针灸推拿，师从一代名医阮绍南和凌至诚。1993年毕业于浙江中医学院。从医40年，朱希法学有渊源，博采众长，逐渐形成了辨证与辨病相结合、针灸与推拿相结合、"心中有法，法从手出"等学术思想和临证特色。

3. 学术思想

（1）辨证与辨病相结合，针灸、推拿、中药合用的诊疗模式：朱希法倡导认真辨证配合辨病，因时、因地、因人制宜而运用手法，达到准、巧、快、效的目的。"准"指诊断要准确；"巧"指手法要轻巧，用力要适度，要用巧劲和巧力；"快"指治疗速度要快，症状缓解要快；"效"指尽量达到医者预期的治疗效果。

（2）中西结合，标本兼治的治疗特点：朱希法在临证中将针灸、推拿、中药相结合，力求法捷效速，在推拿手法运用上做到心中有法，法从手出，不墨守成规，死搬硬套。在针法上主张针至病所，得气为要，选穴要精而简。在选药上遵循"热者寒之，寒者热之，虚则补之，实则泻之"的原则。

（3）朱希法认为脊柱相关疾病大多是因为脊柱平衡失调而导致，所以在临床治疗过程中如何改善症状，保持脊柱平衡是关键。他认为可以针灸、推拿结合，也可推拿配合中药，也可针灸、推拿、中药三者结合，能弥补单一治疗方式的不足，手法推拿配合功能锻炼来纠正脊柱外平衡，针灸配合中药来调节脊柱内平衡，内外平衡协调才能增强疗效，缩短疗程，减少患者的痛苦，达到治愈的目的。

4. 临证经验

朱希法善治颈椎病、腰椎间盘突出症等，认为这些脊柱相关疾病都是人体平衡失调而导致的。所以在临床治疗过程中如何改善症状，保持脊柱内外平衡是核心。在治疗颈椎病时主张先针后推再配中药，在运用推拿手法时主张定点定向扳法，缓解或纠正周围组织对脊神经和椎动脉的刺激和压迫，等症状减轻后再结合颈部功能锻炼。在治疗腰椎间盘突出症时主张先推后针再配中药，因为推拿在治疗腰椎间盘突出症时，往往有扳或牵拉的动作，患者会产生紧张疼痛和不适感，再配针灸疏通经络，缓解疼痛。

在其他疾病的治疗中，朱希法强调仔细询问病史，规范体格检查，不要以影像学检查作为唯一的诊断依据，要四诊合参准确诊断，精准治疗，才能有的放矢。

（二十八）杨学举

1. 名医简介

杨学举，男，1966 年 4 月出生，浙江玉环人，主任中医师，曾任玉环市中医院副院长、党委副书记。台州市名中医、玉环市终身名中医、玉环市名医工作室负责人。玉环市重点学科中医内科学学科带头人，玉环市卫生局领军人才。

2. 学术渊源

1988 年毕业于浙江中医学院中医内科专业。求学期间，有幸得名医李学铭、唐福安、杨少山等先生的教诲与指导，初探中医学之精华。毕业后一直在玉环市中医院从事中医内科工作，形成了自己独得的学术经验。

3. 学术思想

在数十年的临证中，杨学举提出了"平衡阴阳以治心肾，健运中焦以治脾胃，知常防变以治肝病"等学术思想和临证特色。认为阴阳为八纲的总纲，心阳脏为火，肾阴脏为水，一阴一阳，相互制约，相互滋生，才能维持人体平衡。随着现在生活节奏的加快，神志病的发生率大幅提高，常表现为阴阳失和，以阴阳总领调和一切是为常态疗法。认为脾胃为后天之本，居中焦以厚德载物，脾胃要健运，健为常态，运为动态，健运中焦，正如《脾胃论》所说："夫脾者，阴土也，至阴之气，主静而不动；胃者，阳土也，主动而不息。"见肝之病，知肝传脾，当先实脾。

4. 临证经验

对于睡眠障碍，杨学举主张从阴阳而治，有其独有的见解，认为睡眠障碍归结于阳不入阴，按此总纲则不离病机，无论肝郁、气血不足等，都应顺从阴阳两纲而辨治。在脾胃病的治疗上，杨学举善于经方、时方结合，以中医理论和药物治疗为主，着重辨证和辨病相结合，在脾胃病癌前病变的治疗方面取得了较好的疗效。在肝病的治疗上，杨学举强调肝要疏通条达，知肝之病，知其常态，防肝之变，如肝犯脾胃、木火刑金等，强调以防为先，先一步截断肝病发展过程。

（二十九）陈建斌

1. 名医简介

陈建斌，男，1968年4月出生，浙江玉环人，主任中医师，浙江省基层名中医，台州市名中医，玉环市终身名中医，玉环市名医工作室负责人。世界中医药学会联合会老年病专业委员会理事，中国老年学和老年医学学会脑疾病分会委员，浙江省中医药学会中医经典与传承研究分会常委、中医药文化研究分会常委，台州市中医药学会理事。

2. 学术渊源

1992年毕业于浙江中医学院中医学专业。求学期间，获名师何任、陆芷青、李树康、徐振涟、蔡鑫培等先生的教诲，初探中医学之精华。毕业后分配至玉环市中医院中医内科工作，后拜浙江省名中医温岭市中医院詹学斌主任为师抄方学习2年，晋升主治医师后赴浙江省中医院内科进修，跟师李学铭、李树康抄方学习。2014年入选浙江省基层名中医培养对象，跟连建伟、陈意老师抄方学习3年。2018年，经结业考核和专家审核，成为当时玉环市唯一的浙江省基层名中医。

3. 学术思想

外感热病宗仲景，内伤理虚法东垣。注重脾胃，重视先天，强调辨证辨病相结合，主张中西医结合，在继承的基础上发展，药物治疗与心理调摄相结合。潜心钻研医术，精益求精，对中医理论有较深造诣，对六经辨证有独到见解，能集思广益，博采众长，汲取新知，颇有建树，临证有独到经验和用药特色。在中药及传统方剂的扩大应用方面有较深的造诣，善用单味药治病，以"简、廉、便"服务患者。既善用大量温热药，又善用大量苦寒药，寒温并用，随证治之。能不避风险，胆大心细，敢用大剂量虎狼之药如大黄、附子、麻黄、生石膏等治疗重症顽疾，临床常获佳效。同时，也不忘轻可去实之理，对多方求治乏效的慢性病患者，采用少量频投、缓治缓图，药疗食疗相结合的方法，往往能获得意想不到之功效。

4. 临证经验

陈建斌对急性感染性疾病、脾胃病、肝病、肾病、顽固性失眠、慢性咳嗽、更年期综合征、肠道功能紊乱、脂肪肝、顽固性头痛、类风湿关节炎、系统性红斑狼疮等疾病均有深入研究，也有不少成果。自拟金碧清热汤治疗外感高热，健脾助运汤治疗糖尿病胃轻瘫，清热止咳汤治疗急性支气管炎，仙方活命饮加减治疗复发性口腔溃疡，均疗效显著。近年来对情志病的治疗也展开了深入研究，颇有心得体会。

（三十）罗国庆

1. 名医简介

罗国庆，男，1965年10月出生，安徽肥东人，主任中医师，温岭市名中医，台州市名中医。先后赴上海中医药大学附属龙华医院肿瘤科和浙江大学医学院附属第一医院感染科进修。曾任温岭市中医院肝病科主任，现为温岭市中医院中医科主任，温岭市中医重点学科中医肿瘤学学科带头人。

2. 学术渊源

1984年9月至1989年7月在安徽中医学院学习，毕业前在上海中医药大学附属龙华医院实习1年，至今已从事中医内科工作30余年。工作初期曾跟随安徽中医学院周夕林老中医侍诊抄方，在龙华医院进修期间，跟随肿瘤大家邱佳信教授学习。

3. 学术思想

提倡衷中参西，重视经典，临证时注重辨病和辨证相结合。注重汲取现代医学最新科研成果，充分利用现代化的检查手段为中医辨证辨病所用，再结合中医经典理论对疾病的认识，对疾病的不同阶段，出现的不同证候，灵活遣方用药。

注重治病求本，以人文本，治疗过程中不忘体现"治未病"理念。先安未受邪之地，与患者的生活质量和疾病的康复密切相关。罗国庆认为疾病的发生发展虽有一定的规律可循，但具体疾病在不同患者身上，其证候和症状往往差异很大，医者要结合患者不同的体质，善察阴阳，明辨虚实。

脾胃为后天之本，存得一分胃气，保得一分性命，对一些恶性疾病患者来说，顾护胃气尤为重要，关乎预后。通过调理脾胃功能，使水谷精微得以吸收，气血化生有源，疾病方能向愈。

4. 临证经验

罗国庆擅长治疗各种肝脏疾病、肿瘤术后的调理及防复发、防转移等，对一些内科常见病也有自己独特的见解。肝为刚脏，体阴用阳，肝病用药，宜养不宜伐，用药当以轻灵为度，切忌攻伐太过。在恶性肿瘤的诊治中，认为中医药是通过调整阴阳平衡，纠正偏颇，使得气血、津液和脏腑功能条达，营造出一种不利于肿瘤生长或复发的体内微环境，从而使肿瘤不易生长、复发和转移。他深受国医大师刘嘉湘"扶正抗癌"思想的影响，如消化道肿瘤重脾虚；肺癌、鼻咽癌等多责之气阴两虚等。在肿瘤治疗过程中，由于手术、放化疗、靶向药物等理化因素的影响，再加之肿瘤患者并发症多，病程日久，气血阴阳亏虚，痰气互结，血瘀湿毒等交互为患，因而整体为虚，局部为实，虚实夹杂是基本病机，故临证当详辨病机，合理扶正，适时祛邪，由于恶性肿瘤的发病机制复杂，体质（先天禀赋）因素也不容忽视，同一肿瘤，不同患者，疗效和预后差异很大，在治疗过程中，要不忘治未病理念，以期取得满意效果。

（三十一）徐海虹

1. 名医简介

徐海虹，女，1976 年 6 月出生，浙江临海人，主任中医师，临海市名中医，台州市名中医，浙江省基层名中医，第五批全国中医临床优秀人才培养对象。

2. 学术渊源

1999 年毕业于浙江中医学院。毕业后至临海市中医院工作，曾赴浙江省中医院、浙江大学医学院附属第一医院进修，师从浙江省名中医舒琦瑾教授，舒琦瑾精于中医典籍，擅长中西医结合，勇于创新，徐海虹深受其影响。2014 年徐海虹通过了浙江省基层名中医的选拔考试，在培养期间，师从浙江省名中医沈敏鹤教授，深受其熏陶和栽培。2022 年徐海虹成为第五批全国中医临床优秀人才培养对象，读经典，做临床，跟名师，强素养，师从全国名中医刘景源、连建伟、黄煌，浙江省名中医陈永灿，徐海虹博采众长，不断提升其文化素养和学术造诣。

3. 学术思想

徐海虹强调通过四诊获取患者体质、疾病证候特征及变化的征象，运用取类比象的方法、按照辨证纲领司外揣内，辨识病证，运用中和理念因人、因时、因地制宜，燮理阴阳，调和气血，扶正祛邪，标本兼治。作为一名当代中医医生，需要学习与掌握西医知识，并将现代科技成果为我所用，才能与时俱进，丰富中医学内涵，进一步继承和创新。

4. 临证经验

徐海虹认为肿瘤的发生发展与脾胃有着密切关系，以化痰祛湿、活血化瘀、清热解毒、软坚散结、通络攻毒为常见治疗方法，而治疗上尤应重视调理脾胃。治疗晚期肿瘤，不忘补中，健脾不忘通腑，遣方用药，贵在灵活。临证时，强调"心治为君，药治为将，食治为相"。

在慢性病的治疗中，强调司外揣内，辨识病证，徐海虹认为寒邪或阳虚导致人体失衡状态的病证日益增多，由阳虚而致病，由寒而生病，治疗多以恢复人体阳气和平衡状态为主。大健康背景下的中医养生发展亦离不开温调之法的应用，可以温调祛病邪，以温调养体质。

（三十二）李小军

1. 名医简介

李小军，男，1971年4月出生，浙江温岭市人，主任中医师，台州市名中医，台州市首届中青年名中医，台州市中医重点学科（针灸）带头人。曾任台州医院针推理疗科负责人、康复医学科副主任、中医科主任等职，现任恩泽医院、台州市康复医院中医科主任，兼台州医院中医科副主任。

2. 学术渊源

1994年，本科毕业于北京中医药大学针灸推拿专业。其间师从耿恩广、李学武、谷世喆等针灸名家学习，获得真传。毕业后在临海市第一人民医院针灸科工作，2000年至2001年在上海交通大学医学院附属瑞金医院神经内科进修。2005年调任台州医院中医科，从事中医针灸推拿临床工作至今。

3. 学术思想

重在触诊取穴，治疗直达病所。李小军始终认为取穴的准确与否与疗效关系密切。在行针灸治疗时，他强调双手要配合操作，而且始终伴随治疗的全过程，不仅要重视针刺治疗过程中刺手（右手）的操作，还要注重押手（左手）的操作。《难经·七十八难》就指出"知为针者信其左，不知为针者信其右""当刺之时，必先以左手压按所针荥俞之处，弹而努之，爪而下之，其气之来如动脉状，顺针则刺之"。这里的押手是指非持针之手（一般为左手）来触诊穴位局部的情况，所得之反应点（经穴的中心点或阿是穴）即为穴位最佳针刺点，有利于针至病所，这是取得针刺疗效的重要一步。同时他认为，推拿疗法完全用医者的双手在体表经络、经筋、皮部上采用适当的手法来治疗疾病，更要靠"手摸心会"来判断治疗的重点。仔细按压经络循行处及俞穴周围，找到异常反应点，尤其是压痛点，再在其小范围内触诊探求最敏感点，作为推拿施术的主穴，《灵枢·背腧》指出："欲得而验之，按其处，应在中而痛解，乃其腧也。"这样手法的作用会更突出。

4. 临证经验

李小军擅长用针灸、推拿结合治疗各种顽固性的筋伤病，他认为慢性的颈肩腰腿痛者均为筋骨并病，刚开始都为软组织的急慢性损伤，日久失治而导致椎间盘突出、骨质增生、关节错位等骨错缝现象，筋在外而骨在里，传统针灸推拿疗法以治筋为先，筋柔则骨正，临床取效明显，而且安全性高，并创立治筋三法，即拇指拨络法、拇指叠指弹筋拨络法、刺筋松解法。拇指拨络法一般用于轻中度或病程较短的伤筋患者，拇指叠指弹筋拨络法一般用于病程较长或中重度的伤筋患者，刺筋松解法一般用于病程长或重度顽固性的伤筋患者。

创新研发新型实用的偏瘫康复技术——头针（头电针）同步运动疗法康复技术，用于治疗中风偏瘫。在当地较早开展冬病夏治技术，自主研发穴位抗过敏三伏贴，用于治疗儿童过敏性鼻炎，经过近 10 年的追踪观察，疗效确切，不良反应少。另外，自主研发"天、人、地"儿童生长贴，用于治疗儿童矮小症。

（三十三）王立新

1. 名医简介

王立新，男，1966 年 8 月出生，温岭市人，主任中医师。台州市名中医，温岭市名中医，台州市名医工作室负责人，浙江中医药大学兼职副教授，国家中医药管理局"十二五"重点专科负责人，浙江省中医重点专科负责人。自1997 年至今，一直担任温岭市中医院针灸推拿科主任。

2. 学术渊源

1987 年毕业于浙江中医学院针灸专业，得高镇五、陈省三等名家的悉心指导，对针灸推拿产生了浓厚的兴趣。在临海学习期间，得吴伟业、吴其康等针灸名家的指点。毕业后至温岭市中医院，其间先后至上海、贵州、天津等地学习，得到了周行晓、蒋加宝、沈国权、韦贵康、石学敏等名家的指导。

3. 学术思想

重视中医理论的学习，并充分吸收应用西医学解剖、放射及生物力学等领域的理论知识，在临床上重视辨证施治，理论上注重中西结合，治疗上突出中医特色。主张推拿整骨四步法（即一看、二摸、三整、四查），临床中强调针灸、推拿、药物结合，擅长运用中医传统手法与南少林手法、脊柱微调手法、三小手法等相结合治疗脊柱相关疾病。麻醉下推拿治疗粘连期肩周炎及腰椎间盘突出症，取得了较好疗效，创造了过伸位牵提旋转手法治疗神经根型颈椎病，微针刀结合脊柱微调手法治疗脊柱侧弯等。

擅用针刺结合中药辨证治疗各种内科杂病，如面瘫、中风后遗症、失眠、眩晕、胃肠疾病及风湿病等；擅用针刺督脉结合局部阿是穴治疗风湿病，头针、体针与运动疗法相结合治疗中风后遗症、帕金森病。近年来开展超微针刀疗法新技术治疗颈源性眩晕、肩周炎、膝关节骨性关节炎及各种腱鞘炎、脊柱病等。

4. 临证经验

擅治颈椎相关疾病，认为颈椎病属于中医骨痹、阴痹和手太阳病的范畴，其病变组织在骨，部位在督脉和足太阳经的循行范围，肝肾不足，督脉空虚，筋骨失养，进而气血运行不畅，经络受阻，实则不通为痛，虚则不荣为眩。提倡用整脊手法治疗颈椎病。

在周围性面瘫的诊治中，主张针灸与推拿结合，认为面瘫系面部经络空虚，外邪乘虚内侵，闭阻经气，经气不畅，津液不行，壅遏为痰，痰瘀互结，缠绵难愈，形成正虚邪实、虚实夹杂之顽疾。针刺取穴以面部阳明经、少阳经穴为主，循经取穴，激发经络之气，鼓舞阳明经气，促进气血运行，散瘀通经活络。根据本病由风邪入络引起的特点，配合一指禅推法沿面部阳明经循行路线操作，擦患侧面部能温经通阳、活血祛风，起到改善血液循环和神经功能状态的作用。

（三十四）郑兆俭

1. 名医简介

郑兆俭，男，1971年10月出生，浙江温岭人，主任中医师，台州市名中医，温岭市第一人民医院针灸推拿科主任。

2. 学术渊源

1993年毕业于浙江中医学院，求学期间，获名医陈省三、吴芝青等先生的教诲与真传，深得中医学之精华。毕业后先师从上海中医药大学赵毅教授，后又师从浮针发明人符仲华、浙江省中医院宣丽华、中国中医科学院针灸医院吴中朝等人，继承发扬了澄江针灸"承古纳新，严谨求是"的流派特色。

3. 学术思想

（1）辨势识病、衷中参西的诊疗模式：郑兆俭重视望诊中的望姿势，将辨势、辨肌、辨病融为一体。首先，他强调辨病与辨证相结合的诊治思路，提倡以中为主，衷中参西，根据患者证候和症状特点，结合现代医学检测手段，明确疾病的中西医诊断，此谓辨病；其次，在审病的基础上实施中医望诊辨姿势，把握患者该阶段病理变化的本质；最后，强调肌肉是中医气血的物质基础，辨明患肌有的放矢地通过肌筋膜调气，治疗采用中医从阴引阳的方法。

（2）针药结合，重在调神，身心同治的诊治理念：郑兆俭强调"一针、二灸、三吃药"。临床实践中绝不能单一的或针、或灸、或药，而要根据患者病情，辨证论治，当用针时用针，当用药时用药，因时、因地、因人而异，多种疗法综合协同应用，这样才能充分发挥各种方法的优势，最大限度提高临床疗效。《内经》论及针刺之道时常有调神和调形的区别，并且明确指出"粗守形，上守神"。因此，治疗时要诊室安静，温度适宜，针刺直达病所，在每一个细节处做到医者调神，患者守神。调神治疗的核心，对于患者建立信心和提高疗效都有非常明显的作用。

4. 临证经验

善治痹证等顽疾，主张精确诊断，辨肌施治，以针刺患肌为基础，灵活施用各种针法。急性软组织疾病用平衡针、微针刀、五行针、浮针、肌内效贴、腹针、电针或经皮穴位电刺激等；慢性软组织疾病用银质针、火龙灸、穴位贴敷、长圆针、火针、腹针、药物敷贴灸、耳针、穴位注射、穴位埋线等；疼痛甚者采用电针疏密波刺激。根据辨势，应用从阴引阳法调节肌肉平衡，恢复阴阳平衡，则疾病向愈。

诊治早泄，郑兆俭根据古代医家的经验，结合自己的临床实践，认为该病的基本病机是阴阳失调，或因虚而精窍失约，或因实而精窍失控，虚者有肾气亏虚、心脾两虚，实者有心肾不交、肝经湿热，故其治在于调和阴阳，或补虚固精，或泻实固精，同时提倡在服用药物期间注重心理疏导及行为疗法。

三、市外工作台州籍名中医

1. 吴焕淦

吴焕淦，男，汉族，1956年11月出生，第十四届全国人大代表。现任上海中医药大学上海市针灸经络研究所所长，上海中医药大学附属岳阳中西医结合医院首席教授，中国针灸学会副会长，曾任中国民主促进会上海市委员会医疗卫生委员会副主任委员。

吴焕淦主持各类科研项目20余项，其中国家自然科学基金项目6项。发表论文100余篇，其中SCI收录5篇。先后培养博士10人、硕士16人、博士后3人，其中博士后在站期间均获国家自然科学基金青年科学基金资助。

吴焕淦是享受国务院政府特殊津贴专家，卫生部有突出贡献中青年专家，上海市针灸推拿学重点学科学术带头人，上海市医学（针灸学）领军人才，上海市领军人才，教育部国家重点（培育）学科针灸推拿学科组织者，国家自然科学基金委员会第十届、第十一届生命科学部专家评审组成员。2020年5月7日，上海市卫生健康委员会、上海市中医药管理局、上海市人力资源和社会保障局授予其"上海市中医药杰出贡献奖"称号。2020年12月，获得"上海市先进工作者"荣誉称号。

2. 林咸明

林咸明，男，1966年9月生于浙江省三门县。医学博士，主任中医师，教授，博士研究生导师。浙江省名中医，享受国务院政府特殊津贴专家，第三批全国中医药优秀临床人才，第七批全国老中医药专家学术经验继承工作指导老师，浙江省卫生领军人才，国家健康科普专家。

现任浙江中医药大学附属第三医院（第三临床医学院）院长，中国民主同盟浙江中医药大学委员会主任委员。兼任中国针灸学会常务理事、针灸教育分会副主任委员、针灸治未病分会副主任委员，浙江省针灸学会副会长、经络养生分会主任委员，浙江省中医药学会络病分会主任委员、经典传承与研究分会副主任委员、经方分会副主任委员。国家中医优势专科（针灸科）负责人、浙江省中医康复智能化技术与装备工程研究中心主任，浙江省中医药重点学科（针灸脑病学）带头人。

林咸明从事针灸临床、教学、科研工作30余年，主持国家自然科学基金等国家级科研项目4项，省部级科研项目5项，发表学术论文130余篇，其中SCI收录11篇。已培养博士6名、硕士81名、学术继承人3名。

主要学术专长：①围绕特定模式电针刺激促血脑屏障开放诱导大分子药物（神经生长因子等）入脑的效应与机制研究，该领域的研究是"开窍醒脑"理论发挥与应用转化的创新成果，有望使临床针药结合治疗中风后遗症、中枢神经退行性疾病、脑肿瘤等神经系统疑难病取得突破性进展。②创立"调神针法"治疗顽固性失眠、偏头痛、焦虑症、面肌痉挛、不安腿综合征、慢性荨麻疹等疾病。③基于脊柱（颈椎、腰椎）解剖力学上下平衡理论，提出"颈腰同治"的理念指导治疗颈腰部疾病。④临床强调基于体质诊断的中医诊断模式，诊治注重体质与方证结合，擅长中医经方治疗各种疑难病。创办西湖经方大会，致力于经方医学的传播推广应用。

3. 詹强

詹强，男，1968年2月出生于浙江省温岭县，家中三代业医，祖父为台州当地中医，父亲为浙江省名中医。詹强于1984年考入南京中医学院（现南京中医药大学）针灸系学习，1989年8月毕业后至杭州市中医院工作。2006年晋升为主任中医师，2010 年获"杭州市名中医"称号，2018 年获"浙江省名中医"称号，2021 年聘为二级专业技术岗位，为国家中医药重点专科、重点学科推拿学学术带头人。目前担任中华中医药学会推拿分会常委，浙江省中医药学会推拿分会、整脊分会、科普分会副主任委员，杭州市针灸推拿学会会长等职。

詹强基于父亲詹学斌的"正气学说"，结合自身临床经验及《内经》"阴平阳秘"的思想，提出"平秘论"，强调治疗并非一味消灭，而是平衡，任何疗法皆旨在调节阴阳、气血及力学结构等多方平衡，纠正超出正常范围的偏离，使机体与疾病和谐共存，回归"阴平阳秘"的状态。该学术思想将疾病分天、人、地三部，"人部"分筋、肉、骨三层。任一层面的病变皆会有循经出现的阳性反应点，詹强称其为"经痹点"。在分部分层的基础上辨明病位、病性，厘清病机，确定不同层面的经痹点，综合运用针灸、推拿、药物，令机体回归"阴平阳秘"的状态。

詹强擅长中医外治法结合中药内治法治疗各种疾病，专门研究脊柱病、关节病、儿科、内科杂病的特色治疗手法，提出平秘论、三部三层、经痹点等学术观点及"探穴针法"等特色疗法，首创"夹胫推肘牵膝法"治疗膝关节疾病，并被写入国家中医药管理局制定的膝骨关节炎中医诊疗标准。此外，詹强深耕中医治未病领域，其特色中医内外治结合疗法广泛应用于青少年脊柱侧弯、儿童近视等疾病的治疗中。发表论文 80 余篇，并著有《詹氏医论》《詹医师的体质养生课》等著作，主持各类科研项目 20 余项，多次荣获浙江省中医药科技创新奖。

4. 李璟

李璟，女，1968 年 8 月出生，主任中医师，教授，博士研究生导师，上海市名中医。上海中医药大学附属岳阳中西医结合医院针灸二科主任、针灸教研室主任，上海市住院（专科）医师规范化培训针灸学组组长。

李璟于 1986 年考入浙江中医学院，毕业后分配到浙江大学医学院附属第一医院从事针灸工作。2004 年调入上海中医药大学附属岳阳中西医结合医院，入选首届"上海市高层次针推伤人才"计划，师从上海市名中医秦亮甫教授和浙江省名中医方剑乔教授，继承创新针灸特色疗法。其后又分别师从上海市名中医东贵荣教授和国家"973 计划"项目首席科学家、上海市名中医吴焕淦教授攻读硕士和博士学位，后又师从上海市名中医陈汉平教授，获得其悉心指导，深耕针灸临床与作用机制研究。

李璟从事针灸临床、教学与科研工作 30 余年，长期专注于中医针灸临床疗效提升，继承先贤崇高的医德、丰富的临床经验和多元的学术思想，博采众长，提出"慢性、老年性疾病须注重从虚、从瘀论治，益气活血，扶正祛瘀"的学术观点。她坚持以中医基础理论为指导，融合现代医学知识，法随证变、法随病变，充分发挥针灸镇痛、抗炎免疫，以及对脏腑组织器官调整保护的特色作用，应用于临床，帮助患者减轻病痛，不断将针尖上的技艺发扬传承，取得了突出的成绩。

李璟目前为国家中医药管理局华东区域中医针灸诊疗中心负责人、上海市临床重点专科学术带头人、上海市针灸专科联盟负责人，兼任中国针灸学会皮内针专业委员会副主任委员、上海市针灸学会埋线分会主任委员，还是全国中医临床优秀人才、上海市中医药领军人才。曾荣获教育部科学技术进步奖一等奖、上海市科学技术进步奖一等奖，还曾获上海中医药大学三八红旗手、对外教育金牌教师、优秀研究生导师等称号。

5. 盛增秀

1940 年 2 月，盛增秀出生于台州市一个中医世家，高中毕业后先后师从海门中医院原副院长、名老中医蒋宗瀚先生（后任中国道教协会副会长、北京白云观方丈）和浙江中医学院原副院长、著名中医学家潘澄濂学习 6 年，深得两位老师真传，后又毕业于中国中医研究院全国中医研究班。盛增秀从事中医临床和科研工作 50 余年，积有丰富的临床经验。擅治慢性气管炎、慢性胃炎、溃疡病及内科疑难杂病。是国内知名的中医体质学专家，善于调理亚健康和异常体质。出版医学专著 40 余部，其中 2 部在日本出版，获省部级科技成果奖 13 项，厅局级科技成果奖 20 余项，并获中华中医药学会"中医药传承特别贡献奖"。他还是浙江省中医药研究院资深研究员、享受国务院政府特殊津贴专家、国家中医药管理局中医文献学重点学科学术带头人、中华中医药学会体质分会副主任委员。2014 年国家中医药管理局批准设立"盛增秀全国名老中医药专家传承工作室"。

6. 盛玉凤

盛玉凤，女，1939 年 11 月 29 日出生于台州市中医世家。1965 年毕业于浙江中医学院，同年分配到浙江省中医院妇科工作。1976 年至 1981 年，师从全国著名中医妇科专家裘笑梅主任医师，深得其传。从事中医妇科临床、教学和科研工作 50 余年，积有丰富的临床经验，在患者中享有盛誉。著有《痛经》《中国现代百名中医临床家丛书·盛玉凤》《实用中医妇科手册》等著作，还协助老师编写了《裘笑梅妇科临床经验选》。该书于 1986 年获浙江省高校科研成果奖一等奖。盛玉凤参加国家中医药管理局《中医妇科病证诊断疗效标准》的制定，并在省级以上医学期刊发表论文 50 余篇，其中多篇获奖。还获"裘笑梅中医妇科发展基金特别贡献奖"。1992 年被评为主任中医师，1996 年被评为浙江省名中医，2002 年被评为全国老中医药专家学术经验继承工作指导老师。曾任浙江中医学院妇科教研室主任、附属医院（浙江省中医院）妇科主任，浙江中医药大学兼职教授、研究生导师、学术委员会委员，浙江省中医药学会妇科分会主任委员、计划生育分会委员，《浙江中医杂志》编委。

7. 蔡连香

蔡连香，女，1937 年 10 月出生，主任中医师、研究员、博士研究生导师。1963 年毕业于上海中医学院医疗系，任职于中国中医科学院西苑医院妇科。第二、第三批全国老中医药专家学术经验继承工作指导老师，北京军区"云梯计划"带徒专家，享受国务院政府特殊津贴。擅长中西医结合治疗不孕症、月经病、缺乳、保胎和孕前调理。

在理论上，蔡连香重视肝、脾、肾在妇科生理病理中的重要地位，赞同并发挥"肾轴理论""胞宫藏泻理论"。在治疗上，她注重辨证与辨病相结合，扶正与祛邪相结合。主持"功能失调性继发闭经、稀发月经肾虚证型的临床观察与实验研究"课题，主持研制妇科新药"妇炎康复片"和院内制剂"养血补肾片""坤宝止血颗粒"，获中国中医科学院科研成果奖 3 项，"功能失调性继发闭经、稀发月经肾虚证型的临床观察与实验研究"项目于 1998 年获国家中医药管理局科学技术进步奖三等奖。

8. 鲍严钟

鲍严钟，男，汉族，1936 年生。浙江省天台县人，主任中医师，浙江中医学院首届毕业生。1965 年 8 月，进入浙江省中医院外科工作，师从余步卿、余步濂、裘笑梅等名老中医，专攻疑难杂症。1987 年 10 月创办了浙江省首家不孕不育专科医院并任院长，2001 年起任名誉院长。以中医为主，坚持西医辨病、中医辨证相结合，专治不孕不育症、性功能障碍、前列腺疾病及性传播疾病等。

鲍严钟曾任浙江省计划生育协会理事，浙江省中西医结合学会生殖医学专业委员会副主任委员，浙江省中医药学会男科分会主任委员，中华中医药学会男科分会副主任委员，中国性学会理事、中医性学分会副主任委员等职。现在浙江省中西医结合医院（杭州市红十字会医院）带教并帮助筹建浙江省男性不育治疗中心。编写《实用中西医结合不孕不育诊疗学》《实用中医男性学》等著作 10 部，发表论文 22 篇，获得专利 1 项，科研成果 5 项。鲍严钟为浙江省名中医，第三批全国老中医药专家学术经验继承工作指导老师，享受国务院政府特殊津贴，曾获杭州市优秀院长、杭州市劳动模范、浙江省先进工作者等荣誉称号，历任杭州市人大代表，杭州市江干区人大代表、人大常委会副主任委员，中国农工民主党杭州市委员会常委等职。

附 台州市"浙江省基层名中医"列表

批次	姓名	工作单位
第一批	张茂信	台州市立医院
	朱怀远	台州市第一人民医院
	陈柏莲	温岭市中医院
	吴志远	椒江区东山卫生院
	戴雨虹	台州市第一人民医院
	阎羽临	温岭市第一人民医院
	陈君江	温岭市第四人民医院
	金再华	黄岩区城区卫生服务中心
	李仁灿	温岭市温西中心卫生院
	李云燕	仙居县第二人民医院
第二批	陈建斌	玉环市中医院
	陈新俊	温岭市第一人民医院
	徐海虹	临海市中医院
	余旭彪	临海市中医院
	吴春华	三门县中医院
	杨松	黄岩区院桥中心卫生院
第三批	王敬枪	天台县中医院
	李思斌	温岭市中医院
	冯锦	临海市中医院
	项乐	黄岩区中医院
	潘建辉	黄岩区中医院
	黄陈招	玉环市人民医院
	罗秋波	路桥区第二人民医院
	任志敏	路桥区路北街道社区卫生服务中心
	王六群	黄岩区宁溪中心卫生院
	金丽萍	椒江区章安街道社区卫生服务中心

第四节　民间中医和专科世家

一、概述

（一）内科

　　台州历代名医，大多精通内科，且在外感热病、内伤杂证的诊治上各有所长。南宋时期，陈衍对古方的运用和中药的鉴别有丰富的经验。元末明初，陶宗仪精内科。清代李诚专尊《内经》仲景之说，而不取张景岳之温补；夏子俊擅长温热病的诊治；余凤洲精于虚怯诸病，立案处方均尊张仲景医理；阮怀清师从韩士良，治病常注重肾脏之强弱；蔡自然精于温热学说，善治水肿、鼓胀、麻疹、痔疮等病；陈弼臣、李士才、管性海三位名医均师从韩渐逵，对医药诸学研究颇深，常以特异之方挽危疾，尤以内伤外感见长。20世纪30年代，黄岩城关周子序对应用石膏缩短温病治疗周期进行了研究。20世纪50～60年代传染病流行，中医药的优势得到了充分发挥，如在麻疹流行时期，麻杏石甘汤治疗麻疹合并肺热患者，养阴清肺汤治疗小儿白喉，银翘散加石膏或清瘟败毒散治疗流行性肝炎，木萸散和五虎追风汤治疗破伤风等。重视单方验方的应用，如用单味板蓝根治疗黄疸型肝炎、蒲公英治疗甲型肝炎等。20世纪70年代初期，中医药被大力推广，吸收了不少民间验方及治疗经验，如用白毛夏枯草治疗高血压，白花蛇舌草、半枝莲、白茅根治疗宫颈癌，匍伏堇治疗急性肾炎，平地木治疗习惯性流产等。

　　韩士良一派影响较为久远。韩士良（1834—1892年），字履石，清太平县迁浦（今温岭新河镇东合村）人，博通经史，尤笃志医学，凡岐黄家言，博览无遗，仲景、东垣诸书，研究甚深。且善辨药物，百药入口，尝味即知其性，一时有"小神农"之称，治病常注重肾脏之强弱，认为肾为一身之根，五脏之本，内伤杂症重补肾，屡挽沉疴，常愈痼疾，所遗临床笔记，以治内伤、外感病例为多，时有经望色切脉后，断其难治之例，必细慰家属，果预言不罕，士良辨证之精明，用药之适当，无不效验如神，曾设医馆于路桥石曲多年，医名数县皆知，求治者门庭如市，台州知府、太平知县以其治病有效，颁匾嘉奖。晚年以《内经》为本旨，参以临床经验，撰《经络传》《养性室医案》。又自制针灸人一具，绘以经络，标明穴位，以示教习医者。

名医阮怀清（1869—1927年）师从韩士良，治病常注重肾脏之强弱，韩士良受业弟子中以他与李鹤亭最得其传。生平临证笔录衰然成书，晚年手加核校，分门别类，有《阮氏医案》四卷，后由其孙献赠浙江省中医研究所，子师彪、思舆、师霞，皆以医世其家。

名医韩渐逵（1872—1929年）为履石先生之哲嗣，自幼聪颖，攻举子业，兼通医学，清代废科举，改试策论，士擅一长者，无不录取，学使张某，力创新学，视学台郡，先生以医学求试，特设一门，课以天根月窟说，先生遂援笔立就，以医理精究天人奥旨，学使见之，击节称赏曰："得是君，活人无算矣。"遂拨补县学子弟员，以示破格，自此以后，声名益增，先生对于医药诸学，有精深之研究，独到之见解，常以特异之方，疗危急之病，计日奏效，尤以内伤外感见长，先生著有《医门矩镬》三本，分内、妇、幼三科，为教子及临证备查之用，并遗临证笔记五本，从其学医者，有陈弼臣、管性海、李士才、徐春芳、叶鹤九、曾朗亭等，均颇有名于当时。

目前内科在台州当地较有名望者多就职于各级公立医院。其中玉环沙门章文贵中西医肾病医院规模较大，章氏中医肾病疗法是根据祖传中药秘方、验方进行辨病、辨证论治。1961年出生的章文贵作为章氏中医肾病疗法第三代传人，继承先辈遗志，自幼随父进山采药，开门行医，积累了用传统中药治疗肾病的经验，创办玉环中西医肾病医院，2018年被评为玉环市终身名中医。

（二）外科

清光绪六年（1880年），金吉轩在黄岩城关首设中医外科诊所，精于痈、疽、疮、疡。治病重视整体观念，内外并治，认为"外证本于内"，施行辨证论治。同时，善于发掘和运用古方、验方，用内服药蟾酥丸、醒消丸、万灵丹等治疗疔疮、有头疽、风寒湿痹引起的肿疡及附骨阴疽；外用白降丹、红升丹治疗痈疽溃疡、脓瘘；用金黄散合碧玉散治疗痈疽、肿毒和黄水疮等。

1967年路桥区峰江卫生院皮肤科陈理森，用半枝莲、槟榔、蛇床子、吴茱萸、苦参、氧化锌、柳酸、硫磺等制成专治皮肤病的"6801"等11种软膏。1979年，又收集数十年临床案例效果反馈，整理并分析理森系列中药外用膏，经 20 年临床使用和近 10 年的疗效观察，治疗各种过敏性皮炎、湿疹、大疱疹、牛皮癣、过敏性紫癜，疗效确切。1994 年，在杭州成立陈理森皮肤病专科门诊，1997 年成立理森皮肤病医院。

目前，台州仍有不少以外用药为主要方法的民间医生，深受群众欢迎。

三门县松门村陈基海的两种外用油膏：一是去腐生肌油膏，由白及、三七、老鹳草等近 10 种中药组成，功效去腐排毒，活血化瘀，主治撕脱伤、烧伤、电击伤、深度溃疡、甲沟脓肿、疔疮等。同时先以生理盐水清创，再将适量药膏涂于患处，每日换药。二是收口油膏，由白蔹、血余炭、白芷等近 10 种中药组成，功效活血、生肌、长皮，主治创口不愈、须植皮者等，待使用去腐生肌油膏至新生肉芽组织隐现时，再换用此药膏外敷患处。

临海大田山前村医务室陈季宙用新鲜中药治疗蛇伤，月均接诊患者 100 余人次，主要来自台州、绍兴、温州、宁波和上海等地。处方由三叶青、七叶一枝花、八角金盘、半边莲、滴水珠、金银花等 10 余味药组成。将各药物按比例配制后捣成泥，外敷于蛇伤的创面，然后取其药汁，间歇滴入外敷药，使其保持良好的湿润渗透性，可以持续发挥药效。同时给予中药煎汁 200mL 内服，每日 2 次，加强解毒排毒作用。

临海城关虎龙街火烫伤药，已传三代，有百年历史，目前传承人为蒋文。采用暴露法，不包扎，方中有珍珠、冰片、大黄、细辛、黄连、牛角、羊角、蛇油等药物，须忌食发物，如豆类、禽类和水产类。

仙居城关市桥里的张氏疮痈丹毒膏药秘方，目前传承人为张孔林，膏药有两种：一种是红膏药，由七叶一枝花、夏枯草等 10 余味中药捣碎煎熬调和成膏，主治疮痈红肿热痛急性期者。另一种是黑膏药，由白花蛇舌草、三七等 20 余味中药捣碎煎熬调和成膏，主治各种痈肿、疔疮、丹毒、皮肤病、下肢静脉曲张性溃疡、肛瘘等瘀血肿痛久治不愈及慢性期者。

（三）伤科

台州专科传承世家以伤科最多。清道光至咸丰年间，黄岩、路桥一带形成章氏伤科、沈氏伤科两大派系。

黄岩焦坑章氏伤科擅长指法麻醉（此法与点穴法相似），清末改用中药麻醉汤或用蟾酥为主外搽皮肤麻醉。对创伤患者，用儿茶煎汤冲洗清创，用儿茶与鸡蛋清调和外敷，珍珠散生肌收口。民国期间，章氏伤科在施行脱位和正骨手法上，能熟练掌握和运用"机发于外，巧生于内，手随心移，法从手生"的原则，不拘泥于传统手法，对各种肩关节脱位，采用侧卧拔伸手法，复位效果好。1956 年 7 月，焦坑乡中医联合诊所首设中医伤科，由章显法主诊。20 世纪 60 年代，章显法根据临床用药经验，用阿魏、桃仁、川乌、草乌、闹羊花等药研制成黑定痛散，外治腱鞘炎及软组织损伤，疗效显著。

路桥金清沈国才创沈氏伤科，其子沈馨山尽得父传，医声益著，遗著有《沈氏伤科秘传》。族人沈理亨深得伤科技术，医声遍及黄岩、乐清、玉环等地，1962 年被列为县级名中医师。

玉环田岙章仁兴，民国初期拜瑞安金家德高望重的名拳师谢堂南为师，因他勤奋好学，苦练技艺，很受谢师器重，收为关门弟子。从此，医术日进，开始以传统接骨术行医，并因医德高尚、医术精湛、无偿授徒而得到当地百姓的认可，田岙也成了远近闻名的武术之乡和伤科接骨之乡。

临海汛桥镇蒋家山村，蒋家山正骨在临海城乡几乎家喻户晓，至今已传七代。创始人蒋开文（1767—1820 年），青年时从师习武，得金创医技之术，后传其子蒋炳南，为第二代传人，继得少林秘传正骨。四代传人有蒋老定、蒋功剂、蒋功停、蒋功林。清光绪十五年（1889 年），城修府学大成殿，脚手架倒塌伤数十人，知府赵亮熙请蒋功停来城医治伤者皆愈，赠以"君为良医也，为良相也可"之匾，从此医名大噪。五代传人蒋敏秀业师四代传人蒋老定，颇享盛名。六代传人蒋妙松亦有名望，曾被台州医院聘为特约医生。七代传人蒋士广，长成时父蒋妙松病故，随业师于父徒盛长松。

（四）针灸科

清代，黄岩西城有一人暴病昏厥，手足倦缩如刺猬，金章用竹管蘸墨汁在患者身上印百余处，叫人按墨印施灸，患者不药而愈。民国期间，路桥石曲张善元精于针灸，治愈霍乱转筋、中风手足不遂、瘫痪等重症患者多人。

1958 年，各级医院先后开设针灸科，主要医治急慢性腰腿痛、牙痛及中暑等证。针疗方法以体针为主，以拔火罐法（竹筒闪火法）和灸法（主要有隔姜灸和艾条灸）为辅。20 世纪 60 年代初，一度用针灸治疗聋哑人。20 世纪 70 年代初，开展水针、耳针、埋线及穴位封闭等新疗法；玻璃拔火罐、脉冲电疗机、真空导频仪等器械先后用于临床，学习针灸一时成风，并将针灸课作为培训医院医务人员、基层医生的必修课。此后，针灸治疗疾病日趋广泛，涉及内、外、妇、儿、五官各科，治疗疾病的范围也扩展至面神经麻痹、面瘫、尿潴留、高血压后遗症、急腹症及内科急症等。

（五）妇科

路桥横街罗端毅自幼专心攻读医书，学后成名，擅长内科、妇科疾病的诊治。慈溪严鸿编著的《女科精华》中采录罗端毅的著作。路桥官希明用中医治疗妇科疾病，在黄岩路桥等地区有一定知名度，1958 年官希明在路桥区卫生院坐诊，专攻中医妇科，特别对妇科疑难杂症独具匠心，屡起沉疴，被人称为"送子观音"。温岭县温西区卫生院中医师金子儒，1944 年在江厦开办正大药铺并坐诊，1956 年加入温西区中西医联合诊所，擅长中医妇科。

20 世纪 50～80 年代初，中医治疗功能失调性子宫出血、子宫内膜异位症、多囊卵巢综合征、绝经后骨质疏松症等妇科疾病具有一定优势。20 世纪 80 年代后，中医妇科在传统疗法的基础上借助现代医疗设备检测并诊断疾病，辨证与辨病相结合，取得了明显疗效。

（六）眼科

清咸丰年间，委羽山大有宫第二十代道人陈明熙精研中医眼科，擅长窗肉拨睛、瞳睛反背等手术，并制有多种眼药，相传已有五世，清末民初盛行一时，惜乎老道物故，继承乏人。清末有天台张仁䑕，精治目疾，著有《眼光七十二症》，其子仙礼，为之补辑，传抄者甚众，渐失其真，其孙廷琛，因重加校正，改题为《眼科过庭录》，书凡三卷。

二、黄岩焦坑章氏骨伤

（一）传承谱系

黄岩焦坑章氏骨伤创始于 1823 年，始终以"仁心仁术，传承发展，追求卓越"为精神理念，声名远播，历久弥新，至今已传承七代，成为中国江南骨伤科的代表流派之一，2011 年入选"国家级非物质文化遗产名录"。

章氏骨伤科源于浙江台州黄岩焦坑村。

第一代是章正传，据传得于云游老僧，为"中原佛家正骨之术"。故章氏骨伤实源于中原佛家伤科，结合江南民间疗伤特色，独成一派。章正传经潜心研究，创立杉树皮夹板固定骨折技术，屡收奇效，名气始开，四方受伤山民慕名而来。同时为缓解患者骨折后手法复位时的剧痛，章正传在括苍山道人所授麻醉秘方的基础上，通过不断改良，终于研制成功章氏骨伤独有的麻醉药，为无数骨伤患者减轻了痛苦，章氏骨伤也由此名声大震。

第二代传人章如奎，性格温厚，继承了父亲章正传"世代从医"的遗志，开设了保春堂坐诊。对于穷苦伤患，如奎均不收取分文诊费。山民感其恩，常携野味瓜果以报答，但如奎均劝其不必挂心，有时反以自家蔬果相赠。于是，保春堂门边，经常放着不知何人送来的乡土特产。章氏口碑不胫而走，台州六县，均不时有骨伤患者慕名而来。

第三代传人章玉堂，他在祖传医术的基础上，潜心钻研治伤精要，博采众长，总结出一套内外兼治的理法方药，渐成体系。研制出汤、丸、散、膏、丹、酒等系列伤药，每获奇效，从此医名大振，人称"玉堂公"。鉴于章玉堂的高超医术与良好口碑，县政府通告嘉奖，黄岩县县长江恢阅亲赠"术妙华佗"金匾（该匾保存至今），并且在黄岩县城置房一间，邀请章玉堂坐诊。

第四代传人章宗清，系章玉堂次子，性格耿直，青年时即随父学医，医技精湛。有一回，台风来袭，章宗清正患伤寒，在家疗养。入夜，有位患者家属找到章家，说家人被土墙压倒，无法动弹，情况危急，希望宗清前去现场施救。章宗清听闻，不顾自己头痛脑热，决意带病出诊。当时风雨交加，夜黑路滑，大水冲毁了道路和桥梁，轿夫和章宗清不慎坠入山谷河中。尽管人被救起，但对身染重疾的宗清来说无疑是雪上加霜。不久，病情加重的章宗清便英年早世，实为章氏一大损失，但其舍己为人的高尚医风成为子孙后代的光辉榜样。

第五代传人章显法为宗清之子，自幼天资聪颖，6岁丧父，12岁师从祖父章玉堂，15岁便独立行医。章显法不拘泥祖传中医技术，对西医也广泛涉猎，高瞻远瞩地提出中西医结合治疗骨伤。章显法在章氏祖传方药的基础上，独创了"万灵膏""八厘散""金疮定痛散"等验方，外用或内服均具特效，一直沿用至今。

第六代传人人数众多。章显法有六子一女，岩友、友棣、再棣、智棣、加棣、由棣全部继承祖业，成为骨伤科医生，他们行医足迹已遍及黄岩、路桥、温岭、临海及江苏大丰等地。相继开设了台州章氏骨伤医院（二级甲等）、台州骨伤医院（三级甲等）、黄岩章再棣骨伤医院、临海章智棣骨伤科医院、江苏大丰友义医院、台州骨科医院、乐清友义骨伤医院等。

第七代传人有章允志、章允刚、章鸣、章仪、章允尚、章允斌、章瑛、章耿、章力升等。

（二）发展传承

1. 台州章氏骨伤医院

台州章氏骨伤医院为二级甲等中医骨伤医院，是国家级非物质文化遗产传承保护基地、浙江省中医药文化养生旅游示范基地，址设路桥区腾达路111号。1997年8月，章氏第六代传人章岩友携其子章允志创建路桥珠光医院。2004年11月，更名为台州曙光医院。2011年10月，更名为台州章氏骨伤医院。同年 11 月，章氏骨伤疗法入选国家级非物质文化遗产保护名录。章氏骨伤科被确定为浙江省特色学科、台州市重点扶持学科。

学科带头人章允志，男，1972 年 5 月出生，台州市路桥区人，国家级非物质文化遗产章氏骨伤疗法第七代传承人，医学博士，主任医师。幼承庭训，从小耳闻目睹祖父辈行医正骨，1990 年于台州卫生学校毕业后进入黄岩县第三人民医院，1993 年至 1996 年到西安医科大学学习临床医学，返回后在骨科工作。1999 年辞职到台州章氏骨伤医院，2000 年到中国人民解放军第一一七医院、上海长征医院进修骨科，2001 年考入第二军医大学攻读硕士，2004 年毕业返回台州章氏骨伤医院，2005 年起担任院长。2011 年，章允志作为申报人整理申报的章氏骨伤疗法列入国家级非物质文化遗产名录。2015 年到西安交通大学攻读博士学位，于 2021 年取得外科学博士学位。2015 年主编出版《台州章氏骨伤疗法》。2022 年被评为省级非物质文化遗产代表性传承人，是浙江省特色学科、台州市重点扶持学科带头人。

2. 台州骨伤医院

台州骨伤医院源于 1823 年创立的章氏骨伤科，由台州黄岩章氏骨伤科第六代传人、首届温岭市名中医章友棣创办。1995 年 8 月，原试行股份制改革的石粘镇卫生院更名为温岭骨伤科医院。2006 年 12 月，被浙江省卫生厅批准为二级甲等骨伤医院。2007 年 3 月更名为台州骨伤医院。2014 年 1 月，被评为三级乙等中医骨伤专科医院。2022 年 1 月，被评为三级甲等中医骨伤医院。医院以中医骨伤科（正骨科）、筋伤科、上肢创伤科、下肢创伤科、手创伤科（显微外科）、脊柱科、椎间盘突出症专科、骨关节科、小儿骨科、运动医学科（关节镜微创外科）、疼痛科、康复医学科为品牌特色。章氏骨伤疗法（中医正骨疗法）于 2011 年入选第三批国家级非物质文化遗产名录，手创伤科（显微外科）、骨外科和运动医学科为浙江省临床特色学科，中医骨伤科为浙江省"十三五"中医药重点专科建设项目，筋伤科为台州市中医（中西医结合）重点学科，中医骨伤科（正骨科）和手创伤科分别为台州市医学扶持重点学科和医学重点学科。2018 年 11 月，浙江省章友棣骨伤研究所经浙江省民政厅批准成立。

医院立足科技兴医，坚持中西医结合，大力引进高精尖技术，在传统中医正骨的基础上广泛开展创伤骨科、断指（肢）再植、拇指再造、手功能重建、游离组织移植、各类整形重建修复、人工关节置换、关节镜微创修复、脊柱脊髓损伤修复、腰椎间盘突出微创治疗及周围神经损伤修复等手术。多项课题获浙江省中医药管理局、台州市科技局及温岭市科技局立项。

三、玉环田岙章氏骨伤

（一）传承谱系

玉环市章氏祖传骨伤术起源于清光绪年间，至今已传五代，历经一百余年。章氏祖传骨伤科的传承脉络清晰，具有鲜明的地域特色。

创始人章仁兴出生于清光绪年间，幼年时正值国家内忧外患，社会动荡不安，百姓民不聊生之际。幼时的经历，让章仁兴从小就播下了济世为民的种子，并立志练就一身本领，济百姓之疾苦。12岁开始拜瑞安骨伤科名医兼拳师谢成楠为师，学成归来，在乡里悬壶济世，又义务教练拳术。

章仁兴天资聪慧，医术、拳术并修，收徒数十名，施医成百千。他生性仁厚，乐善好施，济贫扶困，遇贫穷者予减免药费，遇赤贫者留饭留宿，资助路费，高尚的医风享誉温台两地，被人们尊称为田岙村"寿老本"。他一生苦研医术，尤以骨伤疗法成就最为显著。形成了"手法正骨，杉皮固定，膏药外敷，中药内治，功能锻炼"的章氏特色骨伤疗法。1926年，受其恩惠者合资敬献"仁心济世"巨幅匾额。此匾额现仍高悬于章家石角老宅中堂，"仁心济世"也是章仁兴非凡而朴实的人生写照。他所在的田岙村成了名闻温州、台州地区的武术之乡和医治骨伤之乡。

后经五代传承创新发展，结合现代先进技术，章氏骨伤疗法学术谱系日臻完善。其独到的正骨手法，特有的章氏骨伤疗法，功效显著，被大众所公认和青睐。2020年，"田岙章氏骨伤疗法"列入台州市非物质文化遗产项目。

一百多年来，章氏骨伤医术不断传承，章仁兴传授给了儿子章定法、章肇贵，继而传至孙子章炳尧、章秀友、章秀坤，再传至曾孙章人才、章银忠、章银通、章银江、章银兵及玄孙章纪登、章纪瞻、章钦洪、章纪扬等。后人在将祖传秘方及整骨手法代代相传的基础上，又不断积累和丰富了章氏骨伤经验，保存和改良了多种颇具疗效的中药配方和膏药，并充分运用针灸、推拿等方法，治愈了无数骨伤杂病，使章氏骨伤医技声名远播。

第三代传人章秀坤开设了章秀坤骨伤科诊所，他带领第四代传人章银江、章银兵一同行医，章秀坤骨伤科诊所辐射区域主要为台州、宁波、温州地区，也有省外慕名前来问诊求医索药者。第三代传人章秀友为民间古拳师，行医50余年，在田岙村老家为乡民问诊求医索药发挥余热。

第四代传人有章银忠、章银兵和章人才。

第五代传人有章纪登、章纪瞻、章钦洪、章纪扬等。

（二）学术精华

一百多年来，章氏后人代代相传，不断传承发展田岙章氏骨伤疗法。现有从事章氏骨伤疗法职业的章氏后人十余人，他们在骨伤专业上辛勤耕耘，都获得了骄人的成绩。

民间郎中好的秘技验方是他们的立业之本。章氏传人把具有章氏中医整骨手法特征的技能，简单地总结为"整骨八法"，即触摸领会、拔伸牵引、旋转屈伸、提按端挤、摇摆触碰、按摩推拿、夹挤分骨、折顶回旋。"整骨八法"主治关节脱位复位，骨折定位复合。在此基础上，实施杉树皮、小夹板固定治疗闭合性骨折等传统骨折疗法。章家的后人们还总结了中药内治骨伤六法，即攻下逐淤法、行气消淤法、清热凉血法、和营止痛法、温经通络法、补气养血法。对各种体质和不同病情的患者，予以辨证施治，灵活运用。

章家祖传的验方有以下三种。

（1）接骨散：主要由川断、土鳖虫、当归、自然铜、血竭、黄牛刺、骨碎补、山芝麻、三棱、莪术、赤芍等13味中药组成，专治骨折、跌打损伤，是按急慢性不同时期所用的一种内服验方。

（2）接骨膏：选用田螺树根、麻根等中药，先研磨成粉，再用蜂蜜或凡士林调配制成油膏，外敷患处3～5天后，再换药4～5次，大多可以痊愈。主治骨折，续筋接骨的功效较好。

（3）外用消肿膏：主治骨伤肿痛、风湿性关节炎、肩颈痛、腰腿痛等，功效为活血散瘀，止痛消肿。

临床上，章氏骨伤科传承人们经常将接骨散13味伤药，按急慢性不同时期、不同伤情来辨证加减用药，内服促进机体气血运行、骨折愈合。他们很好地沿用了章氏祖传骨伤医药制剂，如接骨散、接骨膏。目前制作有4种外用消肿膏，主治骨伤肿痛。患者大多外敷伤处3～5天起效，再换药4～5次即可痊愈。这些膏药不但对跌打损伤有续筋接骨的奇效，对风湿性关节炎、颈肩腰腿痛等也有较好的效果。

章氏后人传承不泥古，创新不离宗。在长期临床实践中不断积累和丰富了章氏骨伤疗法，保存和改良了多种颇具疗效的中药配方和外治膏药，并结合针灸、推拿、理筋等方法，在治疗骨伤、筋伤、肌肉伤、关节疾病及各类疑难杂症中取得了显著疗效，使"章氏骨伤疗法"品牌更具影响力。

（三）传承发展

为了进一步传承发展章氏骨伤疗法，让章氏骨伤疗法惠及更多民众，2014年，田岙章氏骨伤疗法第三代传承人章秀坤携第四代传人章银江、章银兵创办玉环骨伤医院。在各级领导和社会各界的关心支持下，经医院全体同人的不懈努力，医院已成为集医疗、康复、保健于一体，设施完善、功能齐全、特色鲜明的中医骨伤专科医院。目前医院占地 37 亩，医疗用房 3.26 万平方米，员工200 余人，年门诊量达 13 余万人次，年出院量达 4600 人次。医院践行弘扬大医精诚、仁心济世的优良传统，坚持以人为本，全心全意为人民健康服务的办院宗旨，致力于传承创新，坚持中西医并重，全面推进医院高质量发展，为更多骨伤患者带去福音，为玉环市卫生健康事业的发展作出了重要贡献。

四、天台山道家功夫正骨

天台山道家功夫正骨的医术，以南宗祖庭武火（动功）练功方法、接骨心法和台州中医骨伤理论为特色，这些在四代传承脉络里清晰可见。

第一代叶宗滨（1896—2002 年），9 岁开始修道，25 岁来到天台山，由于他道学出众，很受宫内器重，次年开始主持宫务。叶宗滨常年研习医书，常为百姓诊病，施诊赠药，百岁时还在走街串巷为群众诊病撮药，从来不收一分钱，深得当地人的爱戴和尊重。叶宗滨 106 岁寿终正寝，是一位跨越三个世纪的"老寿星"。

第二代伍止渊（1896—1966 年），法号诚鼎，20 岁在宁波佑圣观出家，拜全真龙门派二十三代梅宗林为师。21 岁时入定 21 日，时间之久，近代少见。1922 年，任台州委羽山大有宫监戒大师，为八大师之一。后任天台山桐柏宫盟鉴兼住持。伍止渊因少时患有肺痨，开始练习道教功夫自治。自愈后，又为久治不愈的肺结核患者施行气功疗法。他还在黄岩创办"追源学社"讲授道家静坐功法，门下弟子甚多。在中国道教界，伍止渊声誉甚高，著有《静坐却病生理学》一书。

第三代谢希纯（1890—1984 年），法号崇根，宁波人。14 岁时出家宁波佑圣观，为道教全真派二十六代道士。谢希纯于 1950 开始任桐柏宫住持，其内丹功夫精湛，许多同道人皆称天下罕有。谢希纯是天台山道教功夫正骨流派传承的关键人物，是他将《天台山道家功夫接骨心法》传授于第四代道医应有荣，并在此基础上形成系统理论和实操教材，使得道家正骨得以在民间流传。

第四代应有荣（1960— ），台州路桥人，是天台山道教功夫正骨的现任传人。其母亲师从天台山宗字辈道人任宗彝，应有荣有缘得以修习道教的静功（文火）功法多年。其更深的道医渊源则是与师傅谢希纯相识。应有荣13岁时，他拜出山弘法的谢希纯大师为师，法号高荣，修习道教动功（武火）功法——道功密拳。谢希纯悉心传授《天台山道家功夫接骨心法·口诀》和《跌损妙方·救伤秘旨》，详细讲解异远真人发明的"血头行走穴道歌"及清代台州武术伤科名家赵廷海总结的伤科验方，并令其专心研学，希望可以造福苍生。

应有荣传承的天台山道家功夫正骨，以道家南宗大师紫阳真人张伯端所创的"金丹大道"修炼中的武火（动功）道功密拳，即道教武术在闭关修炼时的主要内容为理论基础，在此之上筛选出"开筋、尽肚撑（台州话）、兜勒绞（台州话）、六大古劲发放法"四大法门，以起到易筋、易骨（开骨缝）、易髓（实髓）之效，是一套医者自身的训练方法。在正骨和整脊的临床应用中，此功法可使医者施术持久有力、稳健柔和，一方面避免了粗暴用力造成的医源性损伤，另一方面内劲的增强又能提高医者复位手法的技巧。将道家功法与中医整脊手法融为一体，治疗以点穴通经、内功整脊为特色。点穴通经是以手法凝聚全身功力于手指指端穴位的手法，常用的有单指法、三指法及排指法，对肩周炎、背肌筋膜炎、肩胛提肌劳损症等有良效，能显著改善关节内组织的粘连情况，减轻肌肉、软组织的损伤。而内功整脊在临床操作时贯彻三大要领，即立架势——立身中正，马步平稳，以手法的幅度决定术者马步架势的大小；定架势——依据手法种类和运动范围确定架势，旋转类手法在患肢或患者躯体旋转至相应角度所须的发力点锁定，按压类手法则在术者感觉到手下有贴实感时锁定；发架势——调动全身气力，进行小幅度的瞬间旋转，如角度控制在5°～10°，深度控制在2cm以内。以内功整脊配合点穴通经的手法，一方面能使手法深透有力，有效缓解周围组织肌肉的筋膜张力和筋膜间室内压力，从而消除症状，恢复功能，使筋力恢复平衡，骨关节恢复稳定，达到"筋柔骨正"的目的；另一方面结合脊柱运动生物力学和椎曲论，顺肌肉舒缩方向施以内功整脊，促使脊柱四维弯曲结构恢复平衡，改善椎曲异常，让患者避免了不必要的手术治疗。

自2008起，应有荣连续出版了《天台山道家功夫正骨真传》《天台山道家功夫整脊图解》《椎间盘退变性疾病治疗新法》《天台山道家健身功法三十六式图解》《天台山道家功夫三十六式》DVD光盘及书籍。

五、天台铃医

铃医又称"走方医""草泽医""串铃医",是游走于江湖的民间医生。因以摇铃招徕病家,固而得名"铃医"。铃医用药有三个特点:一曰便,铃医所用之药随处皆能采集,应手运用;二曰验,所用之药下咽即能去病,效果必须明显;三曰贱,所用之药不取贵重之品,以免平民百姓吃不起。铃医治病有三个特点:一曰顶,顶即吐,如中毒、痰饮、腹胀等病宜用顶法,常用顶药有巴霜顶、四宝顶、硫磺顶等;二曰串,串即泻,如中毒、鼓胀、水肿、蛇伤等病宜用串法,常用串药有牛郎串、黄甲串、天一水串等;三曰截,截即止,呕吐、腹泻、疼痛等病宜用截法,常用截药有黄鹤丹、青囊丸、鲤鲮丸等。

铃医在医学史上是最神秘的民间医生,他们都是师徒相传,精通金石草木及各种疑难杂症,有自己的一整套治病方法及语言。铃医身负药箱,手摇串铃(虎撑)或招牌(路顺堂),常年累月地在村市街巷往来奔走,为百姓除灾治病,医治疴疾。他们始终恪守着"扬仁义之德,怀济世之志"的信条,妙术施治,求取薄利,深受百姓信赖。铃医文化悠久,扁鹊、华佗、孙思邈、吴又可、李时珍的父亲及祖父等皆为铃医出身。清代铃医赵学敏和叔父赵柏云合作编辑的《〈串雅〉内外编》出版后,轰动一时,成为铃医的专著。

铃医手中串铃(虎撑)的来历与药王孙思邈有关。相传有一天,孙思邈在山中采药,突然被一只老虎拦住去路,他大吃一惊,想要逃走已不可能。他随身带着一条用来挑中药的扁担,但要用这条扁担对付老虎又谈何容易。他一无所措,只是恐惧地盯着老虎。奇怪的是这只老虎并没有向他扑来,却张着嘴卧在地上,以痛苦的眼神看着药王,似乎在向他乞求什么,并不停摆动着脑袋。药王被眼前情景震惊了,试探着慢慢接近这只庞然大物,只见老虎咽喉里卡着一根很大的骨头。药王想帮老虎取出兽骨,但又担心取骨疼痛老虎突然闭嘴咬断自己的手臂,这时,他想起扁担上挂药箱的铜环,便取下铜环撑住老虎口,再将手穿过铜环伸入虎口,迅速拔出骨头并在伤口处抹上药膏。当药王取出虎口中的铜环后,老虎不停地点头,似乎在感谢这位慈悲为怀的医生,随后转身而去。自药王铜环撑虎口取骨后,后人为了纪念他大医精诚的精神,将此铜环取名"虎撑",并改造成响器而成为江湖郎中外出时必带之物。铃医出门行医或采药时会随身带上"虎撑",因为它是药王的象征和铃医行医的标志,也是他们的护身符。

中华人民共和国成立后,铃医大多进入医院。随着医疗制度的改革,铃医已经消失，但他们为炎黄子孙的繁衍生息作出了不可磨灭的贡献，不应就此消失在历史的洪流中。台州天台县的季定乾是目前国内为数不多的铃医，"象山石浦派"第四代传人，浙江省非物质文化遗产"天台铃医文化"传承人。他恪守前人教诲，救人无数，远近闻名，致力于发扬铃医文化。

现年60岁的季定乾已有30多年的行医经验，是当地人口中的"铃医传人"。铃医因手摇串铃而得名，常年肩背布囊，游走乡间治病救人。季定乾从小受祖辈影响，酷爱中药，16岁时开始学习针灸，在师傅"有针无药不是好医生，有药无针也不是好医生"的启发下，开始走南闯北搜集民间验方。他给人治病用的有些药物，药店不一定能买到，所以时常上山采药，自诩为"上山采药人"。天台山遍地药材，对于什么地方多产何种中药，他了如指掌。2017年，"天台铃医文化"被列入台州市非物质文化遗产代表性项目名录。在天台县街头镇的湖酋村内，路边的每一株绿植，季定乾都能说出名字和功效，他说："中药无弃物，这些都是宝贝。"这种"功力"是季定乾在年复一年的四处寻药中积累下来的。他多次远赴东北、内蒙古等地寻找野生中药，徒步入深山、攀峭壁更是常事。2011年，通过执业医师考试后，季定乾将"行走的诊所"开回了湖酋村，方便村民问诊的同时，专心于中药研究，如今，天台山上每一寸有植物的土地，几乎都留下了他的足迹。路过他摆满各色中药盆栽的院落，熟悉的村民总要说他一句"药痴"，季定乾笑呵呵地应着。一有村民急用药，他二话不说背上绳子、药锄又上山去了。

季定乾的患者和徒弟来自全国各地，还有外籍学徒曾提出想接他去国外定居。但季定乾像扎根在村里的古树一样，挪不了地。早前，他就把自己采集到的2000多种药材一一拍成图片，捐给了中国自然标本馆。结合30多年来收集整理的验方，季定乾铃医古籍《铃解串雅内编》于2018年正式出版，他说："老祖宗的好东西，总得传下去。"在季定乾的配合申报下，天台铃医文化入选浙江省省级非物质文化遗产名录。

六、沈氏伤科

民国《台州府志》记载：沈国才，字楚藩，黄岩人，国子监生。得伤科术于闽人，接肢续骨，奏手若神。国才娴技击，有胆略，尝督乡团，以兵法部署子弟，乡赖以安。子沈馨山，字梦生，传其术，益著声，活人无算，而伍卒尤夥。光绪间，土寇猖獗，军士受巨伤者数百人，皆馨山力活之。镇军杨岐珍、郡守成邦干，俱有赠额。国才族子奏韶，同里梁芬，并传其术，有济人功云。

沈馨山有遗著《沈氏伤科秘传》一卷，载接骨方法、调敷法，明伤总方、暗伤总方、药弹伤与汤火伤围药方，八宝丹、还魂丹等各类创伤内服外用方药。清代徐佩华将之载于《小云巢丛刊》中，序言云："伤科一门，古医书亦甚少有真传，所传几方大都拳术教师口授，门徒秘而不肯示人，吾邑沈香笙先生，其祖先得异人传授，世业专门伤科鸣，于时活人无算，毕生以医药布施，诚吾台之大慈善家也，余承友周君申甫作介，获交于先生，一见倾心，徘徊数晨夕，遂将跌扑闪挫药弹烫火等伤治疗方法一一口授指导，余悉依先生口述而抄录之，并嘱余广为宣传以济急救危为义务，而先生之仁心仁术余未尝一日去诸怀者也，惜乎言犹在耳别无几年而先生作古，此稿余藏诸行箧中未曾一试，返心自问有负于先生多矣。"

沈馨山无子，把毕生所学都传给了族人沈理亨，沈理亨（1892—1981年），又名履亨，十五六岁，即在馨山药店任中药工，深得伤科技术。1919年始开业行医，医声逐渐遍及黄岩、乐清、玉环等地，前来求医者每日五六十人，抢救了不少伤科危重患者。1956年5月，参加金清第二联合诊所，1962年被列为县级著名中医师，1963年作为被继承对象。沈氏伤科在传承三代后，因为后继乏人，渐趋没落，终至沉寂。

第五章

中医教育与学术团体

第一节　中医教育

一、台州国医专科学校

1938 年 2 月，方乾启在黄岩创办中国针灸学京宪社台州分社，有学员 48 人。同年改称台州国医专科学校，增设针灸本科班和速成班，招收新生 130 余人，在省内招收学员，本科班学制 3 年，以培养中医师为目标。课程设置根据中央国医馆颁布的《中医教育条例》规定，除经典著作必读外，其余按《浙江省中医专科学校讲义》授课，办学不到一年，被浙江省教育厅勒令停办，大多学生转入中央国医馆在嵊县开办的国医特训班。

二、黄岩中医专修班

1963 年上半年，浙江省卫生厅召开全省中医工作会议，黄岩县文卫局徐春生同志出席会议并作了发言，重点内容为当前中医人才后继乏人，计划在黄岩县举办大学性质的中医专修班。会议讨论时，少数县（市）对我县办大学不屑一顾。但是，徐春生回来汇报后，县文卫局袁竹林副局长非常重视，认为我县大多乡镇没有中医，百姓又急需传统的中医药人才，应当特事特办，开创先例。举办中医专修班需要解决教师、经费、教室、食宿等一系列问题，此事汇报到时任县委副书记牛宏香和县委宣传部长魏斌那里，两位领导将文卫局的报告报送县委书记王茂官，经过多次讨论和反复论证，县党委、县人民委员会批准举办黄岩中医专修班，但在名称之前冠以"民办"二字，其目的主要是规避办大学须由省教育厅报教育部批准。另外，民办可以向省卫生厅争取补助经费。

县人民委员会发出文件，黄岩县民办中医专修班隶属县文卫局领导。至此，黄岩县历史上第一所"大学"，也是我国历史上第一所县级中医大学正式成立。县人民委员会在批复中要求黄岩县民办中医专修班要进一步贯彻党的中医政策，继承和发扬祖国的医学遗产，培养中医后继人才，满足全县人民保健的需要。

1964年3月，黄岩县民办中医专修班正式开学，招收高中毕业生（或同等学力人员）45人，学制6年。校址设在九峰书院，牟允芳、管升海、陈挺然三位中医界前辈出任教师。课程安排采用全国中医药院校统一的1964年版试用教材，由于当时没有教学大纲，征求拟聘教师意见后，暂定为中药学、中医内科学、中医诊断学、中医方剂学、内经、伤寒论、温病学、中医儿科学、中医妇科学、中医外科学、伤科学、中医眼科学、喉科学、针灸学、医古文、中国医学史、各家学说、金匮要略等必修课，根据中西互通原则，还可开设解剖学、生理学、病理学课程。所有课程均以《矛盾论》《实践论》作为指导课程。学校根据教学进度，每半年进行一次测验，每年进行一次考查。考查成绩作为学生升级、留级、停学、退学的参考。

黄岩中医专修班毕业时共44人，大多是1963年高中毕业后进入中医专修班。中医专修班已经过去近60年，回忆这批学生的从医道路，台州人民无限敬佩，他们为台州医疗卫生事业的发展作出了不可磨灭的贡献，可以说是20世纪我国独有的中医教育史和当代中医的成长史。

三、台州卫生学校

台州卫生学校于1951年春开设，其前身是省立台州医院附设护士学校，首届招收台州专署所属各县具有初中以上学历的女生28人。1952年9月，根据浙江省文教厅的统一招生计划，招收第二届学生40人，改校名为台州护士学校。1953年1月，首届毕业生由国家统一分配到北京、南京、乌鲁木齐和浙江省内各医院工作。1954年秋，新班学制改为3年。次年，学校并入温州卫生学校。1958年4月，重建台州卫生学校，校址在临海城关磊落岩（原临海市委党校校址），开设医士、护士、中医士3科，各招生1个班，医士科、护士科为3年制，招收初中毕业生，中医士科为4年制。1959年招医士（部分学生由黄岩县卫生学校招收入学后并入）、护士各1个班。1960年招收小学文化程度护士1个班。1962年2月，杭州铁路卫生学校医士班并入。1963年10月，杭州铁路卫生学校并入的2个班毕业分配完毕，学校再度停办而不复存在。1971年，重新筹办台州卫生学校。同年11月底，医士、护士2个专业各1个班正式开学。1978年冬，设浙江医科大学台州分校，1979年3月招收中医专修班学生49人。1982年增设针灸推拿医士专业，暂停中医士专业招生，1985年又增设中医护理专业。其中针灸推拿、中医护理2个专业面向全省招生。1999年，增设乡村医士专业3个班，分别在黄岩卫校、温岭卫校和临海卫校学习。1997年增设中医骨伤、中西医结合医疗专业。2003年台州卫生学校并入台州学院，2005年台州学院设置针灸推拿技术专业。

台州卫生学校自创立至2003年，共招生10515人，培养中专毕业生5225人，其中中医275人，针灸推拿313人，中医护理245人。浙江医科大学台州分校中医专业大专毕业生49人，五年制中医学徒20人。毕业生遍及全省各地，他们在各自的岗位上辛勤耕耘，为台州中医药的传承和发展作出了不可磨灭的贡献。

第二节　中医学术团体

一、台州市中医药学会

台州市中医药学会早期资料已不完整，据中医界前辈回忆，第一届委员会成立于1980年，会长江福东，副会长柯干、洪德华、刘普希，秘书长徐玲琍；第二届委员会成立于1985年，会长江福东，副会长柯干、洪德华、刘普希，秘书长徐玲琍；第三届委员会成立于1990年5月，会长杨少白，副会长柯干、金国健、牟重临、陶鸿潮，秘书长徐玲琍；第四届委员会成立于1998年4月，会长杨少白，名誉会长柯干，副会长金国健、牟重临、陶鸿潮，秘书长马群力；第五届委员会成立于2009年7月17日，会长叶向阳，副会长李秋根、陈福春、卢立广、吴家瑜，秘书长李伟林；第六届委员会成立于2016年10月25日，会长张日初，副会长陈福春、沈王明、罗子华、奚利阳、冯远明、李伟林，秘书长李伟林；第七届委员会成立于2023年12月9日，会长张日初，副会长李伟林、沈王明、李正祥、卢海跃、曹挺威，秘书长李伟林。

分支机构有内科专业委员会、中药专业委员会、护理专业委员会、络病专业委员会、骨伤专业委员会、脑病专业委员会、中西医结合周围血管疾病专业委员会、肿瘤专业委员会、呼吸专业委员会、肝病与感染病专业委员会、综合专业委员会、中西医结合专业委员会、针灸推拿专业委员会、妇儿专业委员会、外治专业委员会。

二、台州市中西医结合学会

台州市中西医结合学会资料已不完整，据前辈回忆，第一届理事会成立于1980年10月，会长詹学斌，副会长洪德华，秘书长王华，是全国第一个地区级中西医结合学会，受到中国中西医结合学会和浙江省中西医结合学会通报表扬，每年年会独立举办或与台州市中医药学会联合举办。第二届理事会成立于1985年，由时任台州地区卫生局局长姜修羔兼任会长，副会长詹学斌、洪德华，秘书长王华，学会学术氛围活跃，浙江省中西医结合学会一批老教授曾多次受邀来温岭及台州讲学或义诊，如内科专家周朗生、钟达锦、洪用森、王曼等，1986年一批省级专家受学会邀请赴大陈岛为居民义诊3天，得到百姓的好评，学会还经常组织专家赴三门及临海山区进行义诊、送医送药上门等活动。第三届理事会成立于1990年，会长江福东，副会长詹学斌、洪德华，秘书长王华。第四届理事会成立于1998年，会长杨少白，副会长詹学斌、王华，秘书长陈文学。2009年，当时台州市卫生局领导考虑台州市中医药学会与台州市中西医结合学会人员重叠较多，学术活动也多有重叠，决定将台州市中医药学会与台州市中西医结合学会合并，对外台州市中西医结合学会的职能由台州市中医药学会承担。

三、台州市针灸学会

2019年3月31日，台州市针灸学会第一次会员代表大会暨台州市针灸学会成立大会在椒江举行，会上选举产生了台州市针灸学会第一届理事会。会长郎伯旭，副会长李正祥、沈王明、周贤华、马向明、姜伟强，名誉会长许荣正，秘书长罗建昌。

分支机构：微针刀专业委员会、针刀专业委员会、临床与文献专业委员会、护理专业委员会、针灸康复专业委员会。

第六章

中药资源与中药产业

第一节　台州中药材资源

台州野生药材资源丰富，传统中医源远流长。早在东汉道家徐来勒就在仙居括苍洞（道教第十大洞天）炼丹药。239 年，与葛元同在括苍洞炼"九华丹"，葛元炼丹井尚存。据清康熙年间的《临海县志》载"灯坛观有陶弘景故庐"。相传南朝齐梁年间，著名药物学家陶弘景在台州临海灯坛山（今永安乡）上结庐、炼丹、采药，并对《神农本草经》和《名医别录》做了进一步的分类和注释，著成《本草经集注》一书，载药 730 种。后人如唐代李勣、苏敬等所编的我国第一部药典《新修本草》及明代李时珍所著的药物学巨著《本草纲目》，无不参阅《本草经集注》。

明嘉靖年间，郡守许继在台州府治内建惠民药局。据《临海县补志料》载：守令，民之司命也。生而遂其养，死而得所归，疢疾赖之以疗理，司命之职于是乎备矣。古闽许候能守台，逾三年，凡可以惠吾民者，罔不殚厥心力，而于养生、送死、救患之节，尤拳拳焉。往年徭民疲于守仓之疫，侯目击困敝，辗转百忧，乃为之称停，区画程久，近计盈缩，酌为定规，而民困以苏。养生之惠非一端，而预备仓之制为先务。往年穷民无所殣，多暴露四郊。乃为之购隙地、树周垣，城南北各辟钜墟，俾遗骸蒙阴蓬颗。送死之惠非一端，而义塚之制为先务。往年药局寄空名于廨署，斗讼牿繁之徒，日丛混于颓垣败壁间，凋瘵馀黎，实未始沾一饵之惠，所谓官给医药者消沉丁具文久矣。顷岁大疫、民惶惶无措，乃推至诚饬己，正事捐俸，置药物，选医士典之，审因辨脉，酌施良剂，濒危更生者不可胜纪。复虑非经久计，乃迁申明旌善亭于大门左右，示民所响，即亭之旧址为药局五楹，翚飞鳞次，缭垣于其外，工再阅月，集筑焉改观矣。益以废寺田二顷，世橄医学官，公其租入以备药资。择善医十数辈，日轮二人，事事旬涣而更，可久之道也。恤患之惠非一端，而药局之制为先务。

清初，台州知府张联元编写的《天台山全志》，记载了黄精、青精、苣胜（胡麻）、橡（栎树子）、黄独、蕨鸡、孟菜、蕈、白术、何首乌等数十种药食兼用的野生植物，以黄精为其首。当地旧志记有百药祖、天寿根、千里急、何首乌、龙胆草、黄精、乌药、百合、茯苓、白术、艾、地黄、天麻等78种药草，其中以乌药、黄精、白术、天麻、何首乌最出名。

《康熙仙居县志·药属》记载有茯苓、芍药、白术、苍术、胆南星、白芷、枳壳、薄荷、荆芥、瞿麦、香附、山楂、香薷、苦参、天麻、黄连、卷柏、豨莶草、茵陈、川芎、金漆、石菖蒲、罂粟、乌药、茴香、桔梗、乌药、半夏、干姜、枸杞子、车前子、白扁豆、穿山甲、何首乌、蒲公英、猪牙皂角、山栀等药物。

据中华人民共和国成立后历年收购综合调查，台州地区的中药主要种类有以下几种。

（1）家种地产药材：干姜、白术、白芷、白芍、玄参、茯苓、板蓝根、荆芥、玉竹、薄荷、紫苏叶（含梗、子）等10余种。

（2）野生植物类地产药材：前胡、南沙参、桔梗、半夏、龙胆、淡竹叶、山银花、南山楂、小春花、黄精、瞿麦等300余种。

（3）动物、矿物类地产药材：蕲蛇、乌梢蛇、白花蛇、克蛇龟、青龙衣、黄狗肾、鸡内金、蝉蜕、紫石英、赤石脂等20余种。

（4）产量多、质量好的中药材品种：前胡、茯苓、荆芥、白术、青皮、陈皮及其加工品橘红、橘络、半夏、五步蛇、黄精、瞿麦、干姜、玉竹、白芍、乌药、苎麻根、石菖蒲、南沙参、天葵子、香附、三叶青、野菊花、茵陈等。

1958年，仙居组织中医考察组，对仙居全县中药资源进行调查研究，搜集野生中药标本600余种，编写成《仙居民间中药验方》2册。

台州市天台县是浙元胡、浙白术、杭白芍、浙玄参、铁皮石斛、台乌药、浙三叶青、覆盆子、黄精（多花黄精）、浙黄精（长梗黄精）的道地产区，其中浙白术、铁皮石斛、台乌药、黄精（多花黄精）、浙黄精（长梗黄精）为核心区域。

（1）铁皮石斛：天台县"三棵仙草"之一，也被誉为"救命仙草"。铁皮石斛位列中华九大仙草之首，性微寒、味甘，归胃、肾经，具有滋阴清热、生津益胃、润肺止咳等功效，可用于热病伤津，口干烦躁，病后虚热等多种病证。《本草图经》记载石斛"今温、台州亦有之"。《本草乘雅半偈》记载石斛"出台州、温州诸处，近以台州、温州为贵"。其中的石斛就是铁皮石斛。天台铁皮石斛的种植历史和种植规模都位居浙江省首位，全县种植面积达4000余亩，现有省内最大的规模化、集约化、原生态铁皮石斛种植GAP基地3323亩。"立钻"牌铁皮枫斗晶是全国唯一取得"药"字号登记的铁皮石斛类产品。

（2）乌药：天台县"三棵仙草"之一，被誉为"长生不老药"。乌药为樟科植物，性温、味辛，归肺、脾、肾、膀胱经，具有行气止痛、温肾散寒等功效，可用于治疗寒凝滞气，胸腹胀痛，气逆喘急，膀胱虚冷，遗尿尿频，疝气疼痛，经寒腹痛。《本草纲目》载乌药"以天台者为胜"。《中药大辞典》记载乌药以浙江产量最大，品质最好，以天台所产者品质最佳，故称"天台乌药"或"台乌药"。天台是"中国乌药之乡"，天台乌药获得了地理标志证明商标并入选新"浙八味"，"台乌"牌乌药被认定为"中华老字号"，天台乌药林下种植系统被列入第一批省级重要农业文化遗产资源名单。全县乌药种植面积达2000余亩，浙江红石梁集团天台山乌药有限公司在街头镇寒山湖仿野生林下种植乌药1500余亩，并对野生乌药进行人工抚育。

（3）黄精：天台县"三棵仙草"之一，被誉为"仙人余粮"。黄精药食同源，性平、味甘，归脾、肺、肾经。《本草纲目》载黄精能"补中益气、除风湿、安五脏，久服轻身，延年不饥"。具有补气、养阴、健脾、润肺、益肾等功效，可用于脾胃气虚，体倦乏力，胃阴不足，口干食少，肺虚燥咳，腰膝酸软等病证。天台是黄精的适生地，分布较广，且主产的黄精为浙黄精（长梗黄精），是黄精中的极品。《台州特产志·天台名产·名药》记载："黄精，中医以根茎入药，产天台华顶山者良。"清康熙《天台县志》记载黄精"九蒸九曝，食之可以轻身"。《天台山方外志要》记载：黄精久服，轻身延年不饥，耐寒暑。民国《台州府志》记载：黄精，九蒸九曝而食，俗有"九蒸九晒黄精干"之谚。

（4）三叶青：新"浙八味"之一，为葡萄科崖爬藤属多年生草质藤本植物。味微苦、性平，归肝、肺经，味甘性凉，具清热解毒、消肿止痛、化痰散结等功效，用于治疗小儿高热惊风、百日咳、毒蛇咬伤等多种疾病，被誉为"天然抗生素"。台州是三叶青传统道地产区，曾承担农业农村部重大技术协同推广计划试点项目"三叶青道地性与质量控制技术研究与集成推广"的实施，选育出白峰山脉"小尖叶"三叶青品系，全市目前栽培面积近700亩，以设施大营养钵栽培为主，少量林下栽培为辅，主要分布在箬横、城南、太平等。

（5）白及：为兰科白及属植物。味苦，性甘、涩、微寒，归肺、肝、胃经，具收敛止血、消肿生肌等功效，用于治疗咯血、吐血、外伤出血、皮肤皲裂。白及为云南白药的主要成分之一，近年来以白及为原料开发的产品也广泛应用于洁护和美妆等大健康领域，中药饮片出口日本、韩国等国家。台州是白及的道地产区，沿海山区坡地、岛屿上曾有大量野生白及。

（6）天冬：为百合科植物天冬的干燥块根，具有养阴润燥、清肺生津之功效。常用于治疗肺燥干咳，顿咳痰黏，腰膝酸痛，骨蒸潮热，内热消渴，热病津伤，咽干口渴，肠燥便秘。天冬在天台属于中药材道地品种，早年在海岸岛屿都有野生的丰富群落，品质上乘。

（7）荆芥：为唇形科植物荆芥的全草，味辛香、微温，其茎叶有解暑发汗，防治中暑、口臭、胸闷及小便不利等作用，也可用于急性肠胃炎。食用价值（仅限地方特色）：荆芥的茎叶含有较丰富的维生素和微量元素，嫩茎叶可凉拌，用作调味品或煲汤，清香可口，能增进食欲，利咽喉。鱼虾中放入洗净切碎的荆芥叶，可除去腥味。

第二节　沈宝山

昔日慈溪外出经商者以国药业著，从清末民初始执中国国药业之牛耳，不少至今仍屹立于中华大地普世济民。晚清民国时期，从慈溪走出的二百余家老药店中，沈宝山是当今唯一一家由家族继承的股份制经营模式的百年老字号。

一、开张（第一次创业）

清光绪六年（1880年），宁波慈溪人宝生药行老板沈可田来到中药文化沃土黄岩，接手沈茂森药店，以黄岩山川秀丽、富如宝山、智者乐水、仁者乐山为由，将店名改为沈宝山，亦有"品质如宝、信誉如山"之意，沈宝山因此而得名。

沈可田拟出了经营黄岩药店的思路，实行股份制，议定新店总资金为4000元，共分10股。沈可田出资6股，并具体负责经营。货源由宝生药行担保，从宁波药行街各家药行先赊一批货开始。

清光绪六年（1880）六月初一，沈宝山药店开张。首任经理王正汉兢兢业业，凭借道地的药材、公道的价格，贫富同仁，童叟无欺，赢得了百姓的信任，在黄岩中药界产生了很大的影响。王正汉经营16年，操持店务，尽心尽职。光绪二十二年（1896年），原宁波香山堂药行的饮片头柜接任第二任经理。其人精明能干，富有经商头脑。在这期间，先有宁波人办的"老海门"轮船从海门走宁波。2年后又增加日本的"载丸号"轮船走上海航线，接下来有"灵江""永宁"等轮船往来沪台，极大地方便了沈宝山从上海进药材，扩大了经营规模。第三任经理为沈可涛，第四任经理为慈溪鸣鹤场人张鸣轩，亦都有所作为。

二、振兴

1926年，沈可田年逾古稀，邀请了在富阳祥和坤药店任经理20年的宗侄沈潮增到黄岩沈宝山任经理。沈潮增家三代操持药业，他有20多年药材炮制与从事药店经营的经验，接管沈宝山后对店务进行了一系列改革。

1929年召开的杭州西湖博览会是民国期间的一大盛事，沈宝山将茯苓饮片送展，茯苓切成108片，片片既薄如蝉翼，又可拼合成块，获得特等奖，轰动一时。

三、劫后重生（第二次创业）

1932年冬，黄岩大街因北门做保界戏而失火，大火一直沿大街向南漫延，将近百间店面及附近房屋付之一炬。沈宝山也在劫难逃，除了栈房外全部被焚烧，元气大伤。沈潮增四次奔波，统筹资金8000元，加赔来的保险费2200元，在一片焦土上历经9个月艰苦努力，重建药店。新建店面请上海书法大家唐驼题写"沈宝山"三字，遒劲浑厚。请路桥泥塑巧匠洪仁法塑刘海戏金蟾商标。1933年9月16日，沈宝山新店落成。

四、日军洗劫（第三次创业）

1941年4月19日，日军侵占黄岩，沈宝山店里除了柜台、药橱等粗重木器外，其余物品全被洗劫一空。制丸药用的300多斤橘花蜜被刮得罐底朝天，连熬胶用的三只大铜镬也被抢走。这是沈宝山遭大火后的又一次浩劫。幸好房屋尚存，沈潮增、沈钦馥父子第三次集资再创业。20世纪40年代，沈潮增担任黄岩药业分会会长。以其稳健的风格，弘扬国粹，振兴中药业，使沈宝山成为黄岩药业界的领军企业。

1956年，工商业社会主义改造运动后，沈宝山改名为"公私合营沈宝山"。不久，黄岩城关的13家中药店合并，店名为"黄岩城关国药商店总店"。

1983年，经有关部门批准，恢复"沈宝山"招牌。1995年，国内贸易部给黄岩沈宝山药店颁发了第一批"中华老字号"的铜质招牌。

2003年，因体制改革实行股份制，沈宝山药店并入黄岩医药股份公司，称"城关零售商店"。

五、第四次创业

2007 年黄岩医药股份公司因各种原因息业，城关各零售商店相继停业。沈宝山店址被台州市中级人民法院拍卖。经沈钦馥及家属要求，台州市中级人民法院同意将"沈宝山"商标名称归还沈家。为继承沈宝山药业文化，沈宝山第四代传人沈雷、沈江、沈芳君和一批老药工与公元集团董事长张建均、企业家吴华国等联合进行第四次创业。2009 年 8 月，成立"台州市黄岩沈宝山国药号有限公司"。

2010 年，医药保健类"台州市黄岩沈宝山国药号有限公司"被浙江省商务厅认定为第二批浙江老字号；2012 年，沈宝山中药文化列入第四批浙江省非物质文化遗产名录；2015 年、2020 年，台州市黄岩沈宝山国药号有限公司获浙江省老字号企业协会"金牌老字号"荣誉证书；2021 年 12 月，在黄岩城区塔院头路 60 号，具有传统建筑特色的沈宝山国医馆大楼落成。

沈宝山现有下设机构：台州黄岩沈宝山国医馆有限公司、台州黄岩沈宝山国医馆有限公司新前分公司、台州市黄岩沈宝山国药号有限公司、台州沈宝山保健食品有限公司、台州市沈宝山电子商务有限公司。现有员工 100 多人，其中医生有 40 多人。目前沈宝山国医馆由黄岩首届九峰中医班（1964 年毕业）的老师和学生为核心的队伍组成，现有中医 28 位，设有中医各科。

沈宝山国医馆既是医疗机构，又是一座动静结合的中医药文化博物馆，沈宝山中医药博物馆面积近 3000 平方米，共 6 层，展品有千余件。

沈宝山第四代传人自接手以来，铭记祖训，济世为民，在传承百年老店经营理念及管理特色的基础上，不断推陈出新，推出了"十全大补膏""沈宝山阿胶糕""美容养颜膏""八珍糕""沈宝山四季凉茶"等特色新产品。

如今，沈宝山的历史仍在古朴的店堂和指尖的药香中传承延续，沈宝山第五代传人沈扬、沈琳也在不断为中医药文化的传播和沈宝山品牌的发展添砖加瓦。

第三节 方氏国药业

清嘉庆年间，四明慈北鸣鹤场（今慈溪市）人氏方庆彩、方庆禄兄弟来道椒江章安、葭芷两地开始经营中药行业，二人为台州国药业之先驱。后辈相继，历经六代。先后开设大小药栈（店）14家，分布于临海城关、章安、海门、葭芷、杜桥、涌泉、溪口、温岭城关和黄岩路桥等地，店员众多，资金雄厚，药材道地，声誉颇高。经营饮片有655种，自制丸、散、膏、丹、胶、药酒等各种剂型达396种，不仅向台属六县拆兑，有的还远销苏、杭、沪等地，形成台州国药业之中心，并左右台州中药市场的价格。

方庆禄，号赓虞。于嘉庆十一年（1806年）创办"方万盛"药号于章安镇，时有店员16人。该店于民国时曾在其店堂设有"百年老店，只此一家"的标语，以显示其历史之悠久。方庆彩曾经营皮箱、茶叶等生意。嘉庆十八年（1813年），他在葭芷镇创办"方通泰"中药店，由其子方志管理。

清道光元年（1821年），方庆禄在临海城内回龙桥开办"遂生源"药栈，后又创办"方一仁"国药号，当时前者主营拆兑（批发），后者以经营门市（零售）为主。之后两店均经营零售与批发业务。清咸丰十一年（1861年），方庆禄为与同行业竞争，增加网点，又在太平（今温岭县）城关设"方同仁"药店。

方庆禄有方镕（号金谷）、方铭（号盘谷）、方钟（号余山）三子。其临终前分产，将"方一仁"归方镕，"方同仁"与"方万盛"归方铭，"遂生源"归方钟。据传临海药王庙系"遂生源"老板投资建造。

"方一仁"三遭火毁，店址一再搬迁，先由回龙桥迁至天宁（今寺横街），继移"同受和"前址（今解放路），后因资金短缺，遂与方铭、方钟合股重建于蓉糖巷（今回浦路县医药公司中药批发部）。后"遂生源"亦迁至其隔壁营业。

"方益仁"系方铭于清光绪四年创办，该店于1922年倒闭。

方铭次子方廷英（号子元），于清光绪七年（1881年）学成于太平（今温岭）"方同仁"，后升任为"老大"（经理），他对中药业管理颇有经验，遂继祖业于光绪二十年（1894年），再创办"方泰来"于葭芷。清宣统三年（1911年），又于章安开办"方亦仁"。光绪二十四年（1898年），方铭长子方廷杰亦创办"方源盛"于杜桥，3年后遭火焚，重建后方廷杰病故，继由"方一仁""遂生源""方同仁"三店联合收购，交方廷英经营。其时，方氏药业大振。

1913年，方廷英四子方韵文（号质彬）在涌泉街创办"方天仁"，于1935年倒闭，药材悉归"万象春"药店。1912年，方廷英五子方韵绍在溪口开办"方元仁"。1915年，方廷英三子方韵唐在海门合股办"阜大"药栈，1930年又在黄岩路桥合股办"阜大"分号。1944年，方钟之玄孙方德裕在章安开办"方隆盛"药店，此时"方万盛"老店渐衰，遂并入"方隆盛"。至1949年前，方氏药店在临海尚有7家。

1956年，全行业公私合营时，临海城关18家国药店统一合称为"城关公私合营方一仁国药店"。1961年11月，归属县医药公司，1972年称"临海县医药公司零售部"。1983年，为发挥优势，提高竞争力，为积极恢复"方一仁"老店牌号创造条件，于1986年初复名成功，沿用至今。

1956年8月，各公私合营国药店归属"营业部"后，先后从国药店抽调了24人充实，加强了技术力量，并调原"方一仁"经理汤伯雄任营业部副主任。此时药店迁回浦路原"遂生源"药栈，后"方一仁"栈址一并纳入，经营品种骤增，中药饮片达300余种，中成药有100多种。

1956年至1965年，临海县医药公司曾先后按"方一仁"所藏《丸散簿》的配方生产过驴皮胶、虎骨胶、鹿角胶、龟板胶、鳖甲胶及参茸虎骨酒、虎骨酒、五加皮酒、百益酒、参桂酒、杞圆酒、木瓜酒、十全大补酒等十余种胶酒类药品，其中酒类年产量达3万斤左右。

方氏国药业自开创以来，精心管理，逐步完善，在实践中形成了以"老大"及各类"头脑"为核心的一整套经营管理体制。方氏国药业十分重视药品质量，中药加工甚为精细，如茯苓片，片薄如纸，色洁白，呈云鳞波状，故名"云苓"。内如含有筷子粗细的松根，则称"茯神片"，质量更佳。当时，临海之茯苓片远销苏、沪等各大城市的名店。1938年，"方一仁"药工张荷生赴南洋博览会，现场展示切一只2斤重的茯苓，片薄如纸，共切得300余片，无一破碎，摊开呈扇形，合拢如原状，因此而荣获银质盾牌奖。

方氏国药业所制中成药也别具一格，列举4种如下。

（1）**方氏杜煎驴皮胶**：3钱一块，呈长方形或正方形，透明呈琥珀色，烊化后无杂质，无异味。凡沪杭等地客户来此，总要购置方氏加工的驴皮胶，用以馈赠亲友。

（2）**百益长春酒**（简称"百益酒"）：系用怀生地黄、怀牛膝、粉甘草、玫瑰花、全当归等15味中药加冰塘、蜂蜜制成，用65°高粱烧酒酿制而成。当地百姓常作为馈赠亲友之礼品。

（3）**百补全鹿丸**：由鹿茸、党参、茯苓、肉苁蓉、巴戟天、锁阳、沉香等32种药物配制而成。

（4）**龟鹿二仙胶**：以龟甲、鹿角为主药煎制而成。

此外，方氏国药业尚有自制的十全大补丸、人参养荣丸、八仙长寿丸、六味地黄丸、黑归脾九、桃花散、冰硼散、雪梨膏、九龙丹、养血愈风酒、金银花露、霞天曲、光明眼药等中成药300余种。

第七章

中医药传统文化与民俗

1. 端午节习俗

端午节在每年的农历五月初五，是华夏民族重要的传统节日之一。

（1）撒雄黄、抹雄黄酒：《本草经疏》记载雄黄"此药苦辛，能燥湿杀虫……辛温相合而杀虫"。端午节，人们将它撒到床下、墙角等阴暗潮湿的地方，以避毒虫伤害。同时人们还将雄黄加入酒中，蘸取雄黄酒，涂在小孩的额头或耳鼻等部位，希望小孩能避免被毒物伤害。

（2）挂艾草、石菖蒲：艾草在中国传统文化中被赋予了丰富的内涵，从春秋到现代社会，艾草蕴含着除病、祈福等寓意。石菖蒲在《本草正义》中记载"菖蒲味辛气温，故主风寒湿邪之痹着……荡涤邪秽，则九窍通灵"。现代药理研究也表明，艾草、石菖蒲散发出的强烈芳香气味中均含有大量的植物杀菌素，能有效起到驱蚊和杀死病原体的作用。在端午节时，将新鲜的石菖蒲制成宝剑的样式，同时配以艾草，插在门楣或贴于门上。由于每家每户的制作手法各不相同，因此，各式各样的宝剑配艾草在端午节时成了一道特别的风景线。据传这样做可以"斩邪驱鬼"，像咒符一样能帮助人们逢凶化吉。

女孩做角黍（或称"香料袋"，小角黍形，里面填以香料，单个或成串）相馈赠，儿童戴朱书符篆，悬以彩丝。有些人家贴黄纸书，上写"五月五日天中节，赤口白舌尽消灭"。

台州境内端午节不吃粽子，而吃"食饼"。所谓食饼，是烙面粉为薄饼，内裹肉、蛋丝、鳝丝、韭菜、豆腐干、豆芽、包菜、米等为馅，卷成筒形，称作"食饼筒"，食之。

2. 石莲糊、草糊清暑

石莲糊、草糊是台州人民喜爱的冷饮。石莲糊是用一种叫作石莲的藤状植物的籽配制而成。石莲，学名薜荔，果实碧绿浑圆，爬满地坎、岩壁和石墙，采之并以高温熬制，加以少量淀粉，汁液冷却后结成一种透明的陈状，滑腻柔嫩，富有弹性，清香可口。草糊由凉粉草植株晒干后煎汁与米浆混合煮熟，冷却后即成黑色胶状物，比石莲多一分甘草的香气，成品为黑色的草冻，在福建闽南地区也被称为"烧仙草"。《本草纲目拾遗》云："仙人冻，一名凉粉草。出广中，茎叶秀丽，香犹藿檀，以汁和米粉食之止饥，山人种之连亩，当暑售之。"

3. 樟木熏春

相传北固山有座法云寺，朝山进香者络绎不绝。曾有一年，因有毒蛇伤人，法云寺顿成寒山冷庙。冬春之交，恰有旅人投宿破庙，为取暖而焚木烤火。此木为樟木，篝火烧旺时一大蛇从梁上坠落，翻白死亡。消息传开，百姓无不惊奇，于是众人推想樟木熏烟有灭虫杀毒的功效。从此人们每当到交春时，便拿樟木熏春，以除瘟灭疫。时值今日，仍有百姓延续此习俗。

4. 清明吃青团

据考证，台州的青团之称大约始于唐代。青团是台州地区的特色小吃，因地域习惯不同，制作青团的材料也不同，台州人民喜用鼠曲草或黄花蒿的幼苗（临海民间称“菁”）制作青团。青或写为“菁”，俗称“菁罨”。《日华子本草》记载：调中益气，止泻，除痰，压时气，去热嗽。制作前，先将鼠曲草或黄花蒿洗净煮至软烂，捞出剁成糊，加入粉料中混合，揉成面团。从面团中取半拳大小的面团，加入各种馅料，分咸甜两种口味，咸者加笋、肉粒、豆腐干，甜者加豆沙、桂花、红糖等佐料，捏成团状，下垫栾叶（橙叶），放蒸笼蒸熟。传统小吃往往包含传承的意味，长辈教晚辈如何制作，一代代在其乐融融的氛围中将食用青团的习俗传承了几千年。

海蛳又称“亮眼蛳”，食之可明目。台州人在清明祭扫时向坟前抛撒海蛳，其意是希望先人保佑后代发（散），谚语称“海蛳撒坟头，后代造高楼”。

5. 四月初八吃乌饭麻糍

每年的四月初八是佛祖释迦牟尼的生日，这一天称为“浴佛节”，寺院用香水浴佛。百姓家则采乌叶（俗称乌饭脑）捣汁拌糯米，蒸熟捣制成麻糍薄盘饼，外粘松花，色香味俱佳。

6. 立夏进补

立夏天气渐热，不少人感到困倦乏力，医学上也叫“疰夏”，需要补养身体，故称“拄夏”，习惯称“朱夏”，意为春耕辛苦后，需要进补食物。

7. 六月六晒衣曝书

晒衣曝书，以防蛀虫，谚语称“六月六，晒红绿”。食漾糕，可“打毒”。驱家畜入河，除垢灭蚤，有“六月六，狗洗浴”的谚语。

8. 七月七

农历七月初七是乞巧节。旧时妇女夜间乞巧，以七根丝线望月穿针，先成者最巧。以七色鲜花散置盒中承接夜露，称“接牛女泪”，次日清晨用以拭目，以为可使眼秀目明。采篱槿叶渍水洗发、濯梳具，以为可使头发乌黑有光。

9. 产俗

女子怀孕时，女家送酒食至婿家，谓"催生饭"。婴儿出生后 3 天，要喂川连汤、牛黄等清凉解毒药，为其解除胎毒，称作"开喉"。产后，女家送鸡蛋、虾干、弹涂鱼干、豆腐皮、红糖、面干等滋补食品至男家供产妇食用，谓"送月里"。产妇保养 1 个月，不出户、不洗涤、由人服侍。每日饭后服干姜汁与红糖，谓能活血、祛寒、补虚；食炒米饭、姜汤面，禁食咸味，谓"坐月里"。亲友上门看望，端"姜茶"敬奉。

10. 产后调养食品

（1）炒米饭：妇女生育后月子里，尤其是在 7 天内，要多吃自制的炒米饭，起暖胃排污血的作用。炒米饭预先由姜汁伴糯米炒制成，炒熟后与熟干姜片一起贮藏。吃时煮成粥，拌红糖食用。平时妇女有肠胃不适，也会从月里妇那里讨来炒米饭吃以暖胃。

（2）姜汤面：用姜汤水烧煮米面，佐以黄花菜、香菇、虾干、鸡蛋等作浇头，有辣味。姜汤面原供产妇活血排污用，现已成为随处可见的街头小吃。

11. 进补食品

（1）鸡子酒：取黄酒半斤，与红糖调匀，烧沸后放入 3～7 个去壳的生鸡蛋（不把蛋黄打散），继续煮沸后即可服用，或在红糖酒中放入去壳的生鸡蛋蒸熟食用亦可。旧时为劳动后进补食品，或招待客人用。

（2）核桃调蛋：将生核桃肉捣碎，加鸡蛋、黄酒、红糖，加水调和炖熟，常作为进补食品。

（3）桂圆干：传统礼品。民间认为有补血的功效，家备桂圆茶招待客人，有时也加入鸡蛋一起煮熟食用。

（4）荔枝干：传统礼品。民间作补肾食品，旧时用荔枝核煎煮喝汤，认为有行气散结、祛寒止痛的功效。

（5）猪肚：常作为补身食品。认为妇女产前吃，利于分娩；产后吃，利于子宫恢复，常作送月里礼品。

（6）猪心：能补心、补血。烧时插一枚银针，谓可以安心神解毒。

（7）猪腰：可以补肾，加杜仲烧更好。

（8）河鳗：具有补虚、祛风、解毒、壮阳、养颜等功效，可治虚劳、风湿、痹痛、痔疮、肠痛、小儿疳积、月经不调、崩漏等疾病。

（9）鳖：又称甲鱼，具有滋阴凉血益气的功效，适用于肝肾阴虚所致的潮热、腰痛、崩漏、带下及气虚下陷所致的脱肛等病证。民间常以鳖煲汤进补。

（10）沙蒜：海葵。用生姜、黄酒、红糖放砂锅里烧熟，有滋阴壮阳的功效，又称"海中的冬虫夏草"。

（11）弹涂鱼：跳跳鱼，加黄酒、红糖烧熟吃，可补脾。

第八章

民间单方验方

1. 止血方

方一：鲜大蓟 150g，黑木耳 100g，白糖 100g，水煎服。

方二：鲜藕节取汁 150g，日服 2 次。

（以上二方可治胃肠道出血）。

方三：壁螲（喜蛛）窝或水蜡烛敷在出血处。

2. 百日咳方

方一：山蚱蜢 2 只（如无，蝗虫亦可，但须 6～8 只），用火烘干，加入白糖顿服，隔日再服。

方二：麻雀去毛、洗净，除去内脏，内放白糖蒸熟吃，每次 2～3 只。

方三：猪胆 1 只，取 1/2 胆汁，外包豆皮吞服（或鸡胆 1 只吞服）。

3. 高血压方

方一：鲜白毛夏枯草 100g（干草减半），水煎服。

方二：玉米须 30g，杨柳球 30g，水煎服。

4. 淋病方

方一：鲜金钱草 250g，水数斤，煎一大壶代茶饮（治石淋）。

方二：大田螺 4 只，大蒜头 5 个，车前子 9g，捣成饼贴于脐上，用带绷紧（治热淋）。

5. 痢疾方

方一：经霜白萝卜叶 50g，大蒜槌（成人量），加白糖煎服。

方二：干马鞭草 30g，水煎服。

方三：鲜马齿苋 100g，鲜鱼腥草 50g，鲜黄毛耳草 50g，加蜂蜜适量，水煎服。

6. 盗汗方

方一：浮小麦 1 盅，红枣 10 枚，水煎服。

方二：糯稻根 100g（洗净），水煎服。

7. 肺脓疡方

陈腌菜（芥菜）卤，每天早晨空腹服 1～2 匙，连服半个月。

8. 乳腺炎方

蒲公英 30g，水煎，酒冲服，如加入炮穿山甲 30g，疗效更佳。药渣干燥后趁热敷肿处按摩，冷后加温，继续按摩。

9. 赤白带方

鸡冠花 30g，白木槿花 50g，荔枝 200g，水煎，日服 2 次，连服 3 日。

10. 腮腺炎方

方一：靛青涂患处。

方二：仙人掌捣烂敷患处。

方三：鲜大青叶（全草）100g，水煎服。将全草捣汁涂患处，又可治疗水火烫伤。

11. 疔疮方

方一：将采集到的苍耳子虫浸在香油内以备用。在疔疮初起时，用针将疮头挑破，然后将苍耳子虫（数个）研糊贴在疮口上，用膏药或纱布盖好。

方二：野菊花（连根叶）10 株，洗净、捣烂，取汁生饮。

方三：芭蕉根汁一杯，用茶冲服。

12. 冻疮方

方一：白萝卜 500g，烛油适量，将萝卜挖空灌入烛油，炭火煎汁，涂患处。

方二：橘皮煎汤浸洗患处，每日早晚各 1 次。

13. 扁桃体炎方

方一：马兰、土牛膝、一枝黄花，各捣烂，取汁含喉头吐涎，数次而愈。

方二：万年青根 100g，捣烂取汁含喉头，吐出痰涎。

14. 急性肾炎方

鲜匍伏堇（俗名脓白）50g，洗净、切碎，与青壳鸭蛋同炒，盐油不忌，每日 1 次。

15. 误吞金属物方

多食韭菜（或荸荠、食油等），金属物即从大便排出。

16. 木蛇（化脓性指头炎）方

方一：用旧被絮一撮，蘸童尿，外敷手指，干后再蘸再敷，反复进行。

方二：鲜丝瓜、盐卤。将不能长大食用的青小丝瓜（色青者为佳）浸入盐卤内备用。取丝瓜切成片状，外敷患处，待瓜片稍干时再浸再敷。一般 2～3 次即能控制或痊愈。

17. 疝气方

取刚阉割的小猪睾丸（不能用水洗），浸入黄酒内约 15 分钟，取出后加酱油和少量猪油，用湿粗纸包好煨熟（煮熟无效），再用糖酒送服。

18. 痔疮方

鲜骨碎补一把，捣烂，用盐卤煮沸后倒入坛内，人坐在坛上熏治，一般 1～3 次即能根治。

19. 荨麻疹方

方一：苏荷 4.5g，地肤子 12g，赤芍 10g，内服、外洗均可（外洗量加 5 倍）。

方二：旧蒲扇煎汤外洗，红枣 10 枚，小麦 1 盅，煎汤内服。

20. 子宫脱垂方

老而圆形的蒲种壳、猪肚（胃）。把蒲种壳打碎，放入猪肚内煮熟后去蒲种壳，将猪肚调味后食用。食后不要外出吹风。一般 1～3 次子宫即能复位。体弱者加党参、黄芪。

参考文献

[1] 陈梦赉 . 台州医学流派简介 [J]. 台州科技，1980（4）：42–46.

[2] 裘庆元 . 三三医书 [M]. 北京：中国医药科技出版社，1998.

[3] 朱德明 . 浙江医药史 [M]. 北京：人民军医出版社，1999.

[4] 刘时觉 . 浙江医籍考 [M]. 北京：人民卫生出版社，2008.

[5] 范永升 . 浙江中医学术流派 [M]. 北京：中国中医药出版社，2009.

[6] 刘时觉 . 浙江医人考 [M]. 北京：人民卫生出版社，2014.

[7] 王鸣晓 . 寻访浙江民间中医 [M]. 杭州：浙江古籍出版社，2016.

[8] 仙居县志编纂委员会 . 仙居县志 [M]. 杭州：浙江人民出版社，1987.

[9] 椒江市志编纂委员会 . 椒江市志 [M]. 杭州：浙江人民出版社，1988.

[10] 临海市志编纂委员会 . 临海县志 [M]. 杭州：浙江人民出版社，1989.

[11] 黄岩县志办公室 . 黄岩县志 [M]. 上海：上海三联书店，1992.

[12] 温岭县志编纂委员会 . 温岭县志 [M]. 杭州：浙江人民出版社，1992.

[13] 三门县志编纂委员会 . 三门县志 [M]. 杭州：浙江人民出版社，1992.

[14] 浙江省玉环县志编史修志委员会 . 玉环县志 [M]. 上海：汉语大词典出版社，1994.

[15] 天台县志编纂委员会 . 天台县志 [M]. 上海：汉语大词典出版社，1995.

[16] 台州地区地方志编纂委员会 . 台州地区志 [M]. 杭州：浙江人民出版社，1995.

[17] 台州市地方志编纂委员会 . 台州市志 [M]. 北京：中华书局，2010.

[18] 喻长霖 . 台州府志 [M]. 上海：上海古籍出版社，2015.

[19] 台州市路桥区志编纂委员会 . 台州市路桥区志 [M]. 杭州：浙江人民出版社，2019.

[20] 黄岩卫生志编纂办公室 . 黄岩县卫生志 [M]. 上海：上海人民出版社，1990.

[21] 台州市路桥区卫生志编纂委员会 . 台州市路桥区卫生志 [M]. 北京：中国文史出版社，2015.

[22] 牟正华 . 寻访曾经的中医专修班 [N]. 今日黄岩，2019–10–23（3）.